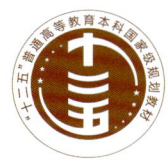

"十二五"普通高等教育本科国家级规划教材
中国高等教育学会医学教育专业委员会规划教材
全国高等医学院校教材

供基础、临床、预防、口腔医学类等专业用

医学免疫学
Medical Immunology
（第3版）

主 编 安云庆 姚 智

副主编 李殿俊 宋鸿儒 王 炜 胡雪梅 陈育民

编 者（按姓名汉语拼音排序）

安云庆（首都医科大学）　　　　吕跃山（哈尔滨医科大学大庆校区）
白 虹（天津医科大学）　　　　马兴铭（兰州大学基础医学院）
陈育民（河北工程大学医学院）　　石艳春（内蒙古医科大学）
官 杰（齐齐哈尔医学院）　　　　宋鸿儒（承德医学院）
胡雪梅（滨州医学院）　　　　　　宋淑霞（河北医科大学）
孔庆利（首都医科大学）　　　　　王 辉（新乡医学院）
李 蕴（首都医科大学）　　　　　王 炜（首都医科大学）
李成文（泸州医学院）　　　　　　王月丹（北京大学医学部）
李殿俊（哈尔滨医科大学）　　　　温铭杰（首都医科大学）
李慎涛（首都医科大学）　　　　　姚 智（天津医科大学）
刘 平（哈尔滨医科大学）　　　　朱 玲（福建医科大学）
罗文哲（佳木斯大学基础医学院）

北京大学医学出版社

YIXUE　MIANYIXUE

图书在版编目（CIP）数据

医学免疫学 / 安云庆，姚智主编．—3 版．—北京：北京大学医学出版社，2013.12（2018.7 重印）

ISBN 978-7-5659-0750-0

Ⅰ．①医⋯ Ⅱ．①安⋯ ②姚⋯ Ⅲ．①医学－免疫学－高等学校－教材 Ⅳ．① R392

中国版本图书馆 CIP 数据核字（2013）第 317039 号

医学免疫学（第 3 版）

主　　编：安云庆　姚　智
出版发行：北京大学医学出版社
地　　址：（100191）北京市海淀区学院路 38 号　北京大学医学部院内
电　　话：发行部 010-82802230；图书邮购 010-82802495
网　　址：http://www.pumpress.com.cn
E-mail：booksale@bjmu.edu.cn
印　　刷：北京圣彩虹制版印刷技术有限公司
经　　销：新华书店
责任编辑：高　瑾　刘陶陶　　责任校对：金彤文　　责任印制：罗德刚
开　　本：850mm×1168mm　1/16　印张：15　字数：427 千字
版　　次：2013 年 12 月第 3 版　2018 年 7 月第 5 次印刷
书　　号：ISBN 978-7-5659-0750-0
定　　价：46.00 元

版权所有，违者必究

（凡属质量问题请与本社发行部联系退换）

全国高等医学院校临床专业本科教材评审委员会

主 任 委 员 王德炳　柯　杨

副主任委员 吕兆丰　程伯基

秘 书 长 陆银道　王凤廷

委　　　员（按姓名汉语拼音排序）

白咸勇　曹德品　陈育民　崔慧先　董　志
郭志坤　韩　松　黄爱民　井西学　黎孟枫
刘传勇　刘志跃　宋焱峰　宋印利　宋远航
孙　莉　唐世英　王　宪　王维民　温小军
文民刚　线福华　袁聚祥　曾晓荣　张　宁
张建中　张金钟　张培功　张向阳　张晓杰
周增桓

序

北京大学医学出版社组织编写的全国高等医学院校临床医学专业本科教材（第2套）于2008年出版，共32种，获得了广大医学院校师生的欢迎，并被评为教育部"十二五"普通高等教育本科国家级规划教材。这是在教育部教育改革、提倡教材多元化的精神指导下，我国高等医学教材建设的一个重要成果。为配合《国家中长期教育改革和发展纲要（2010—2020年）》，培养符合时代要求的医学专业人才，并配合教育部"十二五"普通高等教育本科国家级规划教材建设，北京大学医学出版社于2013年正式启动全国高等医学院校临床医学专业（本科）第3套教材的修订及编写工作。本套教材近六十种，其中新启动教材二十余种。

本套教材的编写以"符合人才培养需求，体现教育改革成果，确保教材质量，形式新颖创新"为指导思想，配合教育部、国家卫生和计划生育委员会在医药卫生体制改革意见中指出的，要逐步建立"5 + 3"（五年医学院校本科教育加三年住院医师规范化培训）为主体的临床医学人才培养体系。我们广泛收集了对上版教材的反馈意见。同时，在教材编写过程中，我们将与更多的院校合作，尤其是新启动的二十余种教材，吸收了更多富有一线教学经验的老师参加编写，为本套教材注入了新鲜的活力。

新版教材在继承和发扬原教材结构优点的基础上，修改不足之处，从而更加层次分明、逻辑性强、结构严谨、文字简洁流畅。除了内容新颖、严谨以外，在版式、印刷和装帧方面，我们做了一些新的尝试，力求做到既有启发性又引起学生的兴趣，使本套教材的内容和形式再次跃上一个新的台阶。为此，我们还建立了数字化平台，在这个平台上，为适应我国数字化教学、为教材立体化建设作出尝试。

在编写第3套教材时，一些曾担任第2套教材的主编由于年事已高，此次不再担任主编，但他们对改版工作提出了很多宝贵的意见。前两套教材的作者为本套教材的日臻完善打下了坚实的基础。对他们所作出的贡献，我们表示衷心的感谢。

尽管本套教材的编者都是多年工作在教学第一线的教师，但基于现有的水平，书中难免存在不当之处，欢迎广大师生和读者批评指正。

王德炳　柯杨

2013年11月

前言

医学免疫学是基础医学中一门重要主干桥梁课程，具有完整的理论体系，并广泛渗透到临床医学、预防医学和生命科学各领域中。免疫学发展日新月异，适时更新教材内容、提高教材质量是促进医学教育发展的一项重要工作。《医学免疫学》第 2 版教材自 2009 年 8 月出版，至今已 5 年。为使本教材内容与免疫学理论和应用发展相适应，同时根据教育部"十二五"国家级规划教材建设要求，我们在认真学习、借鉴国内外医学免疫学教材精华和继承发扬前版教材优点基础上，编写了《医学免疫学》第 3 版教材。

本教材定位明确，使用对象主要是全国高等医学院校医学专业五年制学生，内容取舍符合五年制医学本科生培养目标，并兼顾国家执业医师资格考试的要求。在教材编写上我们坚持"三基"（基本理论、基本知识、基本技能）和"五性"（思想性、科学性、先进性、启发性、实用性）原则，并力求做到：①教材各章节内容编排循序渐进符合认知规律，能够体现医学免疫学核心知识的内在联系和本专业科学严谨的逻辑思维方法。②全书体例规范，专业术语统一；文字表达精炼准确，内容表述简明易懂、条理清楚、前后呼应；重点难点突出，并在深入浅出基础上加以分析论证，使学生易于理解掌握。③注重知识更新，对免疫学研究的新理论、新进展有一定的体现，使教材内容和质量在原有基础上有所延伸和提高。④精心绘制大量图表，将复杂抽象的免疫学理论生动形象地展现出来，对教材核心内容起到归纳总结和画龙点睛的作用，使教材图文并茂更具可读性，从而有效激发读者的学习兴趣和对免疫学抽象复杂理论进行探索求知的欲望和信心。

新教材与前版教材相比，在内容编排和章节设置上做了如下改进：①重新修订了绪论内容，使其与后续各章节内容更加有机地联系在一起，对免疫学框架内容、基本知识起到提纲挈领和归纳总结的作用，同时为后续章节内容的讲解发挥了承上启下的铺垫作用。②为实现教材总体框架内容的完整性和增强各章节内容编排的合理性，在前版教材第五章"细胞因子"之后增加"白细胞分化抗原和黏附分子"一章，作为新教材第六章；将前版教材第九章"执行和启动适应性免疫应答的细胞"中抗原提呈细胞相关内容扩充，作为新教材第十一章"抗原提呈细胞及其主要生物学作用"。③根据认知规律及各章节之间的相关性和连续性，新版教材将固有/适应免疫细胞主要作用及其介导的免疫应答相关内容依次安排如下：第九章"适应性免疫细胞及其主要生物学作用"、第十章"固有免疫细胞及其主要生物学作用"、第十一章"抗原提呈细胞及其主要生物学作用"、第十二章"适应性免疫应答"、第十三章"固有免疫应答及其与适应性免疫应答的关系"。

为有效加深和强化读者对所学知识的理解、掌握、记忆和提高学生应试能力，我们编写了《医学免疫学应试习题集》配套教材，将与教材一起或稍后出版。此外，我们正在与出版社共同建立《医学免疫学》书网互动学习平台，旨在帮助学生对所学知识进行归纳总结和对教材重点内容进行补充，起到知识延伸的作用。

《医学免疫学》第3版教材的出版是全体编委通力合作的结果。书中图表是在主编和孔庆利老师指导的第二课堂小组成员赵豪、范倩文、呼风等同学共同努力下绘制完成的，在此向所有编委、参加教学改革第二课堂小组的学生和对全彩印刷出版给予全力支持的赵蒔总编等出版社领导同志表示衷心的感谢。

医学免疫学发展迅速，编写内容难免存在疏漏之处，恳请读者给予批评指正。此外，衷心希望广大师生对书中因编者水平所致出现的缺点和问题提出宝贵意见，以便今后不断完善和提高。

安云庆　姚　智

2013年12月6日

目 录

第一章 绪 论 ... 1

第一节 医学免疫学概述 ... 1
一、免疫及其主要功能 ... 1
二、免疫系统的组成及其主要功能 ... 2
三、抗原及其引发的免疫应答 ... 5
四、抗原提呈细胞及其介导产生的适应性免疫应答 ... 5
五、免疫应答异常及其所致疾病 ... 6
六、免疫学的应用 ... 6

第二节 免疫学发展简史和重要成就 ... 7
一、免疫学开创期（16—17 世纪） ... 7
二、传统免疫学时期（18—20 世纪初） ... 7
三、近代免疫学时期（20 世纪中叶） ... 7
四、现代免疫学时期（70 年代至今） ... 8

第二章 抗 原 ... 11

第一节 抗原的异物性和特异性 ... 11
一、抗原的异物性 ... 11
二、抗原的特异性 ... 11

第二节 影响抗原免疫原性的因素 ... 14
一、抗原理化性质和组成结构 ... 14
二、宿主因素 ... 15
三、免疫途径和方法 ... 16

第三节 抗原的种类 ... 16
一、根据诱导抗体产生是否需要 Th 细胞参与分类 ... 16
二、根据抗原与机体亲缘关系分类 ... 16
三、根据抗原提呈细胞内抗原的来源分类 ... 17
四、单克隆抗体分析鉴定的白细胞分化抗原 ... 18
五、其他分类方法 ... 18

第四节 超抗原、丝裂原和佐剂 ... 18
一、超抗原 ... 18
二、丝裂原 ... 19
三、佐剂 ... 20

第三章 抗 体 ... 21

第一节 抗体的结构 ... 21
一、抗体的基本结构 ... 21
二、抗体的功能区及其主要功能 ... 22
三、J 链和分泌片 ... 23
四、抗体分子的水解片段 ... 23

第二节 抗体分子的免疫原性及其类型 ... 24

第三节 抗体的主要功能 ... 25
一、中和毒素和阻止病原体入侵 ... 25
二、激活补体产生攻膜复合物使菌细胞溶解破坏 ... 26
三、调理和抗体依赖性细胞介导的细胞毒作用 ... 26
四、介导 I 型超敏反应 ... 27
五、穿过胎盘屏障和黏膜 ... 28

第四节 各类抗体的主要特性和功能 ... 28
一、IgG ... 28
二、IgM ... 28
三、IgA ... 28
四、IgD ... 29
五、IgE ... 29

第五节 免疫球蛋白的基因结构及其重排和表达 ... 30
一、免疫球蛋白胚系基因及其定位 ... 30
二、人类 Ig 胚系基因结构及其重排和表达 ... 31
三、免疫球蛋白的类别转换 ... 32

第六节 多克隆抗体和单克隆抗体 ... 33
一、多克隆抗体 ... 33
二、单克隆抗体 ... 33

第七节 免疫球蛋白超家族 ... 34

目 录

第四章　补体系统 ... 37

第一节　补体系统概述 ... 37
一、补体系统的命名 ... 37
二、补体系统的组成 ... 37
三、补体组分的来源及其主要生物和理化特性 ... 38

第二节　补体系统的激活 ... 38
一、经典激活途径 ... 38
二、凝集素激活途径 ... 40
三、旁路激活途径 ... 42
四、三条补体激活途径的比较 ... 43

第三节　补体激活的调节 ... 44
一、可溶性补体调节蛋白及其作用 ... 44
二、膜结合调节蛋白及其主要作用 ... 45

第四节　补体的生物学功能 ... 46

第五节　补体系统缺陷与疾病 ... 47
一、补体固有成分缺陷 ... 47
二、补体调节分子缺陷 ... 47

第五章　细胞因子 ... 49

第一节　细胞因子的分类 ... 49
第二节　细胞因子受体 ... 53
第三节　细胞因子的共同特性和主要生物学作用 ... 55
一、细胞因子的共同特性 ... 55
二、细胞因子的主要生物学作用 ... 56

第四节　细胞因子与疾病的关系和在疾病防治中的应用 ... 57
一、细胞因子异常与疾病 ... 57
二、细胞因子在临床疾病防治中的应用 ... 57

第六章　白细胞分化抗原和黏附分子 ... 59

第一节　人白细胞分化抗原 ... 59
一、人白细胞分化抗原和分化群（CD）的概念 ... 59
二、人白细胞分化抗原的分类和相关分子的主要功能 ... 59

第二节　黏附分子 ... 61
一、免疫球蛋白超家族 ... 61
二、整合素家族 ... 62
三、选择素家族 ... 62
四、黏附分子的主要功能 ... 63

第七章　主要组织相容性复合体及其编码的抗原系统 ... 67

第一节　人类白细胞抗原（HLA）复合体及其产物 ... 67
一、HLA-Ⅰ类基因区基因及其编码产物的主要功能 ... 68
二、HLA-Ⅱ类基因区基因及其编码产物的主要功能 ... 68
三、HLA-Ⅲ类基因区基因及其编码产物的主要功能 ... 68

第二节　人类白细胞抗原（HLA）Ⅰ类和Ⅱ类分子的结构 ... 69
一、HLAⅠ类分子的结构及其主要作用 ... 69
二、HLAⅡ类分子的结构及其主要作用 ... 70

第三节　人类白细胞抗原（HLA）Ⅰ类和Ⅱ类分子表达特点及其分布和主要功能 ... 71
一、HLAⅠ类和Ⅱ类分子的表达特点 ... 71
二、HLAⅠ类和Ⅱ类分子的分布 ... 71
三、HLAⅠ类和Ⅱ类分子的主要生物学功能 ... 71

第四节　人类白细胞抗原（HLA）复合体的遗传特征 ... 72
一、单体型遗传 ... 72
二、多态性 ... 72
三、连锁不平衡 ... 72

第五节　人类白细胞抗原（HLA）在医学上的意义 ... 73
一、HLA与同种异体器官移植的关系 ... 73
二、HLA与输血反应的关系 ... 73
三、HLA与疾病的相关性 ... 73
四、HLA异常表达与疾病的关系 ... 73
五、HLA与法医学和亲子鉴定的关系 ... 73

第八章　免疫器官的组成及其主要作用 ... 75

第一节　中枢免疫器官 ... 75
一、骨髓 ... 75
二、胸腺 ... 77

第二节　外周免疫器官 ... 79
一、淋巴结 ... 79
二、脾 ... 81
三、黏膜相关淋巴组织 ... 82
四、淋巴细胞归巢与再循环 ... 83

第九章　适应性免疫细胞及其主要生物学作用 ... 85

第一节　T 淋巴细胞 ... 85
一、T 淋巴细胞表面分子及其主要作用 ... 85
二、T 淋巴细胞亚群 ... 89

第二节　B 淋巴细胞 ... 94
一、B 淋巴细胞表面标志及其主要作用 ... 94
二、B 淋巴细胞亚群 ... 97

第十章　固有免疫细胞及其主要生物学作用 ... 99

第一节　固有免疫细胞概述 ... 99

第二节　吞噬细胞 ... 100
一、巨噬细胞 ... 100
二、中性粒细胞 ... 103

第三节　树突状细胞 ... 103
一、髓样树突状细胞及其主要作用 ... 104
二、浆细胞样树突状细胞及其主要作用 ... 105
三、滤泡树突状细胞及其主要作用 ... 105

第四节　自然杀伤（NK）细胞 ... 106
一、NK 细胞杀伤活化受体和杀伤抑制受体 ... 106
二、NK 细胞对肿瘤或病毒感染靶细胞的识别和杀伤作用 ... 108
三、NK 细胞对肿瘤和病毒感染靶细胞的杀伤机制 ... 109

第五节　固有样淋巴细胞 ... 110
一、自然杀伤 T 细胞及其主要作用 ... 110
二、γδT 细胞及其主要作用 ... 110
三、B1 细胞及其主要作用 ... 111

第六节　其他固有免疫细胞 ... 112
一、嗜碱性粒细胞及其主要作用 ... 112
二、嗜酸性粒细胞及其主要作用 ... 112
三、肥大细胞及其主要作用 ... 112

第十一章　抗原提呈细胞及其主要生物学作用 ... 113

第一节　三类专职抗原提呈细胞及其主要特征和作用特点 ... 113
一、树突状细胞及其表型特征和作用特点 ... 113
二、巨噬细胞及其表型特征和作用特点 ... 114
三、B 细胞及其表型特征和作用特点 ... 114
四、三种专职 APC 对不同类型 T 细胞或其亚群的激活作用 ... 115

第二节　抗原提呈细胞对抗原的加工提呈及其对 T 细胞的激活作用 ... 116
一、内源性抗原的加工提呈过程 ... 116
二、外源性抗原的加工提呈过程 ... 117
三、MHC 分子对抗原的交叉提呈 ... 119
四、CD1 分子对脂类抗原的提呈 ... 119
五、专职抗原提呈细胞对 $CD4^+T$ 细胞或 $CD8^+T$ 细胞的激活作用 ... 120

第十二章　适应性免疫应答 ... 123

第一节　适应性免疫应答概述 ... 123
一、适应性免疫应答的概念 ... 123
二、适应性免疫应答的类型及其参与的免疫细胞 ... 123
三、适应性免疫应答的发生场所和启动过程 ... 123
四、T 细胞对抗原的识别 ... 124
五、适应性免疫应答的基本过程 ... 124

第二节　T 细胞介导的适应性细胞免疫应答 ... 124
一、$CD4^+Th1$ 细胞介导的细胞免疫

目 录

应答 124
二、CD8+ 细胞毒性 T 细胞介导的
细胞免疫应答 127
第三节　B 细胞介导的适应性体液免疫
应答 130
一、TD 抗原介导的体液免疫应答 130
二、分泌型 IgA 在派尔集合淋巴结中的
形成及其转运 133
三、抗体介导的免疫效应 133
四、抗体产生的一般规律——初次应答
和再次应答 133

第十三章　固有免疫应答及其与适应性免疫应答的关系 135

第一节　固有免疫应答的作用时相 135
一、即刻固有免疫应答阶段 135
二、早期诱导性固有免疫应答阶段 ... 136
三、适应性免疫应答启动阶段 137
第二节　固有免疫应答的特点及其与
适应性免疫应答的关系 137
一、固有免疫应答的特点 137
二、固有免疫应答与适应性免疫应答的
相互关系 138

第十四章　免疫耐受 139

第一节　免疫耐受的发现和人工诱导的
免疫耐受 139
一、天然免疫耐受现象 139
二、人工诱导的免疫耐受 139
第二节　免疫耐受的细胞学基础和
特点 140
一、免疫耐受的细胞学基础 140
二、T、B 淋巴细胞免疫耐受的
特点 141
第三节　影响免疫耐受形成的因素 142
一、抗原因素 142
二、机体因素 143
第四节　免疫耐受的形成机制 143
一、中枢免疫耐受机制 143
二、外周免疫耐受机制 144
第五节　研究免疫耐受的意义 145

第十五章　免疫调节 147

第一节　抗体对体液免疫应答的调节
作用 147
一、高浓度抗体对体液免疫应答的
负向调节作用 147
二、独特型 - 抗独特型抗体对体液免疫
应答的调节作用 147
第二节　免疫细胞表面活化和抑制性受体
介导的免疫调节作用 148
一、共刺激分子对 T 细胞活化的
调节作用 148
二、B 细胞表面 BCR 与 FcγRII-B 交联
介导的免疫调节作用 149
三、NK 细胞表面活化和抑制性受体
介导的免疫调节作用 150
第三节　免疫细胞间的负向调节作用 150
一、调节性 T 细胞对其他免疫细胞的
负向调节作用 150
二、CD4+Th 细胞亚群间的负向调节
作用 150
三、活化诱导的细胞死亡对 T、B 细胞
的负向调节作用 150
第四节　神经 - 内分泌 - 免疫网络的调节
作用 151
一、神经内分泌系统对免疫系统的
调节 151
二、免疫系统对神经内分泌系统的
调节 151

第十六章　超敏反应 153

第一节　I 型超敏反应 153
一、参与 I 型超敏反应的主要成分和
细胞 153
二、I 型超敏反应的发生机制 154
三、临床常见的 I 型超敏反应性
疾病 156
四、I 型超敏反应防治原则 157
第二节　II 型超敏反应 158
一、II 型超敏反应的发生机制 158
二、临床常见的 II 型超敏反应性
疾病 159

第三节 Ⅲ型超敏反应 161
　一、Ⅲ型超敏反应的发生机制 161
　二、常见的Ⅲ型超敏反应性疾病 163
第四节 Ⅳ型超敏反应 164
　一、Ⅳ型超敏反应的发生机制 164
　二、临床常见的Ⅳ型超敏反应性
　　　疾病 166
第五节 各类超敏反应比较及其与疾病
　　　的关系 166

第十七章 自身免疫病 169

第一节 自身免疫病概述 169
　一、自身免疫和自身免疫病 169
　二、自身免疫病的分类 169
第二节 自身免疫病发生相关因素 170
　一、抗原相关因素 170
　二、免疫细胞和组织相关因素 170
　三、遗传相关因素 171
第三节 自身免疫病及其组织细胞损伤
　　　机制和防治原则 172
　一、常见自身免疫病 172
　二、自身组织器官和细胞损伤机制 ... 173
　三、自身免疫病的治疗原则 173

第十八章 免疫缺陷病 175

第一节 原发性免疫缺陷病 175
　一、抗体缺陷为主的免疫缺陷病 175
　二、原发性T细胞缺陷病 176
　三、联合免疫缺陷病 176
　四、吞噬细胞缺陷 178
　五、补体系统缺陷 178
第二节 继发性免疫缺陷病 178
　一、继发性免疫缺陷病的主要诱发
　　　因素 179
　二、获得性免疫缺陷综合征 179
第三节 免疫缺陷病的临床治疗原则 181

第十九章 肿瘤免疫 183

第一节 肿瘤抗原 183
　一、根据肿瘤抗原特异性分类 183

　二、根据肿瘤抗原诱发和产生情况
　　　分类 185
第二节 机体抗肿瘤免疫效应机制 186
　一、适应性免疫应答介导产生的抗肿瘤
　　　免疫作用 186
　二、固有免疫细胞介导产生的抗肿瘤
　　　免疫作用 187
第三节 肿瘤免疫逃逸机制 187
第四节 肿瘤的免疫诊断和治疗 188
　一、肿瘤的免疫诊断 188
　二、肿瘤的免疫治疗 188

第二十章 移植免疫 191

第一节 移植免疫概述 191
第二节 同种异体器官移植排斥反应的
　　　机制 191
　一、诱导移植排斥反应的同种异型
　　　抗原 191
　二、参与移植排斥的免疫细胞和T细胞
　　　对同种异型抗原的识别机制 192
第三节 同种异体器官移植排斥反应的
　　　类型 193
　一、宿主抗移植物反应 193
　二、移植物抗宿主反应 194
第四节 同种异体器官移植排斥反应的
　　　防治原则 195
　一、选择适合的供体 195
　二、免疫抑制治疗 195
　三、免疫监测 196
　四、诱导同种移植耐受 196

第二十一章 免疫学检测及其应用 197

第一节 体外抗原-抗体反应的特点和影响
　　　因素 197
　一、抗原-抗体反应的特点 197
　二、抗原-抗体反应的影响因素 198
第二节 体外抗原-抗体反应的检测
　　　方法 198
　一、凝集反应 198
　二、沉淀反应 200
　三、免疫标记技术 201

目录

第三节　免疫细胞及其功能检测 205
　　一、外周血单个核细胞的分离 205
　　二、淋巴细胞及其亚群的分离 205
　　三、淋巴细胞功能测定 206
　　四、中性粒细胞功能测定 207

第二十二章　免疫学防治 209

第一节　免疫预防 209
　　一、免疫预防的种类 209
　　二、用于人工主动免疫的生物制剂 ... 209
　　三、用于人工被动免疫的生物制剂 211
　　四、计划免疫和预防接种注意事项 211

第二节　免疫治疗 213
　　一、抗体为基础的免疫治疗 213
　　二、细胞为基础的免疫治疗 214
　　三、药物为基础的免疫治疗 214

主要参考文献 **216**

英中文词汇对照索引 **217**

第一章 绪 论

第一节 医学免疫学概述

一、免疫及其主要功能

免疫（immunity）一词来源于拉丁文 immunis，其原意是免除赋税或差役，在医学上引申为免除瘟疫，即抗御传染病的能力。随着免疫学研究的发展，人们对免疫的概念有了新的认识。现代"免疫"的概念是指机体免疫系统识别"自己"和"非己"，对自身成分产生天然免疫耐受，对非己抗原性异物产生排除作用的一种生理反应。正常情况下，机体免疫系统不仅能够识别并清除病原体等外来入侵的抗原性异物，还能及时识别并清除体内发生突变的肿瘤细胞和衰老死亡的组织细胞，从而产生对机体有益的保护作用。在有些情况下，免疫超常或低下也能产生对机体有害的结果，如引发超敏反应、自身免疫病、免疫缺陷病或肿瘤等。根据清除抗原性异物种类的不同，可将机体的免疫功能概括为以下三方面（表1-1）。

免疫防御（immunologic defense）是机体抗御病原体侵袭和对已侵入病原体及其有害产物清除的一种免疫保护功能，即抗感染免疫作用。免疫防御反应异常增高可能引发超敏反应，反应过低或缺失则可引发免疫缺陷病或对病原体高度易感。

免疫监视（immunologic surveillance）是机体免疫系统及时识别、清除体内基因突变产生的肿瘤细胞和病毒感染细胞的一种生理性保护作用。免疫监视功能失调可引发肿瘤或病毒持续性感染。

免疫自稳（immunologic homeostasis）是机体免疫系统通过自身免疫耐受和免疫调节机制，对自身成分产生免疫耐受，对体内衰老损伤细胞及时清除，对非己抗原性异物刺激产生适度免疫应答的一种生理功能。免疫自稳功能失调可引发自身免疫病或超敏反应。

表1-1 免疫的主要功能及其生理和病理表现

主要功能	生理表现	病理表现
免疫防御	抗感染免疫作用	超敏反应病
		免疫缺陷病
免疫监视	清除肿瘤等突变细胞	发生肿瘤
	清除病毒感染细胞	病毒持续性感染
免疫自稳	对自身成分产生免疫耐受	自身免疫病
	对衰老损伤细胞及时清除	超敏反应
	对非己抗原产生适度免疫应答	

医学免疫学（medical immunology）是研究人体免疫系统的组成和功能、免疫应答的规律和效应、免疫功能异常所致疾病及其发生机制，以及免疫学诊断与防治的一门基础医学课程。医学免疫学起始于医学微生物学，以研究抗感染免疫为主；现已广泛渗透到医学科学的各个领域，发展成为一门具有多个分支、与其他众多学科交叉融合的医学主干课程。免疫学作为生命科学和现代医学的前沿学科，在重大疾病发生机制的研究和防治，以及生物高科技产品的开发

和应用等方面正在发挥着越来越大的作用。

二、免疫系统的组成及其主要功能

免疫系统是机体执行免疫功能的系统，根据生物体在种系进化发育过程中免疫系统形成和作用的特点，可将高等动物的免疫系统分为固有和适应性免疫两大系统。

（一）固有免疫系统

固有免疫系统（innate immune system）是生物体在长期种系进化过程中形成的一系列能够非特异性抵御各种病原体入侵，并将体内侵入病原体或体内衰老损伤和突变细胞及时清除的防御体系，主要由组织屏障、固有免疫细胞和固有免疫分子组成（表1-2）。

表1-2 固有免疫系统组成

组织和器官	固有免疫细胞	固有免疫分子
外部屏障：	单核-巨噬细胞	模式识别受体
皮肤黏膜机械阻挡（物理屏障）	中性粒细胞	杀伤细胞活化受体
皮肤黏膜分泌物（化学屏障）	树突状细胞	杀伤细胞抑制受体
皮肤黏膜正常菌群（微生物屏障）	NK细胞，NK T细胞，	MHC分子
内部屏障：	γδ T细胞，B1细胞	黏附分子
血脑屏障	嗜酸/碱性粒细胞	补体及其受体
胎盘屏障	肥大细胞	细胞因子及其受体

1. 固有免疫细胞及其主要作用和应答特点　固有免疫细胞种类繁多（表1-2），包括经典固有免疫细胞和介于经典固有免疫细胞与适应性免疫细胞之间的固有样淋巴细胞。

（1）经典固有免疫细胞：中性粒细胞（neutrophil）、巨噬细胞（macrophage）、树突状细胞（dendritic cell，DC）和自然杀伤细胞（natural killer cell，NK）是一类不表达特异性抗原识别受体的经典固有免疫细胞。其中巨噬细胞、中性粒细胞和树突状细胞可通过表面模式识别受体（partern recognition receptor，PRR）对病原体表达的某些高度保守的共有特定分子，如革兰阴性菌脂多糖、革兰阳性菌肽聚糖、病毒单/双股RNA和细菌甘露糖等病原相关模式分子（pathogen associated molecule pattern，PAMP）的识别结合产生应答。鉴于模式识别受体（PRR）识别的病原相关模式分子（PAMP）广泛表达于多种病原体，因此上述经典固有免疫细胞可通过非特异性识别方式直接摄取病原体并迅速产生免疫效应，其中巨噬细胞和中性粒细胞能够发挥吞噬杀菌等非特异性抗感染免疫作用；树突状细胞和巨噬细胞作为抗原提呈细胞（antigen presenting cell，APC）在摄取病原体等抗原性异物后，还具有加工、提呈抗原和启动适应性免疫应答的能力。NK细胞则可通过表面杀伤细胞活化/抑制受体对"自身"与"非己"的识别机制，直接杀伤清除体内某些肿瘤细胞和病毒感染的组织细胞，发挥重要免疫监视作用。

（2）固有样淋巴细胞：γδT细胞、NK T细胞和B1细胞是一类介于经典固有免疫细胞与适应性免疫细胞之间的固有样淋巴细胞（innate-like lymphocytes，ILLs）。此类固有样淋巴细胞能够表达在结构上与适应性免疫细胞相类似的T细胞抗原受体（T cell receptor，TCR）或B细胞抗原受体（B cell receptor，BCR），但上述抗原识别受体缺乏多样性和对抗原识别的高度特异性，为泛特异性抗原识别受体。其中γδT细胞（其TCR由γ和δ两条肽链组成）和NK T细胞表面抗原识别受体（TCR）可直接识别结合某些肿瘤、胞内寄生菌或病毒感染细胞表面异常表达的脂类抗原、磷酸化抗原和热休克蛋白等共同抗原成分，并由此介导γδT细胞和NK T细胞对上述肿瘤和病原体感染的靶细胞发挥泛特异性杀伤作用。B1细胞是具有自我更新能力的B细胞，其表面抗原识别受体（BCR）缺乏多样性，可直接识别某些病原体表面共有多糖类抗原或体内变性自身成分如变性 Ig 和变性单股 DNA 等，并在 48h 内产生相应泛特异性抗体，在机体早期抗革兰阴性菌感染和清除自身抗原过程中发挥重要作用。

（3）固有免疫细胞的应答特点：固有免疫细胞与适应性免疫细胞不同，其应答特点简述如下：①固有免疫细胞不表达特异性抗原识别受体，可通过模式识别受体或有限多样性抗原识别受体直接识别结合病原体等抗原性异物而被激活；②固有免疫细胞通过趋化募集方式到达病原体等抗原性异物存在部位后可立即发挥免疫效应，而不是通过克隆扩增、分化为效应细胞后产生免疫效应；③固有免疫细胞寿命较短，通常不能产生免疫记忆细胞，也不会产生再次应答。

2. 固有免疫分子及其主要作用　固有免疫分子种类很多（表1-2），主要包括固有免疫细胞表面的模式识别受体、主要组织相容性复合体编码分子、黏附分子、补体系统和细胞因子等。

（1）模式识别受体（partern recognition receptor，PRR）：表达于吞噬细胞和树突状细胞等固有免疫细胞表面，可直接识别病原体某些高度保守的共有特定分子，即病原相关模式分子（PAMP）迅速产生应答。

（2）主要组织相容性复合体（major histocompatibility complex，MHC）编码分子：简称MHC 分子，在抗原提呈细胞（antigen presenting cell，APC）内质网中形成，其主要生理功能是结合内/外源性抗原肽，并以抗原肽-MHC Ⅰ/Ⅱ类分子复合物形式表达于 APC 表面，供 $CD8^+/CD4^+T$ 细胞识别结合、启动适应性免疫应答。

（3）黏附分子 (adhesion molecule, AM)：是介导细胞间或细胞与胞外基质间相互作用的跨膜分子；通常以受体-配体结合形式发挥作用，参与细胞的识别活化、增殖分化、趋化迁徙等活动。

（4）补体系统（complement system）：是存在于血清、组织液和某些细胞膜表面的一组不耐热的蛋白质。生理条件下体液中补体固有成分通常以无活性形式存在；当某些病原体进入体内或抗原与抗体在体内结合形成抗原-抗体复合物时，可使补体系统激活产生溶菌/细胞溶解，促进免疫复合物清除，调理吞噬和释放炎症物质介导产生炎症反应等作用。

（5）细胞因子（cytokine, CK）：是由多种细胞，特别是活化免疫细胞合成分泌的一类具有多种生物学活性的小分子多肽或糖蛋白。细胞因子在免疫细胞分化发育，免疫应答及其调节，炎症反应和细胞凋亡等过程中发挥重要作用。

（二）适应性免疫系统

适应性免疫系统（adaptive immune system）主要由中枢/外周免疫器官和执行特异性免疫应答的 T、B 淋巴细胞及其接受病原体等抗原性异物刺激后产生的效应 T 细胞、效应分子和特异性抗体组成（表1-3）。

表1-3　适应性免疫系统组成

免疫器官	适应性免疫细胞	主要效应分子
中枢免疫器官：		
胸腺	$CD4^+Th1$细胞	IFN-γ、IL-2、TNF-α/β
骨髓	$CD4^+Th2$细胞	IL-4、IL-5、IL-13
腔上囊（禽类）	$CD4^+Th17$细胞	IL-17、IL-21、IL-22
	$CD4^+Tfh$细胞	IL-4、IL-21、IL-10
外周免疫器官：	$CD8^+CTL$	穿孔素、颗粒酶、FasL
脾	$CD4^+Treg$细胞	TGF-β、IL-10
淋巴结	B2细胞(即通常所说的B细胞)	抗体（免疫球蛋白）
黏膜相关淋巴组织		

注：Th细胞：辅助性T细胞（T helper cell）；Tfh细胞：滤泡辅助性T细胞（T follicular helper cell）；CTL：细胞毒性T细胞（cytotoxic T lymphocyte）；Treg细胞：调节性T细胞（regulatory T cell）

第一章 绪 论

1. **免疫器官及其主要作用** 包括中枢免疫器官和外周免疫器官。骨髓和胸腺是人和哺乳动物的中枢免疫器官，二者通过血液和淋巴循环相互联系。骨髓是造血器官，可产生多能造血干细胞，是各种血细胞的发源地；也是绝大多数执行非特异性免疫作用的固有免疫细胞和具有特异性免疫功能的 B 细胞发育成熟的场所。胸腺是执行特异性免疫功能的 αβT 细胞、调节性 T 细胞和执行非特异性免疫作用的 γδT 细胞发育成熟的场所。外周免疫器官主要包括淋巴结、脾和黏膜相关淋巴组织，它们是执行特异性免疫功能的成熟 T、B 淋巴细胞寄居和接受抗原刺激后发生特异性免疫应答的主要场所。

2. **适应性免疫细胞及其主要作用** 适应性免疫细胞是指表面具有特异性抗原识别受体，即 T 细胞抗原受体（TCR）和 B 细胞抗原受体（BCR）的 T/B 淋巴细胞。上述 T/B 淋巴细胞表面抗原识别受体具有高度多样性；每个 T/B 淋巴细胞克隆表面只有一种 TCR/BCR，对抗原性异物的识别具有高度特异性。αβT 细胞是执行适应性免疫应答的 T 细胞，其表面 TCR 由 α 和 β 两条肽链组成，根据其表面标志和功能特性可分为以下三类：即 $CD4^+$ 辅助性 T 细胞（T helper cell, Th 细胞）、$CD8^+$ 细胞毒性 T 细胞（cytotoxic T lymphocyte, CTL）和 $CD4^+$ 调节性 T 细胞（regulatory T cell, Treg）。上述 T 细胞表面 TCR 不能直接识别结合抗原，只能识别结合被 APC 摄取/加工后形成的由胞内 MHC 分子呈递的抗原降解产物，即表达于 APC 表面的抗原肽-MHC 分子复合物。B2 细胞是执行适应性体液免疫应答的 B 细胞。

（1）$CD4^+$ Th 细胞：包括多个亚群，其中① $CD4^+$ Th1 细胞主要参与适应性细胞免疫应答，具有抗胞内病原体感染的免疫作用；② $CD4^+$ Th2 细胞和 $CD4^+$ Tfh 细胞主要参与体液免疫应答，可协助 B 细胞增殖分化产生抗体，具有抗胞外病原体感染的免疫作用；③ $CD4^+$ Th17 细胞主要参与炎症反应，具有抗真菌和抗胞外细菌感染的免疫作用。

（2）$CD8^+$ CTL：主要参与适应性细胞免疫应答，可特异性识别某些肿瘤和病毒感染的靶细胞，并通过释放穿孔素、颗粒酶、TNF-β 和表达 FasL 使上述靶细胞溶解破坏或凋亡。

（3）$CD4^+$ Treg 细胞：是对某些抗原特异性 T 细胞和固有免疫细胞具有负向调节作用的 T 细胞，包括 $CD4^+$ $CD25^+$ $Foxp3^+$ 自然调节 T 细胞（natural regulatury T cell, nTreg）和 $CD4^+$ 诱导性调节 T 细胞（induced regulatury T cell, iTreg）。

（4）B2 细胞及其产生的抗体：B2 细胞表面 BCR 具有高度多样性，对抗原的识别具有高度特异性。此类 B 细胞可直接识别结合抗原，并在 $CD4^+$ Th2 或 $CD4^+$ Tfh 细胞参与辅助下增殖分化为浆细胞后，通过合成分泌抗体介导产生特异性体液免疫效应。抗体（antibody, Ab）是浆细胞合成分泌的一类具有特异性免疫作用的效应分子，其化学本质为免疫球蛋白（immunoglobulin, Ig）。抗体与病原体等相应抗原特异性结合后，在某些固有免疫细胞和分子参与下，可有效吞噬、杀伤和清除病原体等抗原性异物。

3. **适应性免疫细胞的主要特性** ①细胞群体的高度多样性和对抗原性异物识别/应答的高度特异性：体内适应性免疫细胞由众多（>10^{12} 个）表面具有不同抗原识别受体的 T/B 淋巴细胞克隆组成；其中每个 T/B 淋巴细胞克隆只表达一种特异性抗原识别受体，通常只能识别结合一种与之相对应的抗原表位，产生特异性免疫应答。此种特性赋予机体具有识别环境中各种病原体等抗原性异物的能力和识别结合某一特定抗原并与之发生特异性免疫反应的能力。②免疫耐受性：适应性免疫细胞在胚胎早期处于未成熟状态，在此阶段那些能够通过表面特异性抗原识别受体与相应自身组织（抗原）成分结合的未成熟 T/B 淋巴细胞可被清除或处于"无能"状态，即出生后对自身组织成分形成天然免疫耐受；而那些未与自身组织成分结合的 T/B 淋巴细胞则发育成熟，完好地保留了识别并对非己抗原性异物产生应答的能力。上述免疫耐受机制是适应性免疫细胞能够识别自身与非己，即对自身组织产生免疫耐受，对非己抗原性异物产生免疫应答的原因所在。③免疫记忆性：适应性免疫细胞通过表面特异性抗原识别受体初次接受相应抗原刺激活化后,在其增殖(克隆扩增)和分化过程中,有部分 T/B 淋巴细胞停止分化,成为静息状态的长寿记忆淋巴细胞。当此种记忆淋巴细胞再次接受相同抗原刺激后可迅速增殖分化为效应淋巴细胞,通过合成分泌不同类型的细胞因子、细胞毒性介质或特异性抗体产生免疫作用。免疫记忆细胞及其作用特点是接种疫苗后能够产生特异性免疫保护作用的物质和理论基础。

三、抗原及其引发的免疫应答

抗原(antigen,Ag)泛指能够被固有和适应性免疫细胞识别结合,导致上述免疫细胞活化发生免疫应答的物质。抗原不仅包括病原体等外来非己抗原性异物,还包括体内某些结构发生改变的自身物质和体内免疫赦免部位释放的组织蛋白,如眼晶状体蛋白和甲状腺球蛋白等。狭义抗原,即本书中介绍的抗原是指能与 T/B 淋巴细胞表面抗原识别受体(TCR/BCR)特异性结合,使其活化、增殖分化为效应 T 细胞和(或)产生抗体,并能与之特异性结合发挥免疫效应的物质。根据免疫细胞种类及其对抗原性异物的识别特点和效应机制,可将免疫应答分为以下两种类型。

1. 固有免疫应答(innate immune response) 是指机体固有免疫细胞和某些固有免疫分子在外来入侵病原体或体内衰老损伤和突变肿瘤细胞等抗原性异物刺激下迅速活化,有效吞噬、杀伤、清除病原体或体内"非己"抗原性异物,产生非特异性免疫保护作用的过程。固有免疫细胞和分子不仅在机体早期抗感染、抗肿瘤免疫防御和监视过程中发挥重要作用,同时也参与适应性免疫应答的全过程。

2. 适应性免疫应答(adaptive immune response) 是指体内抗原特异性 T/B 淋巴细胞接受病原体等抗原性异物或体内"非己"抗原性异物刺激后产生的,只对相应特定病原体等抗原或"非己"抗原性异物起作用,使之从体内有效清除的免疫应答过程。执行适应性免疫应答的 T/B 淋巴细胞被相应抗原激活后可增殖分化为效应 T 细胞/浆细胞,并通过分泌不同类型细胞因子、细胞毒性介质或特异性抗体发挥抗感染或抗肿瘤等免疫作用。

四、抗原提呈细胞及其介导产生的适应性免疫应答

抗原提呈细胞(antigen presenting cell,APC)是一类具有摄取、加工提呈抗原,诱导 T 细胞活化启动适应性免疫应答的免疫细胞,包括专职 APC(树突状细胞、巨噬细胞、B 细胞)和非专职 APC(如某些肿瘤或病毒感染的靶细胞)。根据参与免疫应答细胞种类及其效应机制的不同,可将适应性免疫应答分为 T 细胞介导的细胞免疫应答和 B 细胞介导的体液免疫应答两种类型。

1. 细胞免疫应答(cellular immune response) 参与和执行细胞免疫应答的细胞主要包括抗原提呈细胞(APC)、$CD4^+Th1$ 细胞和 $CD8^+CTL$。上述抗原特异性 T 细胞在与 APC 接触相互作用过程中,通过表面 TCR 接受 APC 表面 MHC 分子提呈的抗原降解产物,即抗原肽 -MHC 分子复合物刺激活化后,可增殖分化为效应 Th1 细胞和效应 CTL;其中效应 Th1 细胞再次接受相同抗原刺激后,可通过分泌 IL-2、IFN-γ 和 TNF-α/β 等细胞因子,同时在某些固有免疫细胞和分子参与下产生免疫效应;$CD8^+$ 效应 CTL 与肿瘤 / 病毒感染靶细胞表面相应抗原特异性结合后,可通过表达 FasL 和分泌穿孔素、颗粒酶等细胞毒性介质,使上述靶细胞发生凋亡和溶解破坏。

2. 体液免疫应答(humoral immune response) 参与和执行体液免疫应答的细胞主要包括抗原提呈细胞(APC)、$CD4^+Th2$ 细胞、$CD4^+Tfh$ 细胞和 B 细胞。抗原特异性 B 细胞通过表面 BCR 接受 APC(滤泡树突状细胞)表面相应抗原刺激后,在 $CD4^+Th2/Tfh$ 细胞及其分泌的细

胞因子协助作用下可增殖分化为浆细胞，并通过合成分泌抗体介导产生特异性体液免疫效应。

3. 适应性免疫应答过程　分为以下三个阶段：①识别活化阶段是指 APC 摄取、加工、提呈抗原和抗原特异性 T、B 淋巴细胞识别抗原后，在细胞间共刺激分子协同作用下启动 T、B 淋巴细胞活化的阶段；②增殖分化阶段是指抗原特异性 T、B 淋巴细胞被相应抗原激活后，在细胞因子作用下，增殖分化产生免疫效应细胞（即效应 T 细胞或浆细胞）和免疫记忆细胞的阶段；③效应阶段是效应 T 细胞释放细胞因子或细胞毒性介质和浆细胞分泌抗体后，在吞噬细胞、NK 细胞、补体等固有免疫细胞和分子参与下介导产生免疫效应的阶段。

五、免疫应答异常及其所致疾病

机体免疫系统接受病原体等非己抗原性异物刺激后引发的适度免疫应答，可产生对人体有益的抗感染、抗肿瘤等免疫保护作用。机体免疫应答过高可引发对人体有害的超敏反应，其中包括由特异性 IgE 抗体介导的速发型超敏反应（如青霉素过敏性休克）或由效应 T 细胞介导的迟发型超敏反应（如接触性皮炎）等。在感染、物理、化学等因素刺激诱导下，机体免疫自稳功能紊乱有可能引发类风湿关节炎和系统性红斑狼疮等自身免疫病。机体免疫应答过低或缺失则可引发肿瘤、严重/持续感染或免疫缺陷等疾病。

六、免疫学的应用

现代免疫学基础理论的深入研究对超敏反应、移植排斥反应、自身免疫病和肿瘤等疾病发生机制的阐明起到了重要促进作用，并为上述疾病的诊断与防治提供了新的策略和方法。

免疫诊断学（immunodiagnostics）是应用免疫学理论、技术和方法对相关疾病进行诊断和对机体免疫状态进行测定评估的一门学科。免疫学检测技术是临床各科室诊断疾病最重要的手段之一。免疫学诊断方法主要包括凝集反应、沉淀反应、免疫标记技术、免疫细胞及其功能检测等技术。上述检测方法已广泛应用于感染性疾病、超敏反应、免疫缺陷病、自身免疫病和肿瘤等疾病的诊断及疗效评估。

免疫预防的主要措施是接种疫苗（vaccine），目前用于人工主动免疫的疫苗主要包括：①灭活疫苗（inactivated vaccine）是选用免疫原性强的病原体，经人工大量培养后用理化方法灭活制成的疫苗，如伤寒和霍乱疫苗等；②减毒活疫苗（live-attenuated vaccine）是将病原体在培养基或动物细胞中反复传代，使其丧失毒力或毒力显著降低后制成的疫苗，如卡介苗和脊髓灰质炎病毒疫苗等；③其他疫苗包括类毒素（如破伤风和白喉类毒素），亚单位疫苗（如脑膜炎球菌和肺炎链球菌多糖疫苗）和重组抗原疫苗（如乙型肝炎和莱姆病疫苗）等。

免疫治疗是根据疾病发生机制，人为增强或抑制机体免疫功能以达到治疗疾病为目的的方法。目前用于免疫治疗的生物制剂主要包括抗体、细胞因子、免疫效应细胞、造血干细胞、细胞疫苗和微生物制剂等。上述生物制剂在治疗肿瘤、造血系统疾病、移植排斥反应、感染性疾病和自身免疫病等方面取得了较好疗效。

第二节 免疫学发展简史和重要成就

免疫学的发展大致可分为四个时期，即免疫学开创期、传统免疫学时期、近代免疫学时期和现代免疫学时期。

一、免疫学开创期（16-17世纪）

公元 16 世纪，中国医生首次用人痘苗预防天花。

二、传统免疫学时期（18-20世纪初）

1. 人工主动和人工被动免疫方法的建立
（1）Jenner（1798）接种牛痘苗预防天花，开创了现代免疫预防的先河。
（2）Pasteur（1880）制备炭疽等减毒活疫苗，预防炭疽等疾病。
（3）Behring 和 Kitasato（1890）用减毒白喉外毒素免疫动物获得抗血清（即白喉抗毒素），用以治疗白喉取得成功。

2. 原始细胞免疫和体液免疫学说的提出及两者的统一
（1）Metchnikoff（1883-1890）提出原始的细胞免疫学说，认为吞噬细胞是执行抗感染免疫作用的细胞。
（2）Koch（1891）发现结核杆菌和 Koch 现象，即感染过结核杆菌的豚鼠再次皮下注射少量结核杆菌后，可使注射局部组织发生坏死。上述发现对日后阐明细胞免疫的作用具有重要意义。
（3）Ehrlich（1890）提出原始的体液免疫学说，认为血清中存在的抗菌物质在抗感染免疫中起决定作用。
（4）Pfeiffer 等（1894）发现溶菌素（抗体）；同年 Bordet 发现补体及其与抗体协作产生的溶菌作用，这些发现支持了体液免疫学说。
（5）Wright 和 Douglas（1903）发现动物免疫血清能加速吞噬细胞对相应细菌的吞噬，提出免疫血清（含抗体和补体）具有调理吞噬作用，从而将体液和细胞免疫学说统一起来。

3. 免疫病理概念的建立　Richet 和 Portiter（1902）发现，接受海葵提取液注射后幸免于难的狗，数周后再次接受极小量海葵提取液可立即死亡，据此提出过敏反应即免疫病理的概念。

4. 经典血清学技术的建立
（1）Durham 等（1896）发现特异性凝集反应，同年 Widal 建立了诊断伤寒的肥达试验。
（2）Kraus（1898）建立了沉淀试验。
（3）Bordet 和 Gengou（1900）建立了补体结合试验。
（4）Landsteiner（1900）发现了 ABO 血型抗原，建立了检测血型的玻片凝集试验。

三、近代免疫学时期（20世纪中叶）

1. 细胞转移迟发型超敏反应实验的成功　Chase 和 Landsteiner（1942）用结核杆菌感染豚鼠，然后将豚鼠的血清和淋巴细胞分别被动转移给两组正常豚鼠，再用结核菌抗原（结核菌素）给豚鼠作皮内注射，结果发现：前者局部皮肤无反应，即结核菌素反应阴性；后者局部组织坏死，即出现阳性反应。上述结果表明，结核菌素反应不是由抗体引起，而是由结核菌抗原致敏的淋巴细胞所致。

2. 天然免疫耐受和人工诱导的免疫耐受　Owen（1945）发现在胎盘血管融合的异卵双生小牛体内，各自含有两种不同血型抗原的红细胞；成年后小牛可接受对方移植的皮肤而不排斥。Medawar 等（1953）给胎鼠注入同种不同品系脾细胞，成功地诱导出获得性移植耐受。

3. 克隆选择学说的建立　Burnet（1957）在上述天然免疫耐受和人工诱导免疫耐受研究结果基础上，结合 Erhich（1897）的抗体生成侧链学说和 Jerne（1955）的抗体生成"天然"选择学说，提出了抗体生成的克隆选择学说。

4. 免疫球蛋白基本结构的阐明　继 Tiselius 和 Kabat（1938）证明抗体是丙种球蛋白后，Porter 和 Edelman（1959-1961）从多发性骨髓瘤患者血清中获得均质性免疫球蛋白，用酶切和多种化学还原法阐明了免疫球蛋白的基本结构。

5. T、B 淋巴细胞及其主要免疫功能的研究

（1）Glick（1957）发现切除鸡的腔上囊（富含淋巴细胞）可导致抗体产生缺陷，遂将腔上囊中发育成熟的淋巴细胞称为 B 淋巴细胞（源于 bursa 第一个字母）。

（2）Miller 和 Good（1961）发现胸腺是骨髓未成熟淋巴细胞发育成熟的免疫器官，将胸腺中发育成熟的淋巴细胞称为 T 淋巴细胞（源于 thymus 第一个字母）。

（3）Warner 和 Szenberg（1962/1964）发现切除鸡的腔上囊只影响抗体生成，而不影响移植排斥反应，提示 B 细胞主要负责体液免疫，T 细胞主要负责细胞免疫。

（4）Claman 和 Mitchell 等（1967）发现 T 细胞与 B 细胞之间有协同作用，T 细胞可辅助 B 细胞产生 IgG 类抗体。

四、现代免疫学时期（70 年代至今）

1. Mitchison（1970）应用载体效应过继转移实验证实，在抗体形成过程中有载体特异性淋巴细胞和半抗原特异性淋巴细胞参与。Raff（1970）通过载体效应阻断实验证明：T 细胞是载体特异性淋巴细胞，对抗体的产生起辅助作用；B 细胞是半抗原特异性淋巴细胞，是产生抗体的淋巴细胞。

2. Steinman（1973）发现树突状细胞，并证实树突状细胞是抗原提呈能力最强的抗原提呈细胞，可有效激活初始 T 细胞。

3. Gershon（1971）发现抑制性 T 淋巴细胞的存在。

4. Jerne（1974）根据现代免疫学对抗体分子独特型的认识，提出免疫网络学说。

5. Doherty 和 Zinkernagal（1974）发现在免疫应答过程中免疫细胞间的相互作用受 MHC 限制，并提出 T 细胞双识别模式和 MHC 限制性学说。

6. Nathensen 和 Strominger（1978）阐明了 MHC 的分子结构，并证实 MHC 分子在抗原提呈和 T 淋巴细胞识别抗原过程中的重要作用。

7. Tonegawa 等（1978）应用分子杂交技术揭示了免疫球蛋白（Ig）的基因结构；提出 Ig 基因重排理论，阐明了抗体多样性的遗传学基础。

8. Haskius 等（1983）证实 T 细胞表面存在抗原受体分子；Davis 和 Saito（1984）成功克隆出 T 细胞受体（TCR）基因；Owen 和 Collins（1985）阐明了 T 细胞受体的分子结构。

9. 在 Brenner 60 年代发现某种基因突变对线虫器官发育产生重要影响基础上，Sulston（1974）揭示了程序性细胞死亡过程；Horvitz（1986）发现调控程序性细胞死亡的两个基因。

10. Hausen（1983）发现了人类乳头瘤病毒；1984 年证实该病毒可诱发宫颈癌。

11. Barré-Sinoussi 和 Montagnier（1984）发现艾滋病是由人类免疫缺陷病毒所致。

12. Hoffmann 等（1996）发现 Toll 基因编码产物在果蝇识别病原体激发固有免疫反应中发挥重要作用。

13. Beutler 等（1998）发现小鼠中存在一种与果蝇中 Toll 基因非常相似基因，其编码产物表达于吞噬细胞表面能与细菌脂多糖结合，故称 Toll 样受体。该种受体在固有免疫应答中发

挥重要作用。

14. 免疫技术和其他相关技术的发展

（1）Kohler和Milstein等（1975）创建的杂交瘤技术是一项突破性的生物技术，可用来大量制备单克隆抗体，对基础医学和临床医学研究产生了巨大的推动作用。

（2）Morgan等（1976）创建了T细胞克隆技术，应用这项技术建立了一系列抗原特异性T细胞克隆，对细胞免疫学研究起到了巨大的促进作用。

（3）Gordon等（1980）应用转基因技术获得转基因小鼠是一项突破性的生物技术，可使动物不必通过有性杂交就能获得新的基因及其编码产物。

（4）分子杂交技术是现代分子生物学和基因工程中最基本、最重要的技术之一，在医学免疫学中也有巨大的应用价值。分子杂交技术主要包括Southern印迹、Northen印迹、斑点杂交和原位杂交等方法。

（5）基因操作与分析技术：基因打靶和各类反义技术可用于分析特定免疫分子或胞内信息分子的生物学功能；大规模DNA测序、新型基因分析技术（微卫星、单核苷酸多态性分析等）和DNA芯片等技术可进行快速、高通量的基因分析；多聚酶链式反应及其衍生技术，可为分子免疫学研究提供有效手段。

（6）蛋白分析技术：噬菌体肽库、酵母双杂交、计算机分子模拟等技术可用于分析抗原表位和（或）免疫分子间的相互作用；氨基酸多肽合成技术可用于分析多肽分子间细微的结构差异及其生物学功能的改变，并指导新型疫苗和药物设计；二维电泳和高分辨质谱技术可用于分析复杂的蛋白谱和发现新的免疫功能分子。

表1-4 获得诺贝尔医学生理学奖的免疫学家及其主要成就

获奖年代	学者姓名	国家	获奖成就
1901	E.A.Behring	德国	发现抗毒素，开创免疫血清疗法
1905	R.Koch	德国	发现多种病原菌，建立结核菌素实验
1908	P.Ehrlich	德国	提出体液免疫理论和抗体生成的侧链学说
	E.Metchnikoff	俄国	发现细胞吞噬作用，提出细胞免疫理论
1913	C.Richet	法国	发现过敏现象
1919	J.Bordet	比利时	发现补体，建立补体结合试验
1930	K.Landsteiner	奥地利	发现人红细胞血型
1951	M.Theler	南非	发明黄热病疫苗
1957	D.Bovet	意大利	发现抗组胺药可治疗超敏反应
1960	F.M.Burnet	澳大利亚	提出抗体产生的克隆选择学说
	P.B Medwar	英国	发现获得性移植免疫耐受性
1972	G.M.Edelman	美国	阐明抗体的本质
	R.R.Porter	英国	阐明抗体的化学结构
1977	R.S.Yalow	美国	创立放射免疫测定法
1980	J.Dausset	法国	发现人白细胞抗原
	G.D.Snell	美国	发现小鼠H-2系统
	B.Benaceraf	美国	发现免疫应答的遗传控制
1984	N.K.Jerne	丹麦	提出免疫调节网络学说
	G.Kohler	德国	建立杂交瘤技术，制备单克隆抗体
	C.Milstein	阿根廷/英国	单克隆抗体技术及Ig基因表达的遗传控制
1987	Tonegawa	日本	阐明抗体多样性的遗传基础
1996	P.Doherty	澳大利亚	提出MHC限制性和T细胞双识别模式
	R.Zinkernagel	瑞士	

2002	Sydney Brenner	英国	对器官发育和程序性细胞死亡过程中的基因调节作用做出重大贡献
	H. Robert Horvitz	美国	
	John E. Sulston	英国	
2008	Harald zur Hausen	德国	发现人乳头状瘤病毒可诱发导宫颈癌
	Françoise Barré-Sinoussi	法国	发现艾滋病是由人类免疫缺陷病毒感染所致
	Luc Montagnier	法国	
2011	Bruce A. Beutler	美国	发现Toll样受体及其在固有免疫应答中的作用
	Tules A. Hoffmann	法国	
	Ralph M. Steinman	加拿大	发现树突状细胞及其在适应性免疫应答中的作用

（安云庆　姚　智）

第二章 抗 原

抗原（antigen, Ag）泛指能够被固有和适应性免疫细胞识别结合，使上述免疫细胞活化发生免疫应答的物质。狭义抗原通常是指能与T、B淋巴细胞抗原识别受体（TCR/BCR）特异性结合，使其活化、增殖、分化产生抗体和（或）效应T细胞；同时又能在体内、外与相应免疫应答产物特异性结合，产生免疫效应或反应的物质。本章介绍的抗原除超抗原和丝裂原外均属狭义抗原范畴。

抗原通常具有以下两种基本特性：①免疫原性（immunogenicity）系指抗原能够刺激机体产生适应性免疫应答，即诱导B细胞产生抗体和（或）T细胞分化为效应T细胞的能力；②抗原性（antigenicity）系指抗原能与免疫应答产物，即相应抗体或效应T细胞特异性结合产生免疫效应的能力，又称免疫反应性（immunoreactivity）。同时具有免疫原性和抗原性的物质称为完全抗原（complete antigen），如病原微生物和动物血清等；只具有抗原性而无免疫原性的物质称为半抗原（hapten）或不完全抗原（incomplete antigen），如某些多糖和药物等简单小分子物质。半抗原单独作用无免疫原性，当与蛋白质等载体（carrier）结合后可获得免疫原性；此种半抗原-载体复合物不仅能够刺激机体产生半抗原特异性抗体，也能刺激机体产生载体蛋白特异性抗体。

第一节 抗原的异物性和特异性

一、抗原的异物性

病原体等非己大分子有机物是具有免疫原性的物质，通常抗原性异物免疫原性的强弱与宿主亲缘关系的远近有关：抗原与宿主亲缘关系越远，对机体的免疫原性就越强；抗原与宿主亲缘关系越近，对机体的免疫原性就越弱，如鸡卵蛋白对哺乳动物是强抗原，对鸭则是弱抗原。免疫学中的病原体等非己抗原性异物不仅包括来自体外的非己抗原物质（如各种病原体、动物蛋白和同种异体移植物）；还包括某些结构改变的自身物质和某些位于免疫豁免部位的隐蔽自身抗原，如眼晶状体蛋白、脑组织和精子等。在感染或外伤情况下，自身成分发生改变或隐蔽自身抗原暴露释放即可被机体免疫系统视为"非己"抗原性异物而对其产生免疫应答。

二、抗原的特异性

抗原的特异性是指抗原刺激机体产生适应性免疫应答及其与免疫应答产物，即相应抗体或效应T细胞结合相互作用的高度专一性。决定抗原特异性的物质基础是存在于抗原分子内部和表面的抗原表位。

1. 抗原表位及其与抗原特异性相关的研究　抗原表位（antigenic epitope）是指抗原分子中决定抗原特异性的特殊化学基团，又称抗原决定簇（antigenic determinant）；通常由5~17个氨基酸残基或5~7个多糖残基/核苷酸组成。抗原表位是T、B细胞抗原受体（TCR、BCR）和抗体特异性识别结合的基本结构单位。抗原分子表面能与相应抗体结合的抗原表位数目称为抗原结合价（antigenic valence）。天然抗原是由多种、多个抗原表位组成的多价抗原；半抗原相当于一个抗原表位，为单价抗原。

抗原表位决定抗原特异性的研究结果是通过人工结合抗原（半抗原-载体复合物）实验证

第二章 抗原

实的,方法简述如下:①将不同酸基组成的半抗原分别与同一种载体蛋白结合组成人工结合抗原,免疫动物后获得抗血清;②抗血清经载体蛋白吸收后,用只含半抗原特异性抗体的抗血清分别与上述不同酸基组成的半抗原(表位)进行反应。结果发现:不同酸基组成的半抗原只能与其相对应的抗血清结合,而不能与他种抗血清结合(表2-1),表明抗原特异性是由抗原分子中某些特殊化学基团,即抗原表位决定的。

表2-1 化学基团性质对抗原特异性的影响

	半抗原(表位)			
	苯胺	对氨基苯甲酸	对氨基苯磺酸	对氨基苯砷酸
吸收后免疫血清(半抗原特异性抗体)	NH_2-C$_6$H$_5$	NH_2-C$_6$H$_4$-COOH	NH_2-C$_6$H$_4$-SO$_3$H	NH_2-C$_6$H$_4$-AsO$_3$H$_2$
苯胺抗体	+++	−	−	−
对氨基苯甲酸抗体	−	++++	−	−
对氨基苯磺酸抗体	−	−	++++	−
对氨基苯砷酸抗体	−	−	−	++++

用邻位、间位、对位氨基苯甲酸三种异构体组成的人工结合抗原进一步证实,特殊化学基团(表位)空间位置出现少许差异就可使其免疫原性和抗原性发生改变。结果如表2-2所示:氨基苯甲酸邻位、间位、对位三种异构体组成的半抗原与其相对应的抗血清可发生强免疫反应(+++),而与其他抗血清不能产生或只能产生微弱的免疫反应(±)。

表2-2 化学基团空间位置变化对抗原特异性的影响

	半抗原(表位)			
	苯胺	邻位氨基苯甲酸	间位氨基苯甲酸	对位氨基苯甲酸
吸收后免疫血清(半抗原特异性抗体)	NH_2-C$_6$H$_5$	NH_2,COOH-C$_6$H$_4$	NH_2,COOH-C$_6$H$_4$	NH_2,COOH-C$_6$H$_4$
苯胺抗体	+++	−	−	−
邻位氨基苯甲酸抗体	−	+++	±	±
间位氨基苯甲酸抗体	−	±	++++	±
对位氨基苯甲酸抗体	−	±	±	++++

用右旋、左旋、消旋酒石酸三种异构体半抗原所做的实验证实,特殊化学基团(表位)的立体构象出现微小差异也可使其免疫原性和抗原性发生改变(表2-3)。

表2-3 化学基团立体构象变化对抗原特异性的影响

	半抗原(表位)		
	右旋酒石酸	左旋酒石酸	消旋酒石酸
吸收后免疫血清(半抗原特异性抗体)	COOH HO—CH HC—OH COOH	COOH HC—OH OH—CH COOH	COOH HC—OH HC—OH COOH
右旋酒石酸抗体	+++	−	±
左旋酒石酸抗体	−	+++	±
消旋酒石酸抗体	−	−	+++

2. 抗原表位的分类及其主要特征　根据抗原表位的结构特点，可将其分为顺序表位和构象表位（图2-1）；根据抗原表位的存在部位又可将其分为功能性抗原表位和隐蔽性抗原表位。

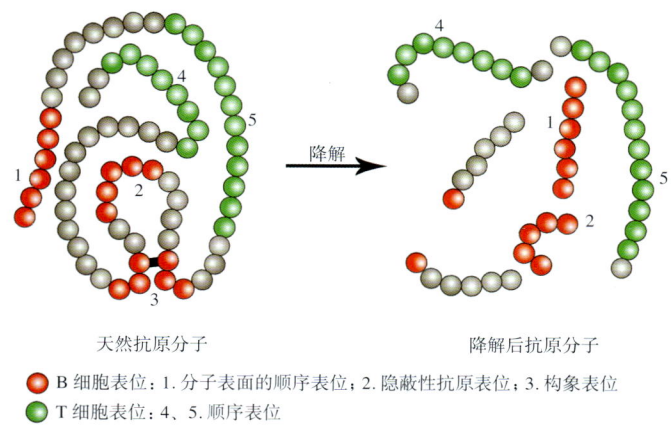

● B 细胞表位：1. 分子表面的顺序表位；2. 隐蔽性抗原表位；3. 构象表位
● T 细胞表位：4、5. 顺序表位

图 2-1　顺序 / 构象表位和隐蔽性抗原表位示意图

（1）顺序表位（sequential epitope）：是指抗原肽链上由一段序列相连续的线性氨基酸残基所形成的抗原表位，又称线性表位（linear epitope）。线性表位存在于抗原分子的任意部位，但多位于抗原分子内部。T 细胞不能直接识别结合抗原；抗原提呈细胞（APC）摄取加工抗原后，可将其裂解产物（含线性表位的短肽）以抗原肽 -MHC 分子复合物的形式表达于表面供 T 细胞识别，故此类线性表位又称 T 细胞表位。存在于抗原分子表面的线性表位也可被 B 细胞抗原受体（BCR）和抗体直接识别结合，故此类线性表位称为 B 细胞表位。

（2）构象表位（conformational epitope）：是指抗原多肽或多糖链上由空间位置相邻，而序列上不相连续的氨基酸或多糖残基所形成的抗原表位。构象表位通常位于抗原分子表面，可被 B 细胞抗原受体和抗体直接识别结合，亦称 B 细胞表位。T 细胞表位和 B 细胞表位特征如表 2-4 所示。

表2-4　T细胞表位与B细胞表位特性比较

比较项目	T 细胞表位	B 细胞表位
表位性质	蛋白质降解后生成的线性多肽	天然蛋白质、多糖和脂多糖
表位分布	抗原分子任意部位，多位于抗原分子内部	通常位于抗原分子表面
表位类型	线性表位	构象表位和线性表位
表位大小	8～10个氨基酸（MHC Ⅰ类分子提呈） 13～17个氨基酸（MHC Ⅱ类分子提呈）	5～15个氨基酸 5～7个单糖或核苷酸
表位识别	T细胞识别，受MHC限制	B细胞识别，不受MHC限制
识别受体	T细胞受体（TCR）	B细胞受体（BCR）

（3）功能性抗原表位和隐蔽性抗原表位：存在于抗原分子表面的构象表位和线性表位是 B 细胞和抗体直接识别结合的抗原表位，又称功能性抗原表位。隐蔽性抗原表位是位于抗原分子内部不能被 B 细胞或抗体直接识别结合的线性表位，又称继发性表位（secondary epitope）。抗原分子内部的隐蔽性抗原表位可因理化因素而得以暴露，成为功能性抗原表位；抗原性物质也可因酶解而产生新的功能性抗原表位；上述暴露和新产生的功能性抗原表位有可能作为自身抗原诱发自身免疫病。

3. 共同抗原和交叉反应　天然抗原为多价抗原，有多种功能性抗原表位；每种功能性抗原表位都能诱导机体产生一种与之相对应的抗体。因此用天然抗原免疫机体后可产生多种抗体。如果两种不同来源的抗原分子具有某种相同或相似的抗原表位，那么由这两种抗原刺激机体产生的抗血清（抗体）不仅能与诱导它们产生的抗原特异性结合；还能与含有相同或相似抗原表位的其他抗原发生反应，但反应强度相对减弱（图 2-2）。免疫学中将来源不同但含有相同或相似抗原表位的抗原称为共同抗原（common antigen）；将某种抗原刺激机体产生的抗体与具有相同或相似抗原表位的他种抗原发生的反应称为交叉反应（cross reaction）。

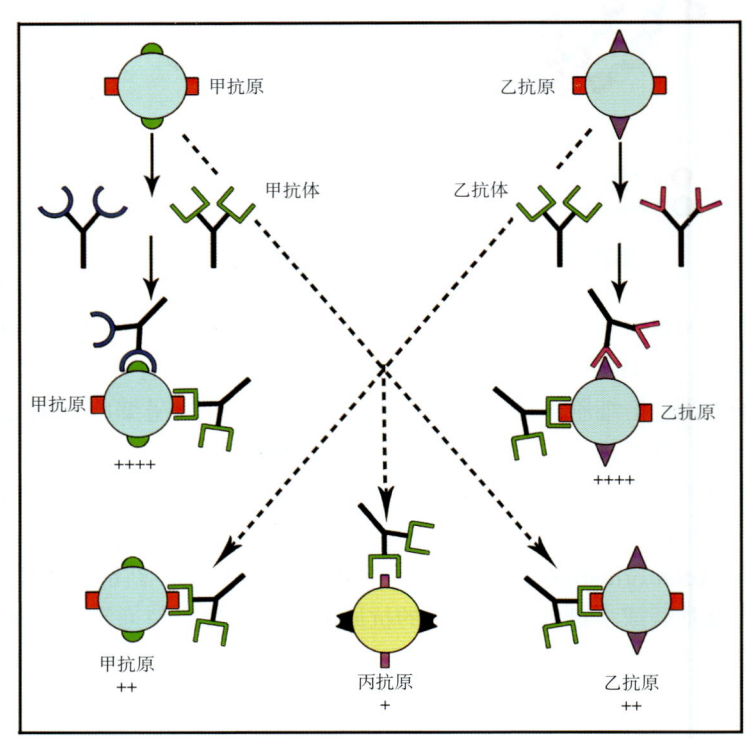

图 2-2　交叉反应示意图

第二节　影响抗原免疫原性的因素

一、抗原理化性质和组成结构

1. 化学性质　具有免疫原性的物质通常是大分子有机物质，无机物没有免疫原性。蛋白质、糖蛋白和脂蛋白免疫原性强；多糖和多肽有一定的免疫原性；脂类与核酸通常无免疫原性，当其构象改变或发生化学修饰后有可能获得免疫原性。

2. 分子量大小　具有免疫原性的物质分子量一般大于 10 千道尔顿（KD），通常分子量越大，免疫原性越强。例如蛋白质分子量大于 10KD 时免疫原性较强，小于 10KD 时免疫原性较弱，低于 4KD 则几乎无免疫原性。

3. 化学组成与结构　大分子有机物质并不一定都具有良好的免疫原性，如明胶分子量高达 100KD，但因其由直链氨基酸组成，在体内易被降解故免疫原性很弱。若在明胶分子上连接少量酪氨酸等含苯环的芳香族氨基酸，则能显著增强其免疫原性。胰岛素含芳香族氨基酸，虽然其分子量只有 5.7KD，但仍具有较强的免疫原性。

4. 易接近性　系指抗原分子中抗原表位能被 B 细胞抗原受体（BCR）接近的程度。抗原分子中表位所处位置的不同可影响 B 细胞表面 BCR 对抗原的识别结合，如图 2-3 所示：抗原分子由多聚赖氨酸骨架和以多聚丙氨酸、酪氨酸、谷氨酸构成的外侧链组成；（A）若酪氨酸和谷氨酸残基组成的抗原表位处于多聚丙氨酸外侧，则易被 B 细胞表面 BCR 识别结合，此时抗原具有较强免疫原性；（B）若酪氨酸和谷氨酸残基组成的抗原表位处于多聚丙氨酸内侧，则不易被 B 细胞表面 BCR 识别结合，此时抗原免疫原性明显减弱或消失；（C）加大抗原分子外侧链间距，即使由酪氨酸和谷氨酸残基组成的抗原表位处于多聚丙氨酸内侧，也可被 B 细胞表面 BCR 识别结合，此时抗原也具有较强的免疫原性。

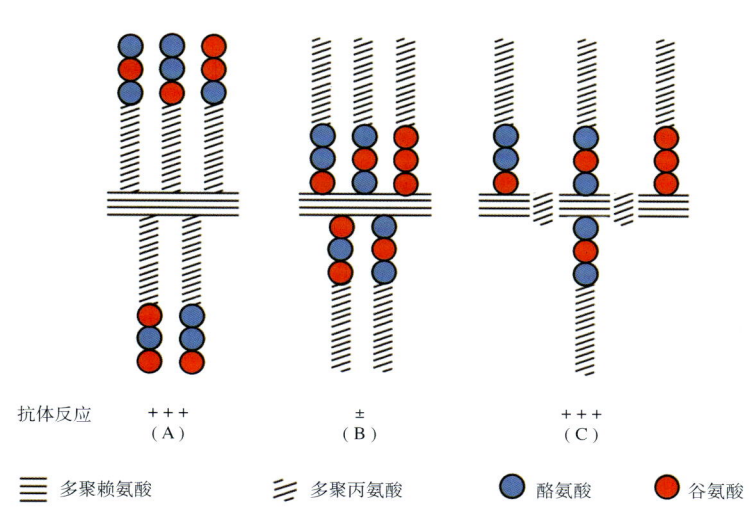

图 2-3　抗原分子中抗原表位所处位置与其免疫原性的关系

5. 物理状态　化学性质相同的抗原物质可因其物理状态不同而呈现不同的免疫原性。一般而言，聚合状态抗原的免疫原性较其单体显著增强，颗粒性抗原的免疫原性强于可溶性抗原。因此，常将免疫原性弱的抗原吸附于某些大颗粒物质表面或使其聚合以增强其免疫原性。

二、宿主因素

1. 遗传因素　机体对抗原性异物的应答能力受遗传因素的控制，如多糖抗原对小鼠具有免疫原性，对豚鼠则无免疫原性。同种不同品系动物接受同一种抗原刺激后，产生免疫应答的情况也不尽相同，如人工合成抗原（二硝基苯 - 多聚 - 左旋 - 赖氨酸）对品系 2 豚鼠具有免疫原性，而对品系 3 豚鼠则无免疫原性。对人而言，同一抗原在不同个体内能否引起免疫应答或免疫应答的强弱也可有所不同。此种现象可能与多种遗传因素，特别是人类白细胞抗原基因的高度多态性和易感性有关。

2. 年龄、性别和健康状态　正常情况下，个体青壮年时期对抗原的免疫应答能力强于幼年和老年时期；新生儿和婴幼儿对多糖类疫苗应答能力低下，成年后对其应答能力显著增强；雌性动物产生抗体的能力高于雄性动物；身体虚弱或健康状态不佳情况下，也能导致机体对抗原的免疫应答能力下降。

三、免疫途径和方法

免疫途径、抗原剂量、免疫次数及其间隔时间，以及免疫佐剂的选择均可影响机体对抗原的免疫应答能力。通常免疫途径以皮内注射最佳、皮下注射次之、腹腔和静脉注射效果较差，口服则易形成局部黏膜免疫，却而诱导产生全身免疫耐受。抗原剂量应适中，过低和过高均易诱导机体产生免疫耐受。减毒活疫苗所需免疫接种次数少，灭活疫苗和其他抗原所需免疫接种次数较多；免疫间隔时间要适当，过频和间隔时间过长均不利于获得良好的免疫效果。选择适当的佐剂可获得或提高所需的免疫应答效果。

第三节 抗原的种类

抗原种类繁多，根据不同分类原则可将抗原分为许多种类，摘要介绍几种常用分类方法。

一、根据诱导抗体产生是否需要 Th 细胞参与分类

1. 胸腺依赖性抗原（thymus dependent antigen, TD-Ag） 系指刺激 B 细胞产生抗体需要 Th 细胞协助的抗原，又称 T 细胞依赖性抗原或简称 TD 抗原。绝大多数天然抗原（如各种病原体、异种血清蛋白或同种异体细胞等）都是 TD 抗原，此类抗原既有 T 细胞表位又有 B 细胞表位，可引发体液免疫应答和（或）细胞免疫应答。

2. 胸腺非依赖性抗原（thymus independent antigen, TI-Ag） 系指刺激 B 细胞产生抗体无需 Th 细胞协助的抗原，又称 T 细胞非依赖性抗原或简称 TI 抗原。此类抗原具有 B 细胞表位而无 T 细胞表位，可分为以下两类：① TI-1 抗原（如细菌脂多糖）既含 B 细胞表位，又具有丝裂原性质，可特异或非特异性刺激 B 细胞增殖分化产生抗体。② TI-2 抗原主要包括细菌荚膜多糖和聚合鞭毛素等，此类抗原含有多个相同重复 B 细胞表位，可通过与 B1 细胞表面数个相应抗原识别受体（BCR/mIgM）交联结合而使其活化，进而增殖分化为浆细胞后产生某种泛特异性抗体。婴儿和新生动物 B1 细胞发育不成熟，故对 TI-2 抗原不应答或低应答；成年后该种 B 细胞发育成熟可对此类抗原产生应答。

二、根据抗原与机体亲缘关系分类

1. 异种抗原（xenoantigen） 是指来自其他物种的抗原性物质，如病原微生物或其产物、动物免疫血清和异种器官移植物等。

（1）病原微生物：对人体有很好的免疫原性，将其制成疫苗进行预防接种可诱导机体对相应病原体感染产生有效的免疫保护作用。

（2）外毒素（exotoxin）：是某些细菌分泌的具有很强免疫原性的毒性蛋白物质。它们对机体某些特定组织细胞有极强的毒性作用，因此不能直接作为免疫原进行免疫接种。

（3）类毒素（toxoid）：是外毒素经 0.3%~0.4% 甲醛溶液处理后获得的丧失毒性作用而保留原有免疫原性的生物制剂，临床常用的类毒素有破伤风类毒素和白喉类毒素等。用类毒素给人免疫接种，可预防由相应外毒素引起的疾病；免疫动物可获得相应抗毒素血清。

（4）抗毒素（antitoxin）：通常用类毒素免疫马匹后取免疫血清制备而成，其中所含抗毒素抗体能与相应外毒素特异性结合，具有防治疾病的作用。抗毒素作为异种蛋白反复使用有可能诱导人体产生超敏反应，因此临床应用此类生物制剂前必须做皮肤过敏试验。

2. 异嗜性抗原（heterophilic antigen） 是指存在于人、动物、植物和微生物等不同种属之间的具有相同抗原表位的共同抗原。此类抗原可引发某些疾病，例如 A 族溶血性链球菌表面

与人肾小球基底膜和心肌组织具有相同的抗原表位;故上述链球菌感染后刺激机体产生的抗体不仅能与链球菌特异性结合,也能与人肾小球基底膜和心肌组织中的共同抗原表位结合,即通过交叉反应引起肾小球肾炎或心肌炎。

3. 同种异型抗原(alloantigen) 是指同一种属不同个体间所具有的抗原性物质。人类同种异型抗原主要包括血型抗原、人类主要组织相容性抗原(见第七章)和抗体的同种异型抗原(见第三章)。

(1) ABO 血型抗原:根据红细胞表面所含 A、B 抗原的不同,可将人类红细胞血型分为 A、B、AB 和 O 四种类型(表 2-5)。每个人血清中都不含有与其本人血型抗原相对应的 IgM 类天然血型抗体。ABO 血型物质不仅存在于人类红细胞膜表面,也存在于胃、十二指肠、胰腺、胆囊等组织细胞表面,在唾液、精液和胆汁等体液中也可检出。

表2-5 人类红细胞ABO血型系统的分类

表型	基因型	红细胞表面抗原	血清中天然血型抗体
A	A/A,A/O	A	抗B
B	B/B,B/O	B	抗A
AB	A/B	A和B	无抗A,无抗B
O	O/O	H(无A、无B)	抗A和抗B

(2) Rh 血型抗原:Landsteiner 和 Wiener(1940 年)发现恒河猴(Rhesus macaque)红细胞抗血清能与多数人的红细胞结合发生凝集,表明在人类红细胞和恒河猴红细胞表面具有某种相同的血型物质,称之为 Rh 血型抗原。红细胞表面具有 Rh 抗原者,其血型为 Rh 阳性;不表达 Rh 抗原者,其血型为 Rh 阴性。人体血清中通常不存在针对 Rh 抗原的天然抗体;当 Rh 阳性红细胞进入 Rh 阴性个体时,可刺激机体产生针对 Rh 抗原的 IgG 类免疫血型抗体。此类免疫血型抗体可通过胎盘;当体内具有 Rh 免疫血型抗体的妇女妊娠,且胎儿血型为 Rh 阳性时,即可能引起胎儿流产或发生新生儿溶血症。

4. 自身抗原(autoantigen) 是指能够诱导机体发生自身免疫应答或自身免疫病的自身组织成分,主要包括隐蔽抗原、改变/修饰的自身抗原和抗体的独特型抗原。

(1) 隐蔽抗原(sequestered antigen):是指正常情况下与机体免疫系统隔绝,从未与 T、B 淋巴细胞接触过的某些自身组织成分,如眼晶状体蛋白、精子和脑组织等。上述隐蔽抗原在外伤、感染或手术等情况下释放后,可被相应抗原特异性 T、B 淋巴细胞识别、引发自身免疫应答或自身免疫病。

(2) 改变/修饰的自身抗原:是指在病原微生物感染和某些物理(如辐射)或化学(如药物)因素作用下,自身组织结构改变产生新的抗原表位或使隐蔽性抗原表位暴露所形成的自身抗原。此种改变/修饰的自身抗原可刺激机体产生自身免疫应答,重者可引发自身免疫病。

三、根据抗原提呈细胞内抗原的来源分类

1. 内源性抗原(endogenous antigen) 是指某些在抗原提呈细胞(APC)内合成后存在于细胞质内的抗原性物质,如病毒感染细胞内合成的病毒蛋白和肿瘤细胞内合成的肿瘤抗原等。此类抗原在细胞内经蛋白酶体作用后,能以抗原肽-MHC Ⅰ类分子复合物的形式表达于 APC 表面,供 CD8$^+$T 细胞识别。

2. 外源性抗原(exogenous antigen) 是指 APC 通过胞吞、胞饮和受体介导的内吞作用从外界摄入胞内的抗原性物质,如细菌和某些可溶性蛋白等。此类抗原经内体/溶酶体降解后,能以抗原肽-MHC Ⅱ类分子复合物的形式表达于 APC 表面,供 CD4$^+$T 细胞识别。

四、单克隆抗体分析鉴定的白细胞分化抗原

白细胞分化抗原（leukocyte differentiation antigen, LDA）是指造血干细胞在分化发育为不同谱系和各谱系分化不同阶段，以及成熟血细胞活化过程中所表达的膜分子。白细胞分化抗原不仅表达于白细胞表面，也表达于红细胞、血小板、血管内皮细胞、上皮细胞和成纤维细胞等其他细胞表面。上述膜分子可用相应单克隆抗体分析鉴定，国际命名机构将来自不同实验室的单克隆抗体所识别鉴定的同一种分化抗原归为同一个分化群（cluster of differentiation），简称 CD 分子。

细胞表面分化抗原（CD 分子）种类繁多，摘要介绍以下几种与免疫细胞活化和鉴别相关的 CD 分子：① TCR-CD3 复合受体是 T 细胞表面识别结合抗原和传递细胞活化第一信号的膜分子；其中 CD3 分子也是各类 T 细胞所共有的特征性表面标志。② CD4/CD8 分子是 T 细胞表面 TCR-CD3 复合受体的辅助受体分子，可识别结合 APC 表面抗原肽 -MHC Ⅱ / Ⅰ类分子复合物中的 MHC Ⅱ / Ⅰ类分子，参与 T 细胞活化第一信号的传导；也是 Th 细胞 /CTL 的特征性表面标志。③ CD28 和 CD40 分子是 T、B 细胞表面的黏附分子，也是介导产生 T、B 细胞活化第二信号的共刺激分子（co-stimulating molecule）；其中 T 细胞表面 CD28 能与树突状细胞等 APC 表面相应共刺激分子 B7-1/2（CD80/86）结合，诱导产生 T 细胞活化第二信号；B 细胞表面 CD40 能与活化 Th 细胞表面相应共刺激分子 CD40L 结合，诱导产生 B 细胞活化第二信号。④ Toll 样受体（TLR1-11，即 CD281-CD291）是吞噬细胞和树突状细胞等固有免疫细胞表面或胞内器室膜上的模式识别受体，可非特异识别、结合多种病原体或其产物所共有的某些高度保守的特定分子，并由此导致上述固有免疫细胞活化。

五、其他分类方法

除上述常见抗原分类方法外，还可根据抗原产生方式的不同，将其分为天然抗原和人工抗原；根据理化性质的不同，将其分为颗粒性抗原和可溶性抗原；根据化学性质的不同，将其分为蛋白质抗原和多糖抗原；根据抗原诱导不同的免疫应答，将其分为变应原和耐受原等。

第四节 超抗原、丝裂原和佐剂

本节之前论述的抗原，是指能被 T、B 淋巴细胞抗原受体（TCR/BCR）识别结合，启动特异性免疫应答的抗原性物质。此类抗原刺激 T、B 淋巴细胞活化所需剂量相对较大；激活 T，B 淋巴细胞的数量有限，约为 T、B 淋巴细胞总数的百万分之一；其作用机制和作用特点与本节将要介绍的超抗原、丝裂原和佐剂也有很大差异。

一、超抗原

超抗原（superantigen, SAg）是一类只需极低浓度（1～10ng/ml）即可非特异刺激多克隆 T 细胞活化（占 T 细胞总数的 2%～20%），使之产生大量细胞因子引发强烈免疫反应的大分子蛋白物质。超抗原能以完整蛋白形式，在 APC 参与下激活多克隆 T 细胞。其作用机制如图 2-4(A) 所示：超抗原通过其一端与 APC 表面 MHC Ⅱ 类分子抗原肽结合槽 β1 结构域外侧保守氨基酸序列结合；通过另一端与 TCRβ 链可变区（Vβ）外侧保守氨基酸序列结合，可使具有相同 Vβ 功能区的一群 T 细胞激活。因此，超抗原激活 T 细胞虽需 APC 参与，但其作用不受 MHC 限制。目前已知作用于 αβT 细胞的超抗原有金黄色葡萄球菌肠毒素（staphylococcal enterotoxin, SE）、A 族链球菌致热外毒素和小鼠乳腺肿瘤病毒蛋白等。作用于 γδT 细胞的超抗原有热休克蛋白（heat shock protein, HSP）。

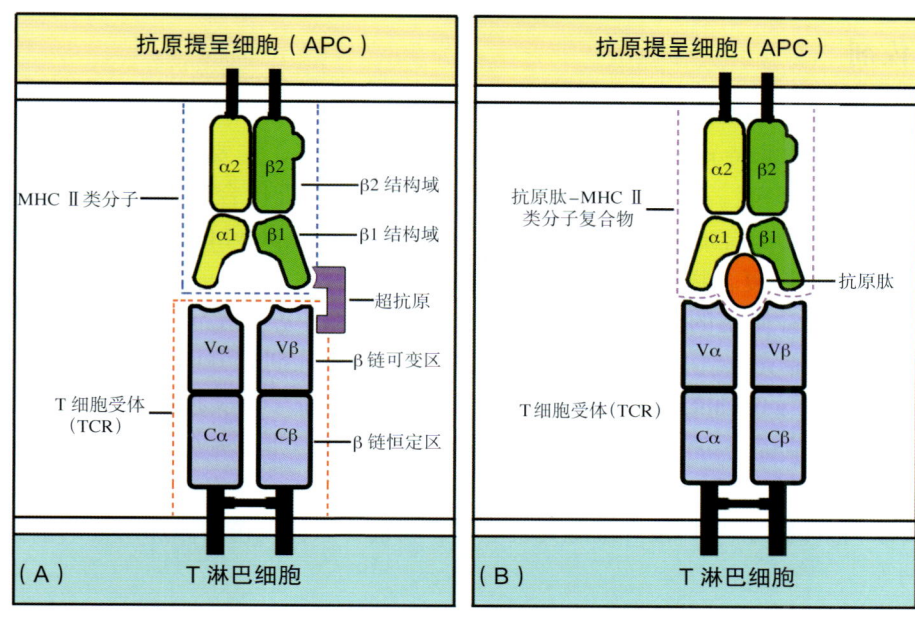

图 2-4 超抗原与普通抗原对 T 细胞作用的比较示意图

(A) 超抗原作用示意图：超抗原通过其一端与 APC 表面 MHC Ⅱ类分子抗原肽结合槽 β1 结构域外侧保守氨基酸序列结合；通过另一端与 T 细胞表面抗原受体 Vβ 功能区外侧保守氨基酸序列结合，可激活多克隆 T 细胞。
(B) T 细胞识别抗原示意图：外源性抗原经 APC 加工处理后，以抗原肽 – MHC Ⅱ类分子复合物形式表达在 APC 表面；T 细胞表面 TCR 不仅识别 APC 表面 MHC Ⅱ类分子提呈的抗原肽，同时还要识别提呈抗原肽的 MHC Ⅱ类分子 α1/β1 结构域部分多肽序列，此种识别具有高度特异性。

二、丝裂原

丝裂原（mitogen）是指能够非特异刺激多克隆 T、B 淋巴细胞发生有丝分裂的物质，又称有丝分裂原。此类物质可直接与静息 T、B 淋巴细胞表面相应丝裂原受体结合，使之发生母细胞转化和有丝分裂，导致体内 30%～60% 的 T、B 淋巴细胞活化。

丝裂原通常来自植物种子中的糖蛋白和某些细菌的产物，主要包括：植物血凝素（phytohemagglutinin，PHA）、刀豆蛋白 A（concanavalin A，ConA）、美洲商陆丝裂原（pokeweed mitogen，PWM）、脂多糖（lipopolysaccharide，LPS）和葡萄球菌蛋白 A（stapuylococcal protein A，SPA）（表 2-6）。T、B 淋巴细胞表面具有多种丝裂原受体，可接受相应丝裂原刺激产生增殖反应。据此建立的淋巴细胞转化试验已用于机体免疫功能的检测。

表2-6 作用于人和小鼠T、B淋巴细胞的丝裂原

丝裂原种类	人		小鼠	
	T细胞	B细胞	T细胞	B细胞
刀豆蛋白A(ConA)	+	−	+	−
植物血凝素（PHA）	+	−	+	−
美洲商陆（PWM）	+	+	+	−
脂多糖（LPS）	−	−	−	+
葡萄球菌蛋白A(SPA)	−	+	−	−

三、佐剂

佐剂（adjuvant）是指预先或与抗原同时注入体内，可增强机体对抗原的免疫应答能力或改变免疫应答类型的非特异性免疫增强剂。佐剂的种类很多，主要包括：①生物性佐剂，如卡介苗、短小棒状杆菌、百日咳杆菌、细胞因子等；②无机化合物佐剂，如氢氧化铝、磷酸铝和磷酸钙；③人工合成佐剂，如多聚肌苷酸：胞苷酸（polyI:C）、多聚腺苷酸：鸟苷酸（polyA:U）、免疫刺激复合物和低甲基化 CpG 寡核苷酸等。

动物实验中最常使用的佐剂是弗氏不完全佐剂和弗氏完全佐剂。在免疫接种前需将上述佐剂与水溶性抗原充分乳化，使抗原与佐剂形成油包水乳剂后方可使用。弗氏不完全佐剂（incomplete Freunds adjuvant, IFA）是由液体石蜡（或植物油）和羊毛脂（或吐温）混合而成，其主要作用是协助或促进抗原刺激机体产生体液免疫应答。弗氏完全佐剂（complete Freunds adjuvant, CFA）是在不完全佐剂中加入灭活结核分枝杆菌或卡介苗制备而成，其主要作用是协助或促进抗原刺激机体产生体液和细胞免疫应答。目前在人体疫苗中添加的佐剂主要是氢氧化铝和磷酸钙等。

佐剂的作用机制尚不十分清楚，有如下几种可能：①改变抗原物理性状，延长抗原在体内的停留时间或使可溶性抗原转变成颗粒性抗原，从而有助于抗原提呈细胞（APC）对抗原的摄取；②诱导产生炎症反应，吸引 APC 到达炎症感染部位并使之活化，有效刺激 T/B 淋巴细胞增殖分化，增强扩大免疫应答；③诱导产生不同类型的细胞因子，影响 T 细胞亚群分化和免疫应答的类型。

（马兴铭）

第三章 抗体

抗体（antibody, Ab）是机体免疫系统在抗原刺激下诱导 B 细胞活化，使之增殖分化为浆细胞后产生的一类能与相应抗原特异性结合介导产生免疫效应的球蛋白，又称免疫球蛋白（immunoglobulin, Ig）。抗体主要存在于血清和体液中，是介导特异性体液免疫作用的重要效应分子。它们能与病原体等相应抗原特异性结合，并在其他固有免疫细胞和分子协助下产生抗感染免疫效应。表达于 B 细胞表面的膜型免疫球蛋白 M（membrane immunoglobulin M, mIgM）为 IgM 单体，其胞外区结构与血液中的 IgM 基本相同，且具有特异性识别结合相应抗原表位的功能，故称之为 B 细胞抗原受体（BCR）。

第一节 抗体的结构

一、抗体的基本结构

抗体（单体）是由两条相同的重链（heavy chain, H 链）和两条相同的轻链（light chain, L 链）通过链间二硫键连接组成的一个四肽链分子（图 3-1）。

1. 重链和轻链　抗体重链分子量为 50~75KD，由 450~550 个氨基酸残基组成。根据抗体重链结构组成和抗原性的不同，可将其分为五种，即 μ、γ、α、δ 和 ε 链；它们与轻链组成的抗体分别称为 IgM、IgG、IgA、IgD 和 IgE。

抗体轻链分子量约为 25KD，由 214 个氨基酸残基组成。根据轻链结构组成和抗原性的不同，可将其分为 κ（kappa）和 λ（lambda）两型。一个天然抗体分子上两条轻链及其亚型完全相同。

2. 可变区和恒定区　抗体重链近氨基端（N 端）1/4 或 1/5 区段内和轻链近 N 端 1/2 区段内，约 110 个氨基酸残基的组成和排列顺序多变称为可变区（variable region, V 区）；其余近羧基端的氨基酸残基组成和排列顺序相对稳定称为恒定区（constant region, C 区）。

重链和轻链可变区肽链通过链内二硫键连接折叠各形成一个球形结构域（功能区），分别以 VH 和 VL 表示。重链和轻链恒定区肽链通过链内二硫键连接折叠可形成以下几个球形结构域（功能区）：①γ、α 和 δ 重链恒定区内形成三个功能区，分别用 CH1、CH2 和 CH3 表示；②μ 和 ε 重链恒定区内除有上述三个功能区外，还有一个 CH4 功能区；③轻链恒定区内只有一个功能区，用 CL 表示。

3. 超变区和互补结合区　重链和轻链可变区结构域中，三个特定区段内的氨基酸组成和排列顺序有更大的变异性称为超变区（hypervariable region, HVR），分别以 HVR1、HVR2 和 HVR3 表示。上述超变区分别位于重链可变区内第 30~36、49~65、95~103 位氨基酸，和轻链可变区内第 28~35、49~59、92~103 位氨基酸区域内。

重链和轻链可变区内三个 HVR 共同组成抗体分子的抗原结合部位（antigen-binding site）；该部位能与相应抗原表位互补结合又称互补决定区（complementarity determining region, CDR），分别用 CDR1、CDR2 和 CDR3 表示，其中 CDR3 变化程度更高。不同抗体的 CDR 序列不同，因此决定了抗体与相应抗原表位结合的高度特异性。

4. 骨架区和铰链区　抗体可变区中 HVR 之外的氨基酸组成和排列顺序相对稳定不易变化，称为骨架区（framework region, FR）。VH 和 VL 内各有四个骨架区，分别用 FR1、FR2、FR3 和 FR4 表示。

铰链区（hinge region）位于 CH1 与 CH2 功能区之间，富含脯氨酸有较好的柔韧性，可调节抗体与抗原分子表面不同间距抗原表位的结合，也有利于抗体分子补体结合点的暴露。五类抗体中，IgG、IgA 和 IgD 重链 CH1 与 CH2 之间有铰链区，IgM 和 IgE 重链无铰链区。此外，铰链区对木瓜蛋白酶和胃蛋白酶敏感，抗体经上述蛋白酶水解处理后可从该区断裂为几个不同的片段。

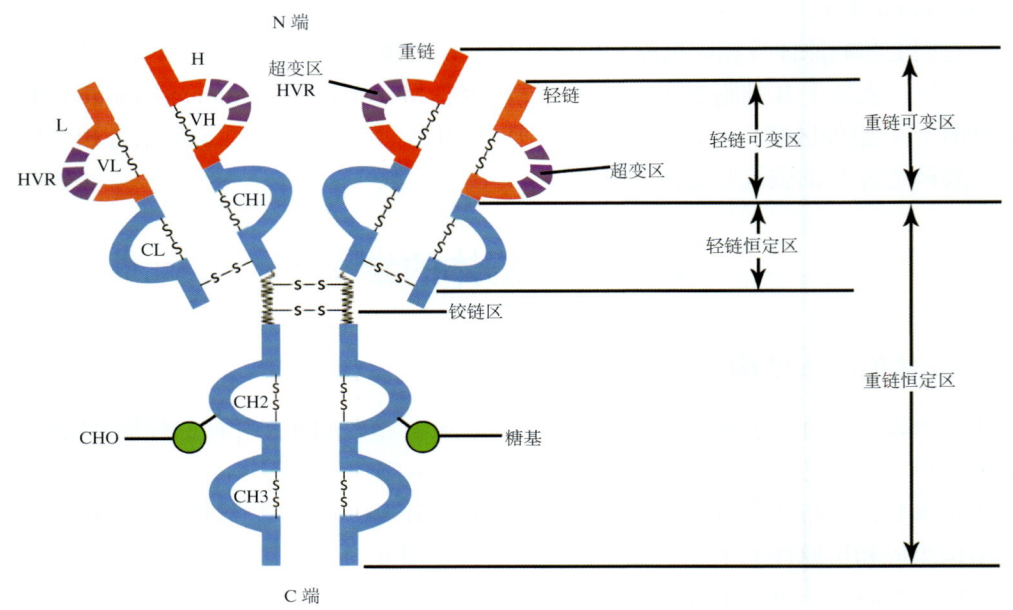

图 3-1　抗体（IgG）分子基本结构及功能区示意图

二、抗体的功能区及其主要功能

抗体分子重链或轻链各功能区（VH、CH、VL、CL）氨基酸组成和排列顺序有所不同，但其二级结构相似，均具有典型"三明治样"立体结构。以抗体轻链为例，其可变区和恒定区二级结构（图 3-2）是由几股多肽链折叠形成的两个反向平行的 β 片层（anti-parallel β sheet）通过二者间一个链内二硫键垂直连接形成的一个构象稳定的"β 桶状"（β-barrel）结构。

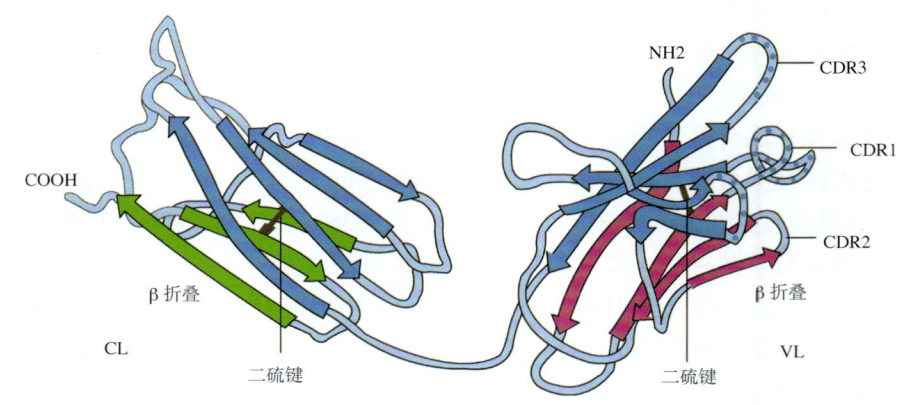

图 3-2　抗体轻链可变区和恒定区二级结构示意图

抗体轻链有 VL 和 CL 两个功能区；IgG、IgA 和 IgD 的重链有 VH、CH1、CH2 和 CH3 四个功能区；IgM 和 IgE 的重链有五个功能区，即比 IgG、IgA 和 IgD 多一个 CH4 功能区。各功能区的主要作用如下：① VH 和 VL 中的 HVR（CDR）是与抗原表位特异性结合的区域；② CH 和 CL 具有抗体同种异型遗传标志；③ IgG 的 CH2 和 IgM 的 CH3 具有补体 C1q 结合点，可参与补体经典途径的激活；④ IgG 的 CH2 可介导 IgG 通过胎盘；⑤ IgG 的 CH3 和 IgE 的 CH2/CH3 能与具有相应 Fc 受体的吞噬细胞、NK 细胞、肥大细胞和嗜碱性粒细胞结合，介导产生各种不同的生物学效应。

三、J 链和分泌片

1. J 链（joining chain） 是由浆细胞合成的一条富含半胱氨酸的多肽链，其主要功能是将某些类别抗体单体分子连接成为二聚体或多聚体。血液中 IgM 是由 IgM 单体通过二硫键和 J 链连接组成的五聚体；分泌型 IgA（secretory IgA, SIgA）是由两个单体 IgA 通过 J 链相连，并与分泌片非共价结合组成。IgG、IgD、IgE 和血清型 IgA 为单体分子，不含 J 链。

2. 分泌片（secretory piece, SP） 是由黏膜上皮细胞合成分泌的一种糖肽链，又称分泌成分（secretory component, SC）。分泌片是分泌型 IgA（SIgA）的一个重要组成部分，可介导 IgA 二聚体从黏膜下转运至黏膜表面，并保护 SIgA 不被黏膜表面的蛋白酶水解。

四、抗体分子的水解片段

1. 木瓜蛋白酶水解片段 木瓜蛋白酶（papain）可在 IgG 重链铰链区链间二硫键近氨基端，将其断裂为三个片段（图 3-3）：即两个完全相同的抗原结合片段（fragment of antigen binding, Fab）和一个可结晶片段（crystallizable fragment, Fc）。每个 Fab 由一条完整的轻链和部分重链（VH 和 CH1）组成；该片段具有单价抗体活性，与相应抗原结合后不能形成大分子免疫复合物。Fc 是由 Ig 断裂后剩余两条重链（包括 CH2 和 CH3 功能区）通过铰链区链间二硫键连接组成；其中 CH2 和 CH3 功能区是抗体与补体和效应细胞（吞噬细胞、NK 细胞）结合相互作用的部位。IgG 同种型抗原表位主要存在于可结晶片段（Fc），用人 IgG 免疫动物可获得抗人 IgG Fc 特异性抗体，此类抗体又称第二抗体。

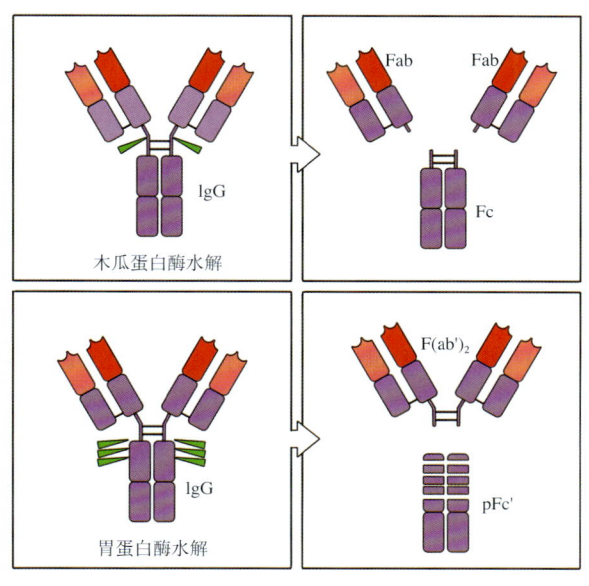

图 3-3 抗体分子（IgG）酶解片段示意图

2. 胃蛋白酶水解片段　胃蛋白酶（pepsin）可在 IgG 重链铰链区链间二硫键近羧基端，将其断裂为一个大分子片段和若干小分子片段（图 3-3）。大分子片段是由铰链区链间二硫键连接的两个 Fab 组成，故称 F(ab')₂ 片段。该片段具有双价抗体活性，与相应抗原结合后可形成大分子复合物发生凝集或沉淀反应。小分子片段称 pFc'，无生物学活性。根据上述酶解特性，用胃蛋白酶水解破伤风抗毒素等抗体制剂使其具有同种型抗原表位的 Fc 裂解，可大大减少临床使用时可能引起的超敏反应。

第二节　抗体分子的免疫原性及其类型

抗体能与相应抗原表位特异性结合产生一系列生物学效应；但其本身对异种动物、同一种属不同个体或自身体内某种 B 细胞来说又是一种抗原性物质，能够刺激机体产生相应的抗体，即抗抗体。利用上述抗抗体检测分析免疫球蛋白（抗体）的抗原表位，可将其分为同种型、同种异型和独特型三种血清型（图 3-4）。

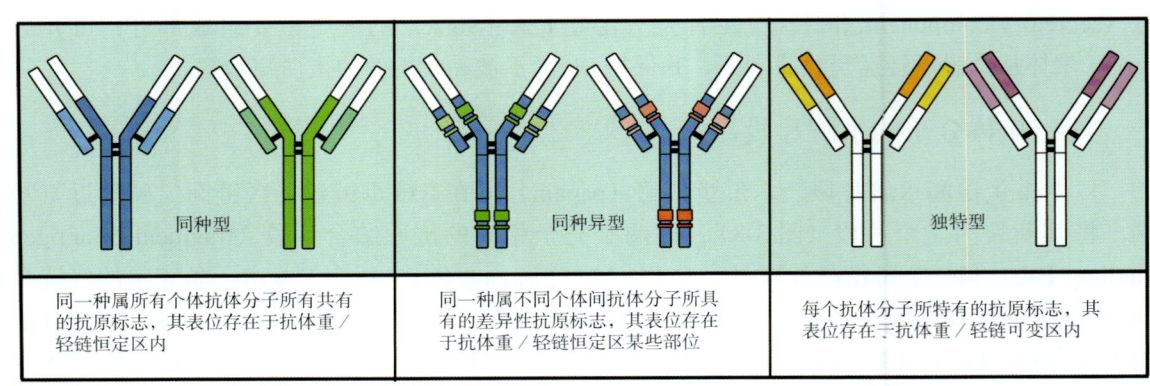

图 3-4　抗体分子的血清型示意图

1. 同种型（isotype）　是指同一种属所有个体抗体分子恒定区所共有的抗原特异性标志，为种属型标志。此种抗原特异性标志因种属不同而异，可刺激异种动物产生抗该种抗体的抗体，即第二抗体。同种型抗原表位存在于抗体恒定区内，根据抗体重链或轻链恒定区肽链抗原特异性的不同，可将抗体分为五类、两型，其中某些抗体又可分为若干亚类和亚型。

（1）抗体的分类（class）和亚类（subclass）：根据抗体重链恒定区肽链氨基酸组成和抗原特异性的不同，可将抗体分为 IgG、IgA、IgM、IgD 和 IgE 五类，其重链分别以希腊字母 γ、α、μ、δ 和 ε 链表示。上述五类抗体重链间恒定区内的氨基酸组成约有 60% 不同，其含糖量也存在明显差异。IgG 因其重链恒定区内某些氨基酸（抗原表位）及二硫键数目和位置存在差异而分为 IgG1、IgG2、IgG3 和 IgG4 四个亚类；IgA 可分为 IgA1 和 IgA2 两个亚类。上述各亚类间恒定区内氨基酸组成约有 10% 的差异。

（2）抗体的分型（type）和亚型（subtype）：根据 Ig 轻链恒定区肽链氨基酸组成和抗原特异性的不同，可将其分为 κ 和 λ 两型（如 IgG 可分为 κ 型 IgG 和 λ 型 IgG）。λ 型轻链因其恒定区内某些氨基酸（抗原表位）存在差异，又可分为 λ1、λ2、λ3 和 λ4 四个亚型。

2. 同种异型（allotype）　是指同一种属某些个体、同一类型抗体分子恒定区所具有的不同的抗原特异性标志，为个体型标志。同种异型抗原表位存在于抗体重链或轻链恒定区内，是因一个或数个氨基酸残基出现差异所致。目前仅在 IgG、IgA 重链恒定区和 κ 型轻链恒定区中发现有同种异型抗原标志。IgG（γ 链）的同种异型抗原标志称 Gm 因子，位于 IgG1、IgG2 和

IgG3 重链恒定区内，共计 30 种（Gm1~30）；IgA（α 链）的同种异型抗原标志称为 Am 因子，存在于 IgA2 重链恒定区内，包括两种，称为 A2m1 和 A2m2；Km 因子是 κ 型轻链的同种异型抗原标志，位于 κ 型轻链恒定区内，共有三种，分别称为 Km1、Km2、Km3。

3. 独特型（idiotype, Id） 是指同一种属或同一个体不同 B 细胞克隆产生的抗体分子可变区所特有的抗原特异性标志，为细胞型标志，其数量庞大。独特型表位又称独特位（idiotope），每个抗体超变区约有 5~6 个独特位。B 细胞抗原受体（BCR）为膜表面 IgM 单体（mIgM）其可变区内也存在独特位。当体内某种抗体达到一定浓度时，即可刺激具有相应独特位受体的 B 细胞活化产生针对独特位的抗体，即抗独特型抗体（anti-idiotype antibody, AId）。上述抗独特型抗体对体液免疫应答的调节具有重要意义。

第三节 抗体的主要功能

抗体的功能与其组成结构密切相关，抗体分子中的超变区是与相应抗原表位特异性结合的部位；不同类型的抗体分子可因恒定区氨基酸组成和排列顺序的不同，而介导产生不同的生物学作用。某些不同类型的抗体分子也可因其具有相同或相似的功能结构域，而产生相同或类似的生物学作用。抗体主要功能简述如下。

一、中和毒素和阻止病原体入侵

抗体本身不能有效杀伤清除病原体，但具有中和细菌毒素和阻止病原体入侵等抗感染免疫保护作用。

1. 中和细菌毒素 细菌外毒素对机体某些特定组织细胞有极强的毒性作用；同时具有很强的免疫原性，可刺激机体产生相应抗毒素抗体，即 IgG 类中和抗体。上述 IgG 类中和抗体与相应细菌外毒素（可溶性抗原）结合形成的免疫复合物可被具有 IgG Fc 受体的吞噬细胞有效识别，将其摄入胞内使细菌外毒素消化降解（图 3-5）。

2. 阻止病原体入侵 分布于黏膜表面的分泌型 IgA 与相应病原体特异性结合后，可通过对病原体表面侵袭相关分子的干扰和封闭作用，使之丧失侵入和感染机体的能力。

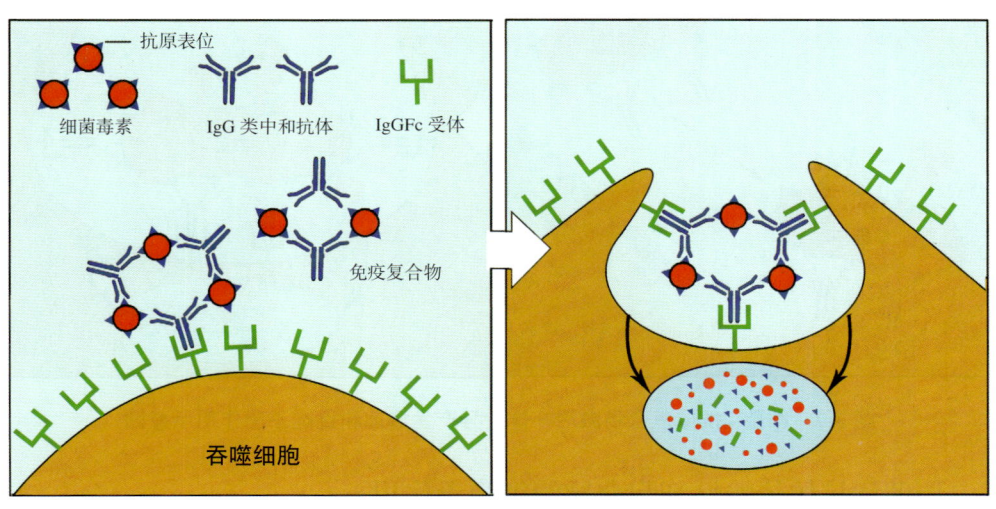

图 3-5 抗体中和毒素作用示意图

二、激活补体产生攻膜复合物使菌细胞溶解破坏

IgG1～3 或 IgM 类抗体与病原菌表面相应抗原表位特异性结合后，可因构象改变使其 CH2/CH3 功能区内 C1q 结合点暴露，并与 C1 大分子（C1q:C1r2:C1s2 复合体）中 C1q 结合而使 C1r 和 C1s 相继活化，即通过激活 C1 引发补体级联酶促反应（详见第四章补体）形成 C5b6789 攻膜复合物（MAC）使菌细胞裂解破坏（图 3-6）。

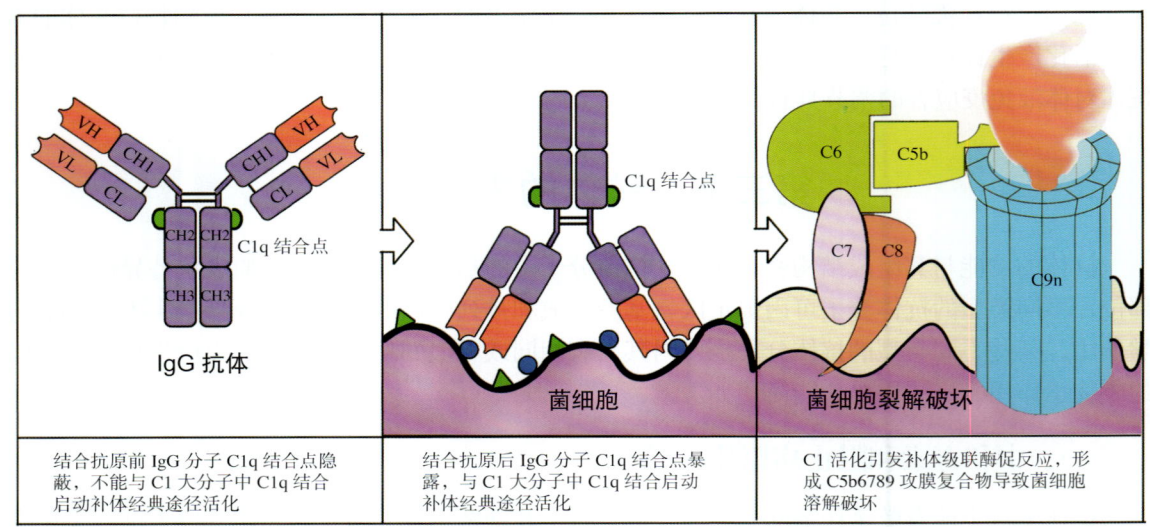

图 3-6　IgG 与抗原结合前后构型变化和启动补体活化形成攻膜复合物示意图

抗体主要存在于血液中，血液中病原菌与相应 IgG 或 IgM 类抗体结合形成的免疫复合物可直接激活补体经典途径，在菌细胞表面形成攻膜复合物使之溶解破坏（图 3-7）；上述免疫复合物也可被表面具有 IgG Fc 受体的吞噬细胞定向识别，有效吞噬受损菌细胞使之消化降解（图 3-7）。

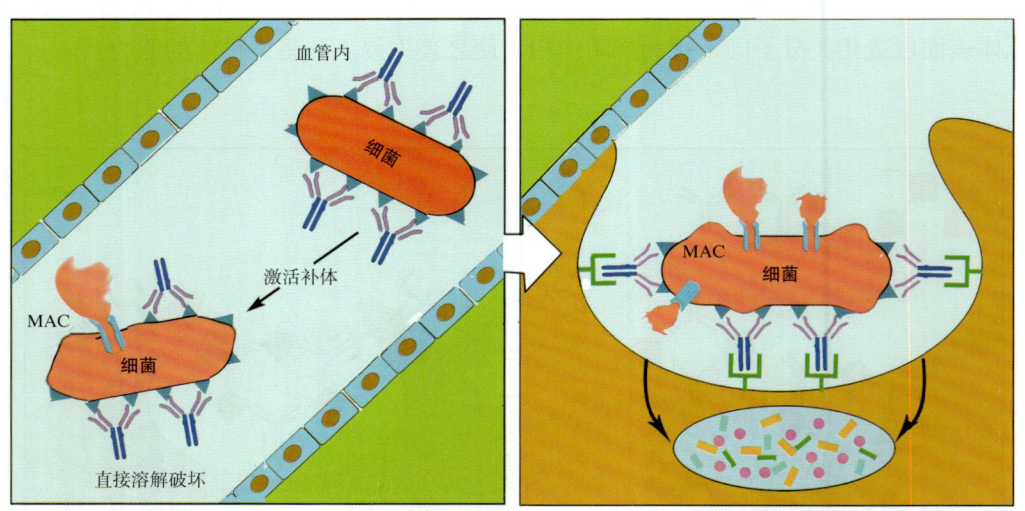

图 3-7　细菌-抗体复合物激活补体介导产生溶菌和吞噬杀菌作用示意图

三、调理和抗体依赖性细胞介导的细胞毒作用

IgG 类抗体与细菌等颗粒性抗原结合后，可通过其 Fc 段与表面具有 IgG Fc 受体（FcγR）的吞噬细胞和 NK 细胞结合，产生调理作用和抗体依赖性细胞介导的细胞毒作用。

1. 调理作用（opsonization） IgG 类抗体与相应病原菌等颗粒性抗原特异性结合后，再通过其 Fc 段与巨噬细胞或中性粒细胞表面 FcγR 结合，即通过 IgG 抗体将病原菌与吞噬细胞"桥联"介导产生的促进吞噬细胞对病原菌吞噬消化降解的作用（图 3-8），称为抗体介导的调理作用。

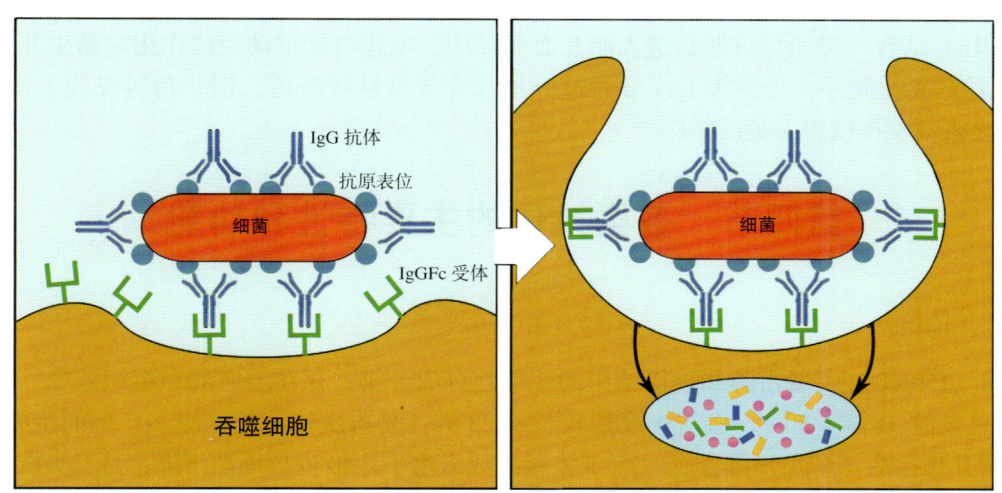

图 3-8 抗体介导的调理作用示意图

2. 抗体依赖性细胞介导的细胞毒作用（antibody dependent cell-mediated cytotoxicity，ADCC） IgG 类抗体与病毒感染或肿瘤靶细胞表面相应抗原表位特异性结合后，再通过其 Fc 段与 NK 细胞和巨噬细胞表面相应 IgG Fc 受体（FcγR Ⅲ）结合，介导产生的增强或触发上述效应细胞对靶细胞的杀伤破坏作用（图 3-9），称为抗体依赖性细胞介导的细胞毒作用，简称 ADCC 效应。

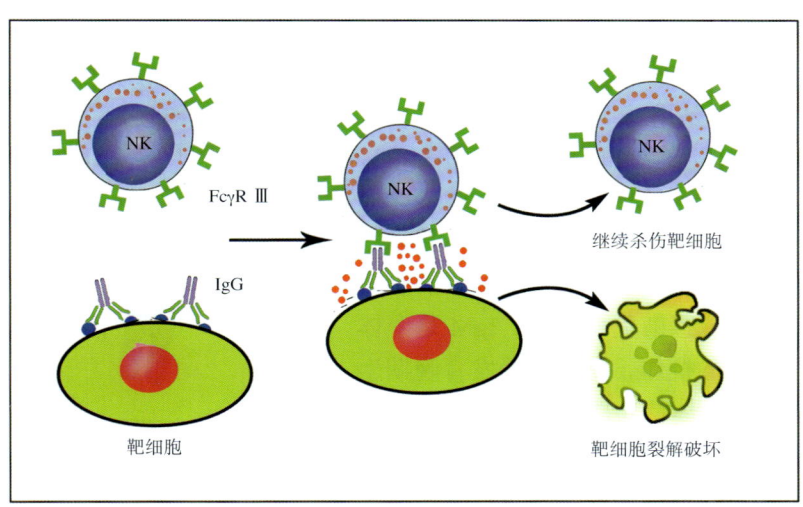

图 3-9 抗体介导的 ADCC 作用示意图

四、介导 I 型超敏反应

IgE 为亲细胞性抗体，可通过其 Fc 段与肥大细胞和嗜碱性粒细胞表面相应 IgE Fc 受体（FcεR Ⅰ）结合，而使上述效应细胞处于致敏状态。致敏肥大/嗜碱性粒细胞通过表面特异性 IgE 抗体与相应抗原（变应原）"桥联"结合后，可脱颗粒释放组胺、白三烯等生物活性介质引发 I 型超敏反应（详见第十六章超敏反应）。

五、穿过胎盘屏障和黏膜

IgG 是唯一能够从母体通过胎盘转运到胎儿体内的抗体。研究表明，母体内 IgG 类抗体可通过其 Fc 段选择性地与胎盘母体一侧滋养层细胞表面相应受体——新生 Fc 段受体（neonatal FcR，FcRn）结合，进而穿过胎盘进入胎儿血循环中。上述自然被动免疫作用对新生儿抗感染具有重要意义。此外，分泌型 IgA 可通过分泌片介导穿越呼吸道、消化道等黏膜上皮细胞，到达黏膜表面发挥抗感染免疫作用。

第四节　各类抗体的主要特性和功能

一、IgG

IgG（150KD）主要由脾和淋巴结中的浆细胞合成分泌；存在于血液和组织液中，约占血清抗体总量的 75%～80%；血清半衰期较长约 23 天，是再次体液免疫应答产生的主要抗体。IgG 在婴儿出生后 3 个月开始合成，3～5 岁接近成人水平，40 岁后逐渐下降；是五类抗体中唯一能够通过胎盘的抗体，在新生儿抗感染中发挥重要作用。IgG 包括四个亚类，其中 IgG1～3 与相应抗原结合后可激活补体经典途径，IgG4 凝聚物可激活补体旁路途径。IgG 与病原体等相应抗原结合后，可通过其 Fc 段与表面具有 FcγR 的吞噬细胞或 NK 细胞结合，产生促进吞噬的调理作用或 ADCC 效应。IgG 通过其 Fc 段能与葡萄球菌蛋白 A（SPA）可逆性结合，据此，可制备 SPA 亲和性层析柱用来纯化 IgG 类抗体。

二、IgM

IgM 分为膜型和血清型两种类型：膜型 IgM（mIgM）是表达于 B 细胞表面的抗原识别受体（BCR）；血清型 IgM 是由五个单体 IgM 通过二硫键和连接链（J 链）相连组成的五聚体（图 3-10），其分子量（950KD）居五类抗体之首。IgM 不能通过血管壁，主要存在于血液中，占血清抗体总量的 5%～10%；其抗原结合价（>5）和补体激活能力高于 IgG，具有高效抗感染免疫作用。IgM 是个体发育过程中最早产生的抗体，可在胚胎发育晚期生成；脐带血中某种病原体特异性 IgM 含量升高，提示胎儿发生宫内感染。IgM 也是初次体液免疫应答中最早产生的抗体，其血清半衰期较短；故血清中检出某种病原体特异性 IgM 或水平升高，提示受试者近期发生感染，有助于感染性疾病的早期诊断。

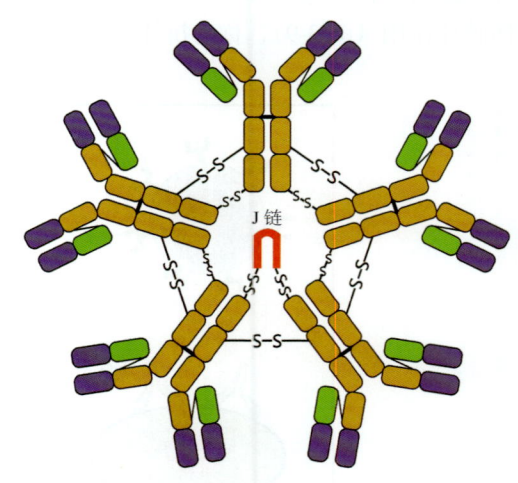

图 3-10　血清型 IgM 五聚体结构示意图

三、IgA

IgA 分为血清型和分泌型两种类型：血清型 IgA（160KD）主要为单体 IgA，占血清抗体总量的 10%～15%，具有一定的抗感染免疫作用；分泌型 IgA（SIgA）是由 J 链连接的 IgA 二聚体与一个分泌片结合组成（图 3-11）。SIgA（400KD）由黏膜相关淋巴组织中的浆细胞合成分泌，主要存在于呼吸道、消化道、泌尿生殖道分泌液、乳汁、唾液和泪液中，是参与黏膜局部抗感染免疫的主要抗体。

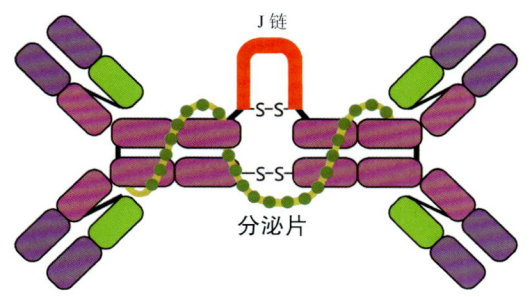

图 3-11　分泌型 IgA 结构示意图

分泌型 IgA 形成过程如图 3-12 所示：①黏膜固有层中浆细胞合成分泌的 IgA 二聚体首先与黏膜上皮细胞基底侧表面多聚免疫球蛋白受体（poly-Ig receptor, pIgR）结合；②经细胞内吞形成转运小体后，在蛋白水解酶作用下 pIgR 除少部分与膜结合外，其余大部分（即分泌片）与 IgA 二聚体结合形成分泌型 IgA，并通过胞吐作用分泌到黏膜表面。新生儿易患呼吸道、消化道感染性疾病可能与其自身 SIgA 尚未合成有关。但新生儿/婴儿可从母乳中被动获得抗感染所需的 SIgA，因此应大力提倡母乳喂养。

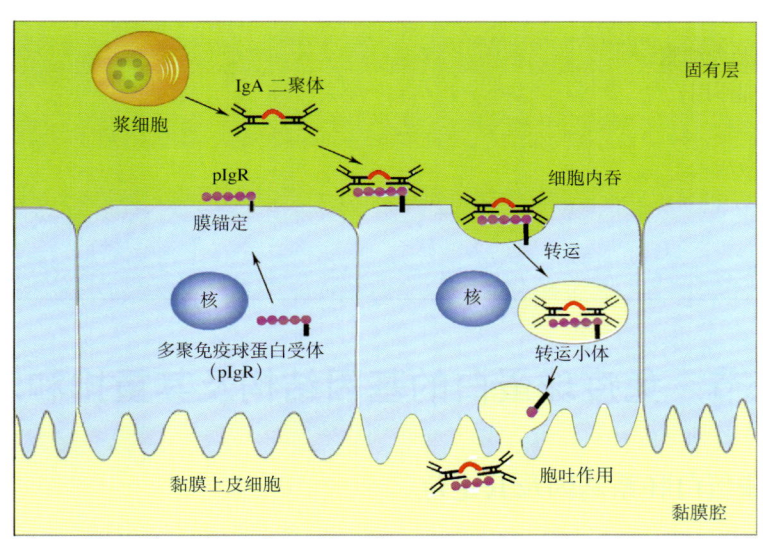

图 3-12　分泌型 IgA 形成示意图

四、IgD

IgD 分为血清型和膜结合型两种类型：其中血清型 IgD 含量低，约占血清抗体总量的 0.3%；半衰期约为 3 天，其生物学功能目前还不清楚。膜结合型 IgD（mIgD）是表达于 B 细胞表面的抗原受体，也是 B 细胞发育分化的标志。未成熟 B 细胞只表达 mIgM，成熟 B 细胞同时表达 mIgM 和 mIgD，活化 B 细胞或记忆 B 细胞表面 mIgD 逐渐消失。

五、IgE

IgE（190KD）主要由黏膜相关淋巴组织中的浆细胞合成分泌，是正常人血清中含量最低的抗体，仅占血清抗体总量的 0.02%。但在过敏性疾病或寄生虫感染患者血清中，特异性 IgE 含量显著增高。IgE 为亲细胞性抗体，可通过其 CH2/CH3 与肥大细胞和嗜碱性粒细胞表面相应高亲和力受体（FcεRⅠ）结合而使上述效应细胞致敏。当上述致敏效应细胞再次与相应抗

第三章 抗 体

原相遇，并与之交联结合后即可通过脱颗粒释放组胺等生物活性介质引发Ⅰ型超敏反应。五类抗体主要理化性质和生物学功能比较如表3-1所示。

表3-1 五类抗体主要理化性质和生物学功能

理化性质及功能	IgM	IgD	IgG	IgA/SIgA	IgE
分子量（kD）	950	184	150	160/400	190
重链	μ	δ	γ	α	ε
亚类及其数目	无	无	IgG1~4	IgA1~2	无
C区结构域数	4	3	3	3	4
轻链	κ、λ	κ、λ	κ、λ	κ、λ	κ、λ
亚型及其数目	λ1~λ4	λ1~λ4	λ1~λ4	λ1~λ4	λ1~λ4
辅助成分	J链	无	无	J链，分泌片	无
主要存在形式	五聚体	单体	单体	单体/二聚体	单体
血清中检出时间	胚胎后期	较早	生后3个月	生后4~6个月	较晚
占血清抗体总量比例	5%~10%	0.3%	75%~80%	10%~15%	0.02%
血清含量（mg/ml）	0.7~1.7	0.03	9.5~12.5	1.5~2.6	0.0003
半衰期（d）	10	3	23	6	2.5
通过胎盘	−	−	+	−	−
结合嗜碱性粒细胞/肥大细胞	−	−	−	−	+
结合吞噬细胞（调理作用）	−	−	+	+	−
介导ADCC	−	−	+	±	−
参与补体经典途径激活	+	−	+	−	−
溶菌/抗病毒活性	+	?	+	+	?
黏膜局部免疫	−	−	−	+	−
介导Ⅰ型超敏反应	−	−	−	−	+

第五节 免疫球蛋白的基因结构及其重排和表达

一、免疫球蛋白胚系基因及其定位

人B细胞内有三组编码Ig的基因连锁群，即重链基因连锁群（H基因库）、κ链基因连锁群（κ基因库）和λ基因连锁群（λ基因库）。H基因连锁群位于第14号染色体上，由V_H、D_H、J_H、C_H四组基因片段组成；κ基因连锁群位于第2号染色体上，由$V_κ$、$J_κ$、$C_κ$三组基因片段组成；λ基因连锁群位于第22号染色体上，由$V_λ$、$J_λ$、$C_λ$三组基因片段组成（表3-2）。上述胚系基因处于被分隔、无功能状态，需经重排、剪接后才能获得转录功能。鉴于Ig重链/轻链基因库中基因片段的多样性和V-D-J/V-J基因重排的随机性，因此造就了抗体分子的高度多样性。

表3-2 人免疫球蛋白基因连锁群组成和定位

Ig基因库	V基因片段	D基因片段	J基因片段	C基因片段	基因定位（染色体序号）人	基因定位（染色体序号）小鼠
H链基因库	V_H1-V_H40-45	D_H1-D_H23	J_H1-J_H6	C_H1-C_H9	14	12
κ链基因库	$V_κ1$-$V_κ38$-40	−	$J_κ1$-$J_κ5$	$C_κ1$	2	6
λ链基因库	$V_λ1$-$V_λ30$	−	$J_λ1$-$J_λ4$	$C_λ1$-$C_λ4$	22	16

注：V基因片段（variable gene segment）即可变区基因片段；D基因片段（diversity gene segment）即多样性基因片段；J基因片段（joining gene segment）即连接基因片段；C基因片段（constant gene segment）即恒定区基因片段

二、人类Ig胚系基因结构及其重排和表达

1. Ig重链胚系基因结构及其重排和表达　Ig重链胚系基因由V_H、D_H、J_H、C_H四个基因群组成：V_H基因群中功能性基因片段40~45个，在每个V基因片段前均有前导基因(leader gene, L)为先导；D_H基因群位于V_H与J_H基因群之间，其功能性基因片段有23个；J_H基因群位于D_H与C_H基因群之间，其功能性基因片段有6个；C_H基因群有9个功能性基因片段，其顺序依次为5'-Cμ-Cδ-Cγ2-Cγ1-Cα1-Cγ2-Cγ4-Cε-Cα2-3'。

Ig重链胚系基因重排和表达是在骨髓始祖B细胞分化发育过程中发生的，其基因重排和表达如图3-13所示：①在胞内相关重组酶作用下，首先从D_H基因片段和J_H基因片段中随机各选一个基因片段，使之彼此相连形成D_H-J_H连接；②然后以同样的方式从V_H基因片段中，任选一个基因片段与D_H-J_H连接形成V_H-D_H-J_H重组基因片段，此即编码Ig重链可变区的重组基因片段；③Cμ基因片段与V_H-D_H-J_H重组基因片段相连组成V_H-D_H-J_H-Cμ重组基因片段，此即具有转录功能的DNA模板链，可转录产生初级RNA（hnRNA）；④上述初级RNA中存在少量插入序列（没有翻译功能），剪接后可形成具有翻译功能的信使RNA（mRNA），即μ链mRNA；⑤上述mRNA进入胞质与多聚核糖体结合可生成μ链蛋白。

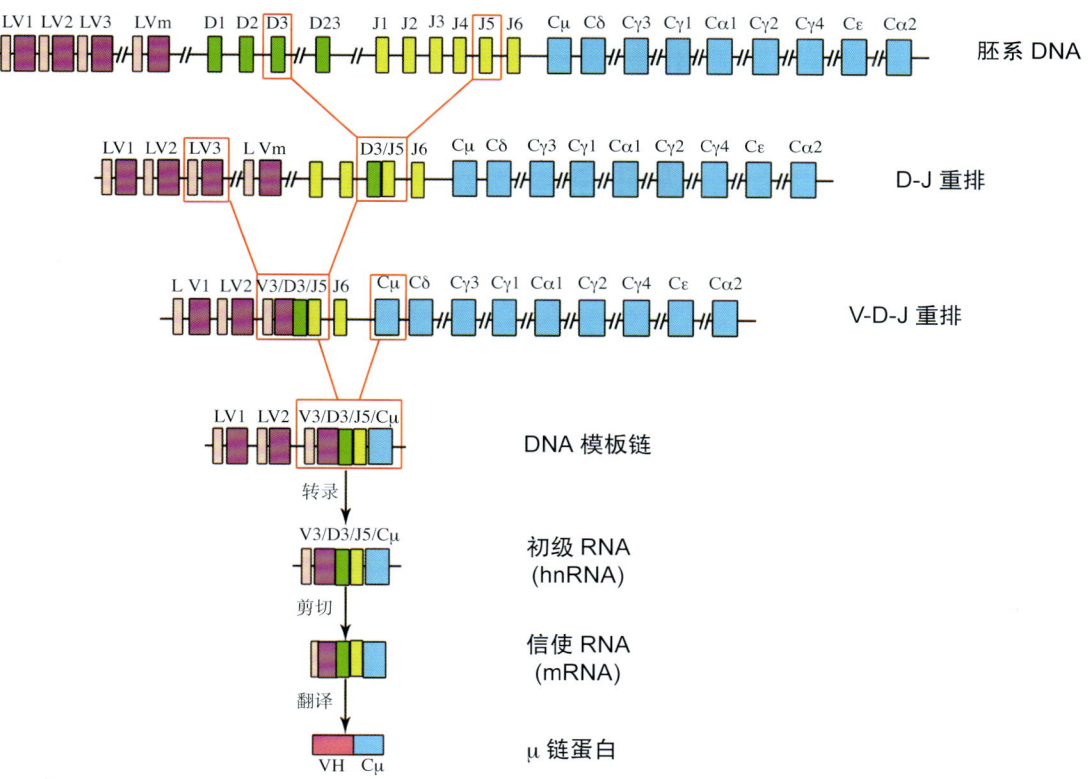

图3-13　Ig重链基因结构及其重排和表达示意图

2. Ig轻(κ)链胚系基因结构及其重排和表达　κ链胚系基因由Vκ、Jκ、Cκ三组基因片段组成：其中Vκ功能性基因片段38~40个；Jκ基因群位于Vκ基因群与Cκ基因之间，其功能性基因片段有5个；Cκ基因片段只有1个。

κ链胚系基因重排和表达如图3-14所示：①在胞内重组酶作用下，首先从Vκ基因片段和Jκ基因片段中随机各选一个基因片段，形成Vκ-Jκ重组基因片段，此即编码Igκ链可变区的

重组基因片段；②Cκ基因片段与Vκ-Jκ重组基因片段相连组成Vκ-Jκ-Cκ重组基因片段，此即DNA模板链，具有转录功能可产生初级RNA（hnRNA）；③上述初级RNA中存在少量插入序列（没有翻译功能），剪接后可形成具有翻译功能的信使RNA（mRNA），即κ链mRNA；④上述mRNA进入胞质与多聚核糖体结合可生成κ链蛋白。

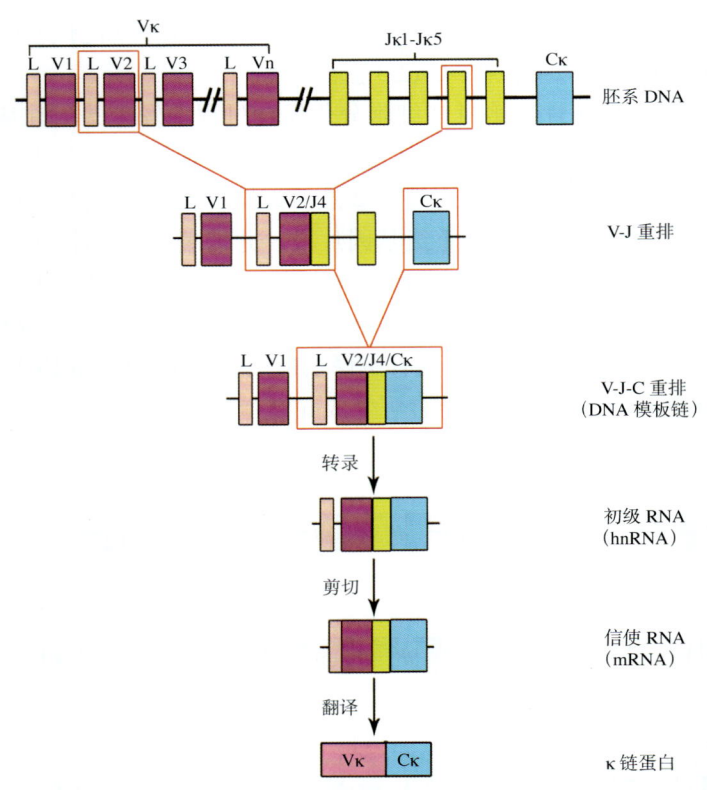

图3-14　κ型轻链基因结构和κ链生物合成示意图

三、免疫球蛋白的类别转换

免疫球蛋白类别转换（Ig class switch）是在B细胞初次DNA重排基础上，即形成功能性V-D-J基因片段后，重链恒定区基因片段发生重排的过程。Ig类别转换可在接受抗原刺激或在某些细胞因子作用下发生，也可在无明显诱因下自发产生。通过类别转换一个B细胞克隆可产生两种不同类别的Ig，但其抗原结合特异性完全相同。

Ig类别转换与B细胞内重组激活酶基因（recombination activating gene, RAG）编码的重组激活酶，即RAG1和RAG2的作用密切相关。在C区众多基因中，除Cδ基因外，其余各基因片段上游都有一个转换信号序列（switch sequence）简称S序列或S区，分别命名为Sμ、Sγ、Sα和Sε。上述S区含有一系列高度保守的DNA重复序列；在重组激活酶RAG1和RAG2作用下，它们能以互补结合的方式彼此相连形成S-S重排，从而使H链恒定区基因片段中每个基因片段均有机会得到表达。

第六节 多克隆抗体和单克隆抗体

一、多克隆抗体

用抗原免疫动物后获得的免疫血清（抗血清）为多克隆抗体（polyclonal antibody, PcAb）。抗原性物质通常具有多种不同的抗原表位，可刺激体内具有相应抗原受体的 B 细胞活化产生多种针对相应不同抗原表位的抗体。上述由不同 B 细胞克隆产生的抗体存在于血清中，称为多克隆抗体（图 3-15）。事实上，在一般条件下饲养动物体内存在的同种型抗体就是多克隆抗体。因此，即使选用具有单一抗原表位的抗原免疫动物，在其抗血清中的抗体也仍然是多克隆抗体。简言之，正常动物血清中的抗体均为多克隆抗体。多克隆抗体是机体发挥特异性体液免疫作用的主要效应分子，具有中和毒素、免疫调理、介导 ADCC 等重要作用。多克隆抗体容易制备，但易发生交叉反应而使其应用受到一定限制。

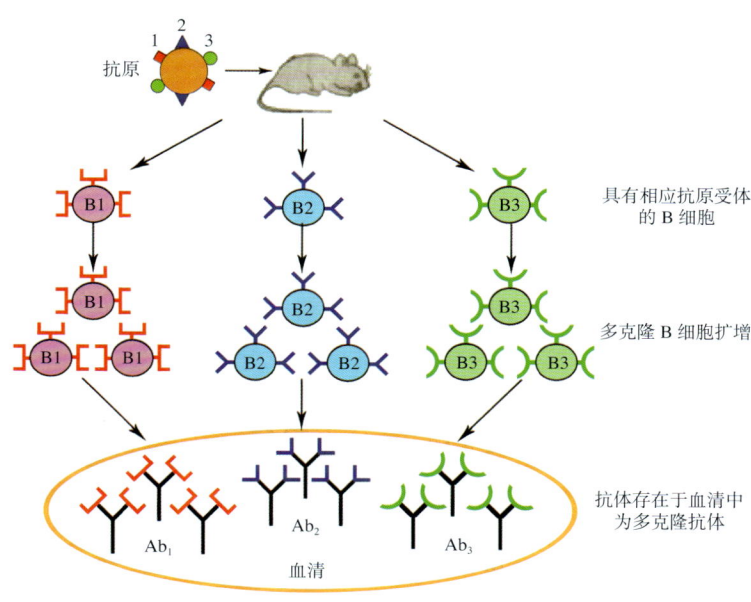

图 3-15 多克隆抗体的产生

二、单克隆抗体

单克隆抗体（monoclonal antibody, McAb）通常是指由单一克隆杂交瘤细胞产生的只识别某一特定抗原表位的同源抗体。杂交瘤细胞是由小鼠免疫脾细胞（B 细胞）与小鼠骨髓瘤细胞在聚乙二醇（polyethylene glycol, PEG）作用下融合而成（图 3-16）。此种杂交瘤细胞既有骨髓瘤细胞大量无限增殖的特性，又具备免疫 B 细胞（浆细胞）合成分泌某种特异性抗体的能力。将上述杂交瘤细胞株体外培养扩增或接种于小鼠腹腔，即可从培养上清液或腹水中获得相应单克隆抗体。

单克隆抗体结构组成高度均一，其类型、抗原结合特异性和亲和力完全相同，此外还具有易于大量制备和纯化等优点。单克隆抗体已广泛应用于医学、生物学等领域，摘要简述如下：①用 McAb 代替 PcAb 能克服交叉反应，提高免疫学实验的特异性和敏感性；②用 McAb 制备亲和层析柱，可分离纯化含量极低的可溶性抗原，如激素、细胞因子和难以纯化的肿瘤抗原等；③用识别细胞表面特异性标志的 McAb 与荧光素结合后，可对免疫细胞进行快速准确鉴定和分类；④将识别肿瘤抗原的 McAb 与抗癌药物、毒素或放射性物质偶联构建"生物导弹"，可用于肿瘤临床治疗。

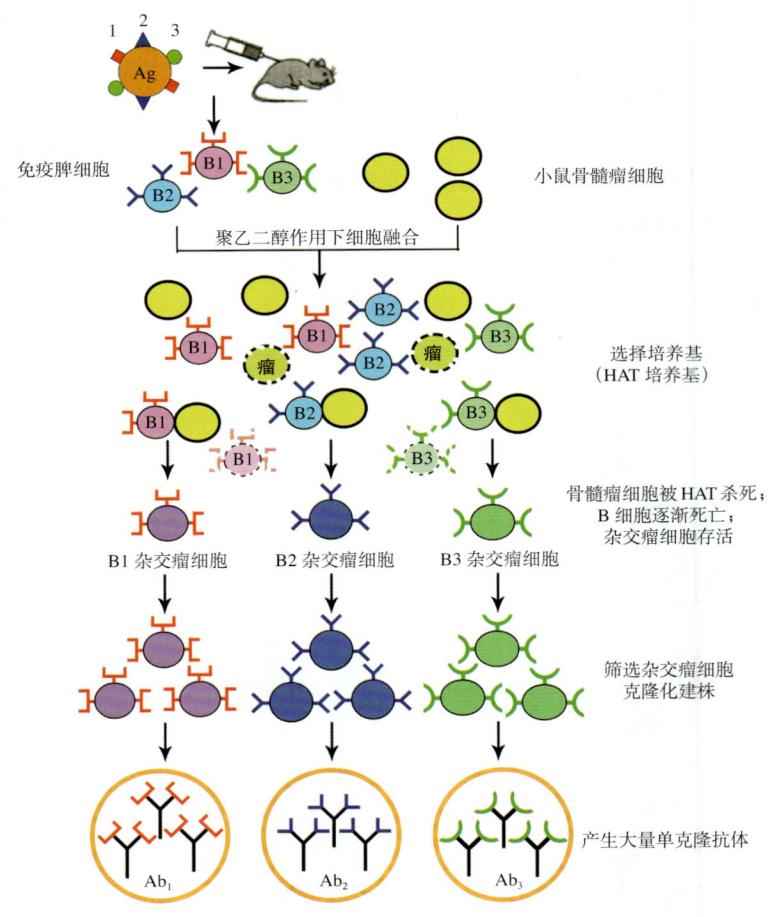

图 3-16 单克隆抗体制备示意图

第七节 免疫球蛋白超家族

免疫球蛋白超家族（immunoglobulin superfamily, IgSF）是指一类结构和氨基酸组成与免疫球蛋白可变区和（或）恒定区结构域相类似的同源蛋白分子。IgSF 主要以膜蛋白形式存在于细胞表面，可介导免疫细胞间的黏附、相互作用和信号转导；也能以可溶形式存在于体液中。

1. 免疫球蛋白超家族分子结构特点　典型的 IgSF 分子由胞外区、跨膜区和胞内区三部分组成。胞外区具有识别功能，可选择性识别结合相应配体；跨膜区由疏水性氨基酸组成，借此可将 IgSF 分子锚定于细胞膜上；胞内区肽段主要与信号转导有关。IgSF 不同成员的胞外区长短不一，可含有一个或几个 Ig 样功能区；有些由可变区和恒定区构成，有些则仅由可变区或恒定区组成。每个 Ig 样功能区结构相似，均由 90～110 个氨基酸残基组成，其中有些可形成典型的"三明治"样立体结构；有些可因丢失某些氨基酸残基或二硫键而不能形成典型"三明治"样结构。

2. 免疫球蛋白超家族主要成员及其分布和识别的分子　免疫球蛋白超家族（IgSF）成员数目庞大，本节仅摘要介绍书中所涉及的几种主要 IgSF 成员（表 3-3）。

表3-3　IgSF主要成员及其分布和识别的分子

IgSF 成员	分布	识别的分子
抗原受体		
BCR	B细胞	构象或线性表位
TCR	T细胞	MHC提呈的线性表位
提呈抗原肽的分子		
MHC I 类分子	有核细胞	内源性抗原肽
MHC II 类分子	树突状细胞、巨噬细胞、B细胞	外源性抗原肽
黏附分子		
CD4	Th细胞	MHC II类分子β2结构域
CD8	CTL/Tc细胞	MHC I 类分子α3结构域
CD28	T细胞、活化B细胞	B7-1/B7-2（CD80/CD86）
CD152（CTLA-4）	活化T细胞	B7-1/B7-2（CD80/CD86）
CD80/CD86	树突状细胞、巨噬细胞、活化B细胞	CD28或CD152（CTLA-4）
CD2（LFA-2）	T细胞、NK细胞	CD58（LFA-3）
CD58（LFA-3）	广泛，如APC	CD2（LFA-2）
CD54（ICAM-1）	广泛，如APC	LFA-1（整合素家族成员）
CD102（ICAM-2）	内皮细胞、T细胞、B细胞	LFA-1（整合素家族成员）

注：CD（cluster of differentiation）即分化群；CTLA-4（cytotoxic T lymphocyte antigen-4）即细胞毒性T细胞抗原-4；LFA（lymphocyte function associated antigen）即淋巴细胞功能相关抗原；ICAM（intercellular adhesion molecule）即细胞间黏附分子

（王　辉）

第四章 补体系统

第一节 补体系统概述

补体系统（complement system）是存在于人或脊椎动物血清、组织液和细胞膜表面的一组蛋白质，包括三十余种可溶性蛋白和膜结合蛋白。通常体内大多数补体组分以无活性形式存在，只有当病原体或抗原-抗体复合物与其相遇、使之活化后才能发挥其生物学作用。补体系统是一个具有精密调控机制的蛋白质反应系统，它们不仅是机体固有免疫系统的重要组成部分，在特异性免疫应答过程中也发挥重要作用。补体系统过度活化或补体组分缺陷和功能障碍与多种疾病的发生、发展密切相关。

一、补体系统的命名

19 世纪末，Bordet 研究发现新鲜血清中存在一种不耐热的成分，该种成分可辅助特异性抗体对相应菌细胞产生溶菌作用。Ehrlich 认为此种血清成分是抗体发挥溶菌或细胞裂解作用所必需的补充条件，故称其为补体（complement）。后来发现补体并非单一成分，而是由多种蛋白质分子组成的，故称之为补体系统。

补体通常以符号 "C" 表示，按其发现的先后顺序分别命名为 C1～C9，其中 C1 由 C1q、C1r 和 C1s 三个亚单位组成。旁路途径所特有的补体组分以大写英文字母，即 B 因子、D 因子和 P 因子表示；有些补体组分以其组成或功能命名，如纤维胶原素（FCN）、甘露糖结合凝集素（MBL）和 MBL 相关丝氨酸蛋白酶（MASP）；补体调节蛋白也多以其功能命名如：I 因子、C4 结合蛋白、衰变加速因子和补体受体等。补体活化后产生的裂解片段，以该补体组分符号后加小写英文字母表示，如 C3 裂解产物为 C3a 和 C3b；具有酶活性的成分或复合物在其符号上加一横线表示，如 $\overline{C1s}$、$\overline{C4b2a}$ 和 $\overline{C3bBb}$；失活的（inactivated）补体成分则在其符号前冠以小写英文字母 "i" 表示，如 iC3b。

二、补体系统的组成

根据补体系统三十余种蛋白分子的主要生物学功能，可将其分为以下三类，即补体固有成分、补体调节蛋白和补体受体。

1. **补体固有成分** 是指存在于血浆和体液中的参与补体级联酶促反应的补体成分，包括经典途径所具有的 C1（C1q、C1r、C1s）、C4、C2；凝集素途径所特有的 MBL/FCN、MASP1、MASP2；旁路激活途径所特有的 B 因子、D 因子和 P 因子；上述三条途径所共有的后续活化补体组分 C3、C5、C6、C7、C8 和 C9。

2. **补体调节蛋白** 是以可溶性或膜结合形式存在的参与抑制补体活化或效应发挥的一类蛋白质分子，其中血浆中补体调节蛋白主要包括 C1 抑制物、I 因子、C4 结合蛋白、H 因子、S 蛋白、过敏毒素灭活因子等；细胞膜表面的补体调节蛋白主要包括衰变加速因子（DAF）、膜辅助蛋白（MCP）和膜反应性溶解抑制物（MIRL）等。

3. **补体受体** 是指存在于某些细胞表面，能与某些补体活化裂解片段结合介导产生多种生物学效应的受体分子，包括补体受体 1～4（CR1～4）和过敏毒素受体（C3aR、C5aR）等。

三、补体组分的来源及其主要生物和理化特性

血浆中补体固有成分主要由肝细胞合成分泌；炎症部位补体成分主要由巨噬细胞合成分泌；C1 则主要由肠黏膜上皮细胞和内皮细胞产生。补体固有成分均为球蛋白，正常情况下其血清含量相对稳定，约占血浆球蛋白总量的 10%；在感染和组织损伤状态下，血浆某些补体组分（如 MBL 等）含量升高。补体各组分含量和分子量差异较大，其中 C3 含量最高（550～1200mg/L）、D 因子含量最低（1～2mg/L），C1q 分子量最大（410KD）、D 因子分子量最小（25KD）。补体性质不稳定，56℃温浴 30min 即被灭活；在室温下也会很快失活；在 0～10℃条件下，补体活性只能保持 3～4 天，故补体应保存在 -20℃以下或冷冻干燥保存。此外，紫外线照射、机械震荡、强酸、强碱或乙醇等也可使补体失活。

第二节 补体系统的激活

补体系统激活是指在激活物刺激作用下，补体固有成分按一定顺序、以级联酶促反应方式依次活化，形成 C3/C5 转化酶和攻膜复合物产生一系列生物学效应的过程。补体系统有以下三条激活途径，即从 C1 活化启动的经典激活途径；从甘露糖结合凝集素（MBL）或纤维胶原素（FCN）活化启动的凝集素激活途径；从 C3 自发水解或活化启动的旁路激活途径。

一、经典激活途径

经典激活途径（classical pathway, CP）是以抗原 - 抗体复合物为主要激活物，使补体固有成分以 C1（C1q、C1r、C1s）、C4、C2、C3、C5～C9 顺序发生级联酶促反应，形成 C3/C5 转化酶和攻膜复合物产生一系列生物学效应的补体活化途径。此外发现细菌脂多糖、某些病毒蛋白和 C 反应蛋白也能通过直接与 C1 大分子中 C1q 胶原样区结合的作用方式，启动补体经典途径活化。

1. 启动经典途径活化的主要物质和补体组分　IgG1～3 或 IgM 类抗体与相应抗原结合形成的抗原 - 抗体复合物是启动经典途径活化的主要物质；C1 是参与启动经典途径活化的第一个补体组分。C1 是由一个 C1q 分子与两个 C1r-C1s 复合物结合组成的大分子复合物（图 4-1）：C1q 单体是组成 C1q 分子的基本单位，其 C 端球形功能区是具有识别功能的区域，中间颈部为 α- 螺旋区，N 端柄部为胶原样区；C1q 三聚体是组成 C1q 分子的亚单位；一个完整的 C1q 分子是由六个完全相同的 C1q 三聚体亚单位组成。C1q 分子 C 端球形功能区是与 IgG 重链 CH2 或 IgM 重链 CH3 补体结合点结合的部位；中间 α- 卷曲螺旋区是与两分子 C1r-C1s 复合物结合的部位，N 端胶原样区是某些细胞表面 C1q 受体识别结合的部位。

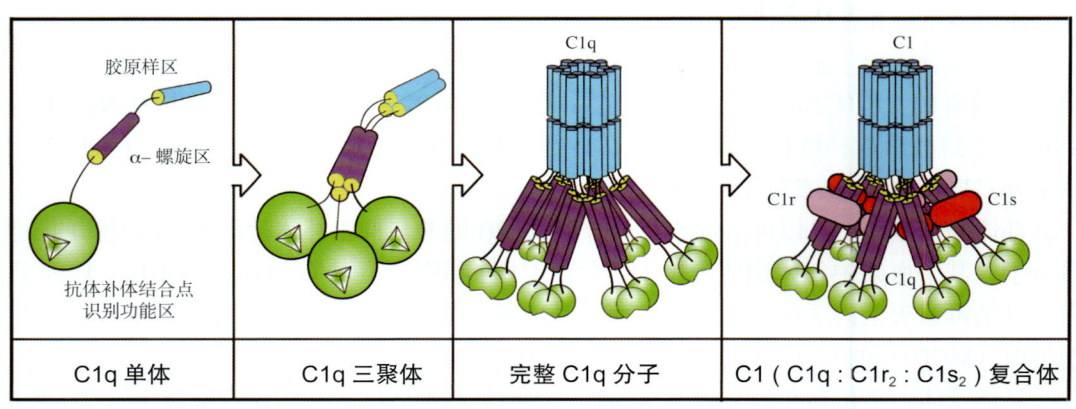

图 4-1　C1q 和 C1 大分子复合体结构组成示意图

IgG/IgM 类抗体与病原体等颗粒性抗原特异性结合后，可因其构象改变而使 CH2/CH3 补体结合点暴露；此时 C1 大分子通过其 C1q 中两个或两个以上球形识别功能区与上述抗体分子中相应补体结合点"桥联"结合，可使与 C1q 相连的 C1r 和 C1s 相继活化。研究证实，一个 IgM 分子与抗原表面相应表位"桥联"结合即可激活 C1（图 4-2A）；IgG 分子则至少需要两个紧密相邻的抗体分子与抗原表面相应表位"桥联"结合方可激活 C1（图 4-2B）。

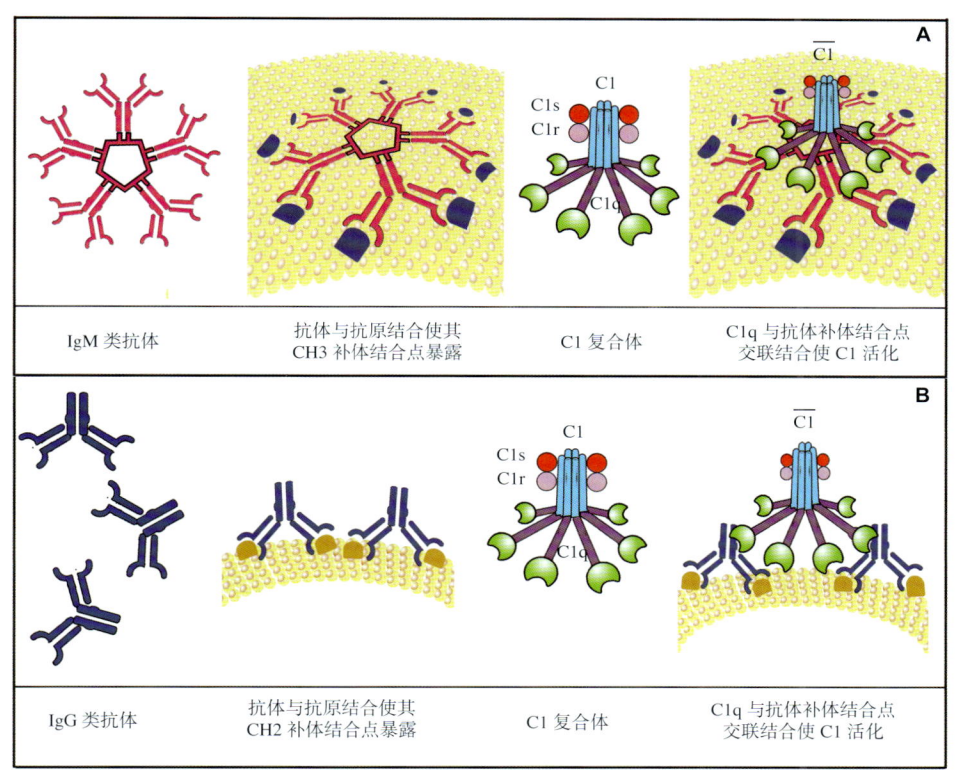

图 4-2　抗原 - 抗体复合物活化 C1 示意图
A. 抗原 - 抗体（IgM）复合物活化 C1 示意图　　　B. 抗原 - 抗体（IgG）复合物活化 C1 示意图

2. 经典途径激活过程　补体经典途径激活过程可分为识别启动活化、级联酶促反应（图 4-3）和攻膜复合物形成（图 4-4）三个阶段。

（1）识别启动活化阶段：抗体（IgG）与病原体等抗原结合后，可因其补体结合点暴露而使 C1 活化，其过程如图 4-3 所示：C1 大分子通过 C1q 与 IgG 抗体分子中补体结合点"桥联"结合而使 C1q 构象改变，并由此导致与之相连的 C1r 和 C1s 相继活化。活化 C1s（$\overline{C1s}$）具有丝氨酸蛋白酶活性，可依次裂解 C4 和 C2。

（2）级联酶促反应阶段：$\overline{C1s}$ 即为活化 C1（$\overline{C1}$），可裂解 C4 生成 C4a 和 C4b 两个片段：其中小片段 C4a 释放至液相，大片段 C4b 非特异结合至相邻抗原 - 抗体复合物或细胞表面。在 Mg^{2+} 存在条件下，液相中 C2 与上述免疫复合物或细胞表面结合的 C4b 结合；继而被 $\overline{C1s}$ 裂解，其小分子裂解片段 C2b 释放至液相；大片段 C2a 与免疫复合物或细胞表面 C4b 结合形成 $\overline{C4b2a}$ 复合物，此即经典途径 C3 转化酶。C3 转化酶（$\overline{C4b2a}$）中的 C4b 可与液相 C3 结合，C2a 具有丝氨酸蛋白酶活性，可将与 C4b 结合的 C3 裂解为 C3a 和 C3b 两个片段：其中小分子裂解片段 C3a 释放至液相，具有过敏毒活性；大片段 C3b 与免疫复合物或细胞表面 $\overline{C4b2a}$ 结合形成 $\overline{C4b2a3b}$ 复合物，此即经典途径 C5 转化酶。此外，C3b 还可逐级降解为 C3c、C3d 和 C3dg 等片段，其中 C3d 参与适应性体液免疫应答的启动。

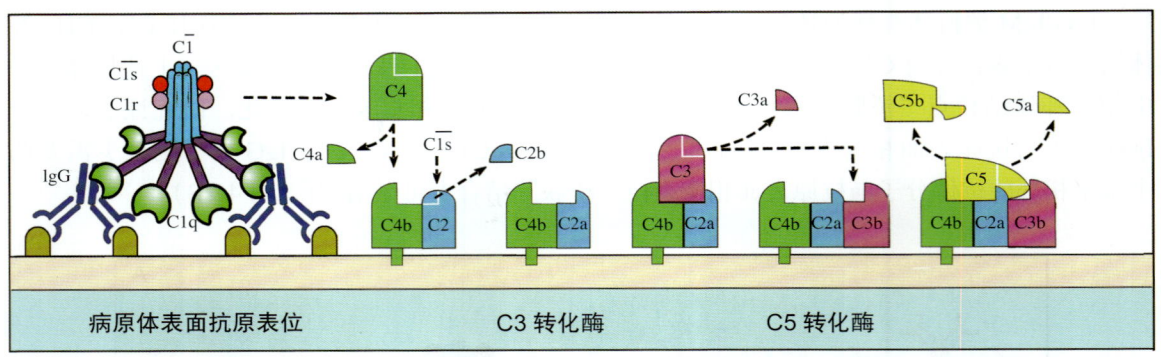

图 4-3 C1 活化和 C3/C5 转化酶形成示意图

（3）攻膜复合物形成阶段：是补体激活过程中的最后一个反应阶段，可使某些病原体和细胞裂解破坏。三条补体激活途径在此阶段的反应过程完全相同，故称补体激活共同末端通路。攻膜复合物形成过程（图 4-4）简述如下：C5 转化酶（$\overline{C4b2a3b}$）可将 C5 裂解为 C5a 和 C5b 两个片段：其中小分子 C5a 释放至液相，具有过敏毒活性和趋化作用；大分子 C5b 依次与液相 C6、C7 结合形成 C5b67 复合物。上述复合物中 C7 具有高度亲脂性，能与相邻病原体或细胞非特性结合；进而与 C8 高亲和力结合形成 C5b678 复合物，使细胞膜出现损伤。在此基础上，C5b678 复合物可进一步促进 C9 聚合（12~15 个 C9 分子）形成 C5b6789 复合物，此即攻膜复合物（membrane attack complex，MAC）。MAC 在细胞膜上形成一个内径约 11nm 的亲水性穿膜孔道，能使水和电解质通过而不让蛋白质类大分子逸出，最终可因胞内渗透压改变而使细胞溶解破坏。

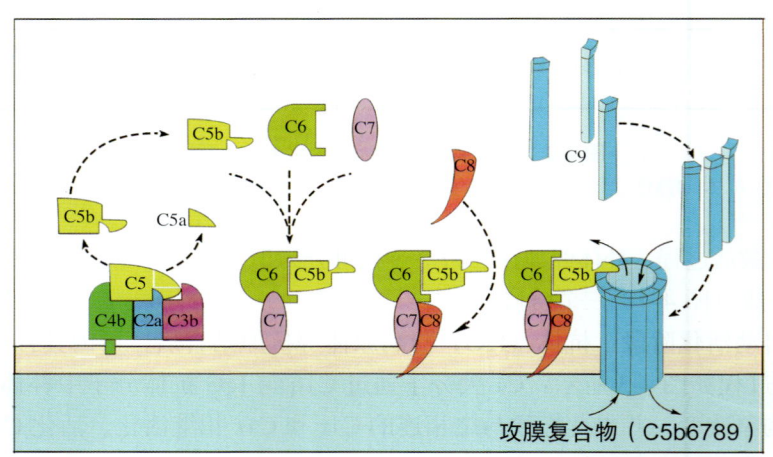

图 4-4 攻膜复合物形成示意图

二、凝集素激活途径

凝集素激活途径（lectin pathway）是指血浆中甘露糖结合凝集素（MBL）或纤维胶原素（FCN）与病原体表面甘露糖、岩藻糖残基或 N-乙酰葡糖胺、N-乙酰半乳糖胺等糖类物质结合后，激活 MBL 相关丝氨酸蛋白酶（MBL-associated serine protease，MASP）使 C4、C2 裂解形成 C3 转化酶，引发级联酶促反应的补体活化途径。

1. 启动凝集素途径活化的主要物质和补体组分　某些病原体表面的甘露糖、岩藻糖残基或乙酰化低聚糖如 N-乙酰葡糖胺、N-乙酰半乳糖胺等糖类物质是启动凝集素途径活化的主要物质。血浆中甘露糖结合凝集素（MBL）或纤维胶原素（FCN）是参与启动凝集素途径活化的第一个补体组分。

甘露糖结合凝集素（mannose-binding lectin, MBL）主要由肝细胞产生，通常以低浓度存在于血浆中；在感染情况下，MBL作为一种急性期蛋白，其血浆浓度显著增高。MBL结构组成如图4-5所示：MBL单体是组成MBL分子的基本单位，其C端球形结构域是具有糖类识别功能的区域，中间颈部为α-螺旋区，N端柄部为胶原样区；MBL三聚体是组成MBL分子的亚单位；一个完整的MBL分子是由2~6个完全相同的MBL三聚体亚单位组成。MBL分子C端球形糖类识别功能区是与病原体表面甘露糖、岩藻糖残基等糖类物质识别结合的部位；中间α-卷曲螺旋区是与两分子MASP1-MASP2复合物结合的部位；N端为胶原样区。一个MBL分子与两分子MASP1-MASP2复合物结合共同组成MBL-MASP1/2复合物。

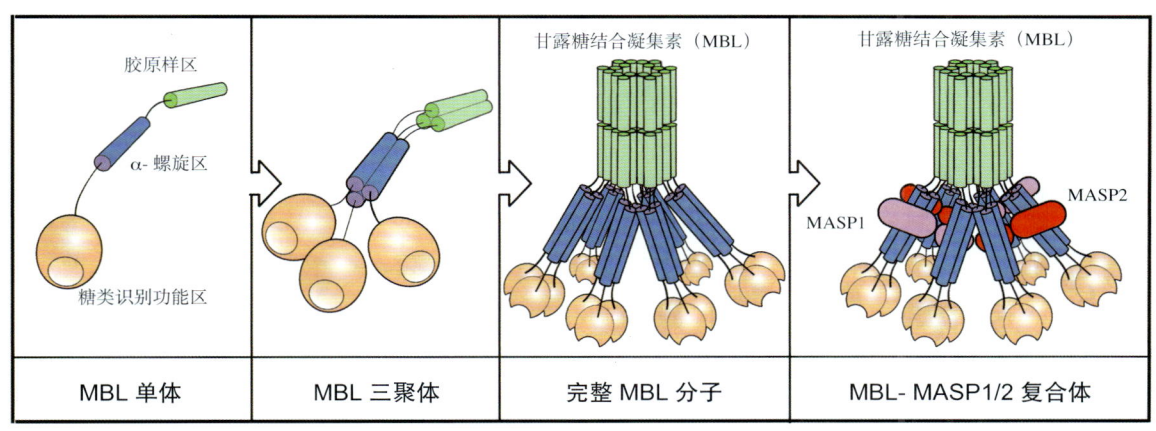

图4-5　甘露糖结合凝集素（MBL）和MBL-MASP1/2复合体结构组成示意图

Ficolin（FCN）是fibrinogen（fi）和collagen（col）形成的组合词，译为纤维胶原素。人有三种纤维胶原素，其中纤维胶原素1（M-FCN）主要由肺和某些血细胞产生；纤维胶原素2（L-FCN）主要由肝合成分泌；纤维胶原素3（H-FCN）主要由肝和肺产生。纤维胶原素结构组成（图4-6）与MBL基本相同，但其球形纤连蛋白功能区识别结合的糖类物质与MBL球形糖类识别功能区有所不同：前者主要识别某些病原体表面的乙酰化低聚糖，如N-乙酰葡糖胺（N-acetylglucosamine, GlcNAc）、N-乙酰半乳糖胺（N-acetylgalactosamine, GalNAc）和革兰阳性菌脂磷壁酸（lipoteichoic acid, LTA）；后者主要识别某些病原体表面的甘露糖和岩藻糖残基。

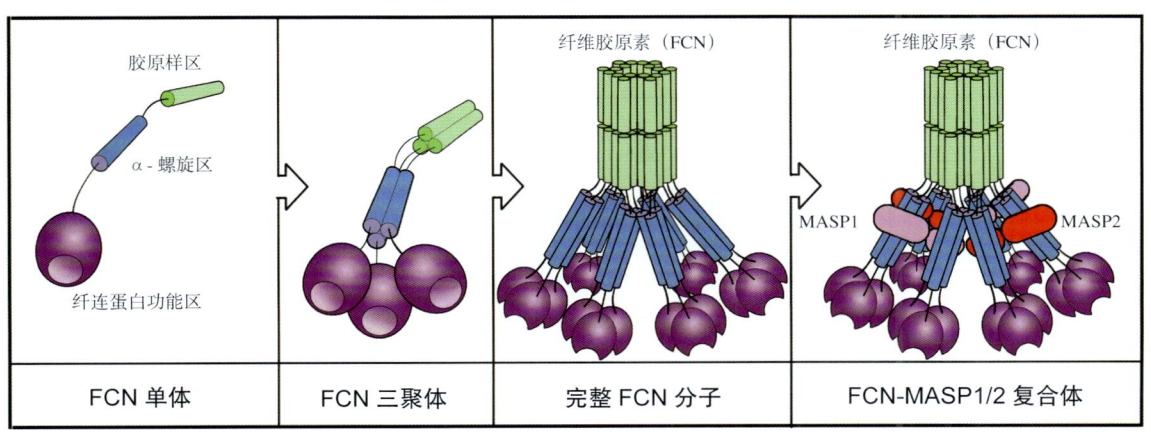

图4-6　纤维胶原素（FCN）和FCN-MASP1/2复合体结构组成示意图

2. 凝集素途径激活过程

凝集素途径激活过程除识别启动活化阶段外，其余后续补体活化过程与经典途径完全相同。某些表面具有甘露糖、岩藻糖残基或 N-乙酰葡糖胺、N-乙酰半乳糖胺等糖类物质的病原体是启动凝集素途径活化的主要物质。上述病原体进入体内后，可直接被血浆中 MBL-MASP1/2 或 FCN-MASP1/2 复合体识别结合启动补体活化，其作用方式如图 4-7 所示：甘露糖结合凝集素（MBL）或纤维胶原素（FCN）通过其 C 端两个以上球形糖类识别功能区或纤维结合素样功能区与病原体表面相关糖类结构交联结合后，可因 MBL 或 FCN 构象改变而使与之相连的 MASP1 和 MASP2 相继活化。活化 MASP2（$\overline{\text{MASP2}}$）具有丝氨酸蛋白酶活性，能以与活化 C1（$\text{C1}\overline{\text{s}}$）完全相同的作用方式，依次裂解 C4、C2、C3 形成 C3/C5 转化酶和 C5b6789 攻膜复合物产生一系列生物学效应。MASP1 的作用还不十分清楚，但有证据表明 $\overline{\text{MASP1}}$ 有可能直接裂解 C3（尽管其作用远不及经典途径 C3 转化酶），参与补体旁路途径的激活。

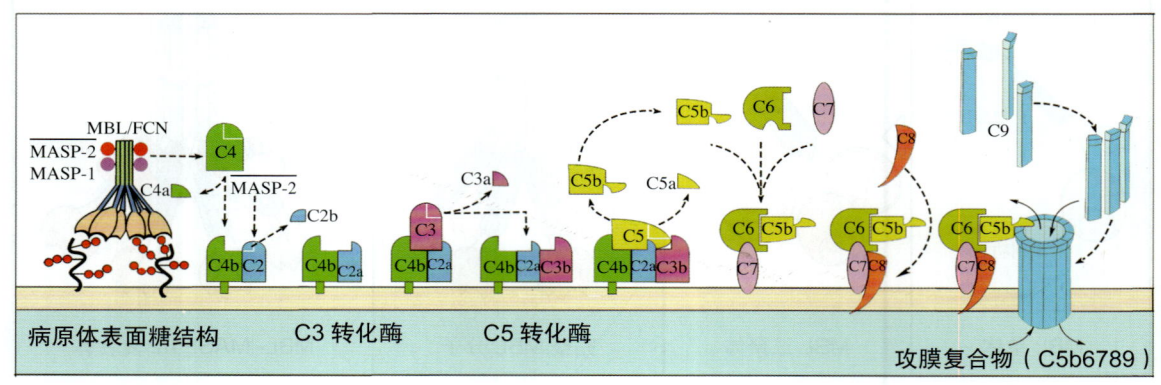

图 4-7 凝集素途径激活过程示意图

三、旁路激活途径

旁路激活途径（alternative pathway, AP）是以某些细菌、真菌或细菌脂多糖（内毒素）、酵母多糖、葡聚糖等为激活物直接与液相 C3b 结合后，在 B 因子、D 因子和 P 因子参与下形成 C3 转化酶引发级联酶促反应的补体活化途径。

旁路途径激活过程包括以下两方面主要内容：①液相 C3 转化酶自发形成及其裂解 C3 后发生的主要事件；②激活物进入体内与液相 C3b 结合引发的级联酶促反应。

1. 液相 C3 转化酶自发形成及其作用　液相 C3 转化酶形成如图 4-8 所示：生理状态下血浆 C3 自发水解可使其构象改变形成 $C3(H_2O)$；后者能与血浆 B 因子结合形成 $C3(H_2O)B$ 复

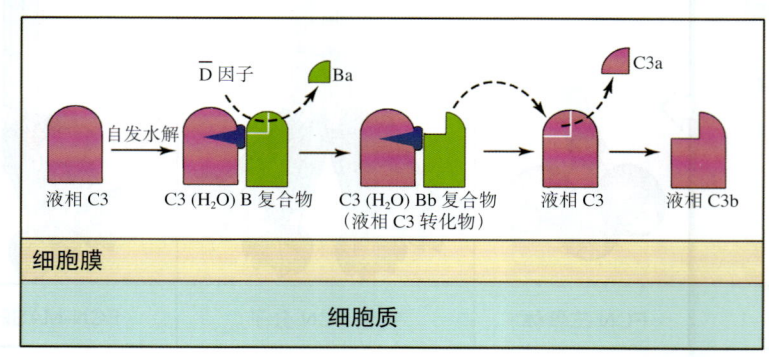

图 4-8 液相 C3 转化酶和液相 C3b 形成示意图

合物。$\overline{D}$ 因子是一种血浆蛋白酶，可将 C3(H$_2$O)B 复合物中的 B 因子裂解为 Ba 和 Bb 两个片段：其中小分子 Ba 游离至液相中；大分子 Bb 片段具有丝氨酸蛋白酶活性，与 C3(H$_2$O) 结合形成 C3(H$_2$O)Bb 复合物，此即液相 C3 转化酶。上述 C3 转化酶可缓慢持久裂解液相 C3 自发产生一定量液相 C3b 分子，其中绝大多数 C3b 在液相中迅速失活；少数结合于自身组织细胞表面的 C3b 可被补体调节蛋白降解失活。病原体等激活物表面缺乏补体调节蛋白，液相 C3b 与之结合后不被降解，能与 B 因子结合形成 C3bB 复合物为启动补体旁路途径活化奠定了基础。

2. 病原体等激活物引发的级联酶促反应　病原体等旁路途径激活物进入体内可为液相 C3b 提供一个具有保护作用的结合载体，由此启动的补体旁路途径激活过程如图 4-9 所示：血浆中自发产生的液相 C3b 或通过补体经典/凝集素激活途径产生的液相 C3b 与病原体等激活物结合后，能与血浆 B 因子结合形成 C3bB 复合物。$\overline{D}$ 因子具有丝氨酸蛋白酶活性，可将 C3bB 复合物中 B 因子裂解为 Ba 和 Bb 两个片段：其中小片段 Ba 释放至液相中；大片段 Bb 与 C3b 结合形成 $\overline{C3bBb}$ 复合物，此即旁路途径 C3 转化酶。$\overline{C3bBb}$ 复合物不稳定，P 因子（备解素）与 C3bBb 复合物结合可使之成为稳定态 C3 转化酶（$\overline{C3bBbP}$）。在此种 C3 转化酶作用下，C3 裂解为 C3a 和 C3b 两个片段：其中小片段 C3a 释放至液相，具有过敏毒作用；大片段 C3b 中，有些与 $\overline{C3bBb}$ 复合物结合形成 $\overline{C3bBb3b}$ 复合物，此即旁路途径 C5 转化酶；有些又能与病原体等激活物结合，在 B 因子和 $\overline{D}$ 因子参与下形成更多的 $\overline{C3bBb}$ 复合物（C3 转化酶），此即旁路激活途径的正反馈放大效应。旁路途径 C5 转化酶形成后引发的补体末端反应通路与经典途径完全相同。

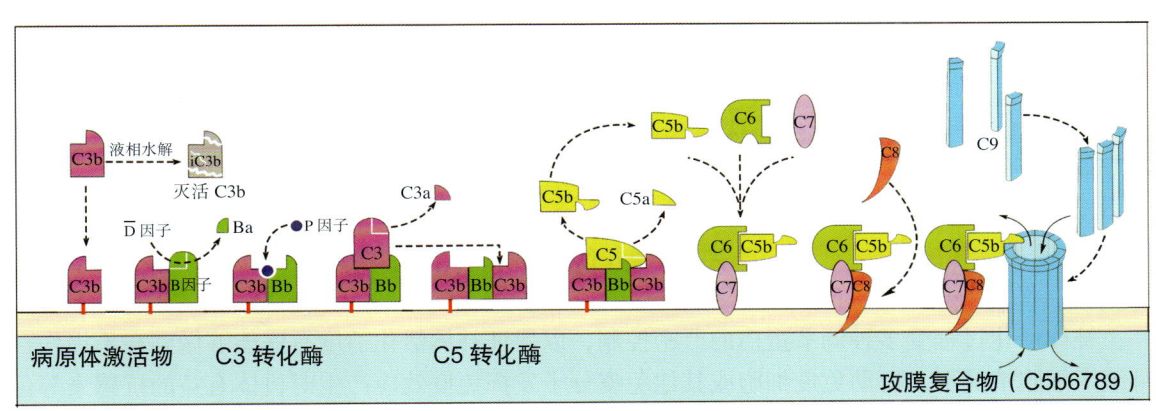

图 4-9　补体旁路途径激活过程示意图

四、三条补体激活途径的比较

补体三条途径激活过程（图 4-10）既有各自的特点，又有共同之处。通常补体旁路和凝集素激活途径在感染初期和早期发挥作用，对机体抗御原发性感染具有重要意义；补体经典途径激活有赖于特异性抗体产生，故在感染中、晚期或在感染持续过程中发挥作用。补体三条激活途径的比较如表 4-1 所示。

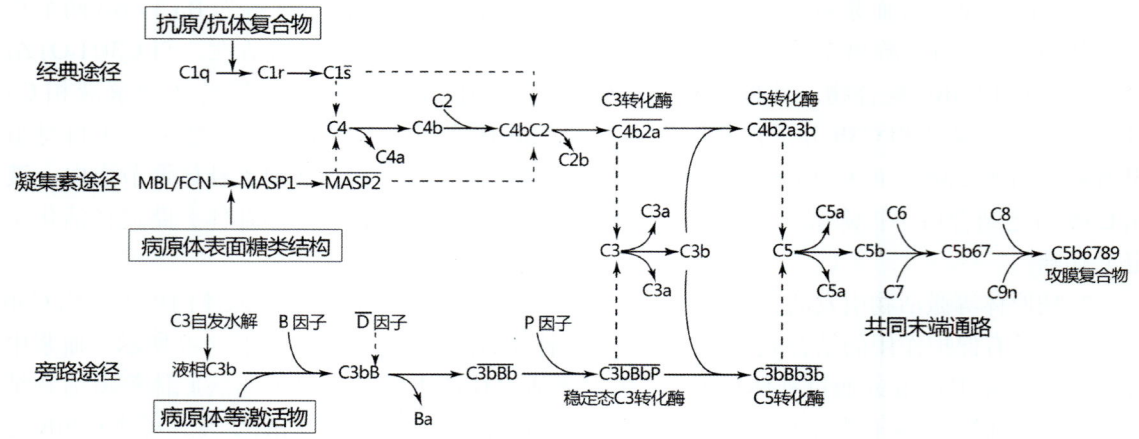

图 4-10 补体三条途径激活过程比较示意图

表4-1 补体三条激活途径作用特点比较

比较项目	经典激活途径	凝集素途径	旁路激活途径
激活物	病原体等抗原与相应抗体结合形成的免疫复合物（抗原-抗体复合物）	病原体表面甘露糖、岩藻糖、N-乙酰葡糖胺、N-乙酰半乳糖胺	某些细菌、真菌、脂多糖、酵母多糖、葡聚糖
参与补体成分及其活化顺序	C1（C1q、C1r、C1s）、C4、C2、C3、C5～9	MBL/FCN、MASP-1/2、C4、C2、C3、C5～9	C3、B因子、D因子、P因子、C5～C9
所需离子	Ca^{2+}、Mg^{2+}	Ca^{2+}	Mg^{2+}
C3转化酶	C4b2a	C4b2a	C3bBbP
C5转化酶	C4b2a3b	C4b2a3b	C3bBb3b
作用时相	感染中、晚期发挥作用	感染早期发挥作用	感染后立即发挥作用

第三节 补体激活的调节

补体活化过程受多种调节蛋白的严密控制，以保证补体活化适度有序能够做到在不损伤自身组织细胞情况下，协助免疫细胞或其他免疫分子发挥免疫效应产生对机体有益的抗感染等免疫保护作用。

一、可溶性补体调节蛋白及其作用

1. C1抑制物（C1 inhibitor, C1INH） 是血浆中一种分子量为104KD的单链糖蛋白，为丝氨酸蛋白酸抑制剂超家族中的一个成员。在经典途径激活过程中，C1抑制物能被C1s裂解，其裂解产物能与活化C1大分子中C1r$_2$-C1s$_2$共价结合形成稳定的复合物而使C1大分子解聚失活（图4-11），对经典途径C3转化酶的形成产生抑制作用。它们也能与活化MBL/FCN-MASP1/2复合物中的MASP1/2结合使之失活，对凝集素途径C3转化酶的形成产生抑制作用。

2. C4结合蛋白（C4-binding protein, C4bp） ①能与C2或B因子竞争结合C4b或C3b，抑制C4b2a或C3bBb复合物，即经典/凝集素或旁路途径C3转化酶的形成；②可将C2a从C4b2a复合物中置换解离，使经典/凝集素途径C3转化酶衰变失活；③作为I因子的辅助因子，与C4b或C3b结合后可促进I因子对C4b或C3b的裂解作用。

3. H因子（factor H） ①能与B因子竞争结合C3b，抑制C3bBb复合物即旁路途径C3转化酶的形成；②可将 Bb 从 $\overline{C3bBb}$ 复合物中置换解离，使旁路途径 C3 转化酶衰变失活；③作为 I 因子的辅助因子，与 C3b 结合后可促进 I 因子对 C3b 的裂解作用。

4. **I 因子** 又称 C4b/C3b 灭活因子（inactivator）；具有丝氨酸蛋白酶活性，可将与 C4bp、H 因子或膜表面 MCP、CR1 结合的 C4b/C3b 裂解灭活，对经典 / 凝集素或旁路途径 C3 转化酶（即 $\overline{C4b2a}$ 或 $\overline{C3bBbP}$）的形成产生抑制作用。

5. **S 蛋白（S-protein, SP）** 又称攻膜复合物抑制因子；能与 C5b67 复合物结合，使其丧失与细胞膜结合的能力，对 C5b6789 攻膜复合物的形成产生抑制作用。

6. **过敏毒素灭活剂（anaphylatoxin inactivator, AI）** 即血清羧肽酶 N，可去除 C3a、C5a 羧基末端的精氨酸残基，使之丧失过敏毒素活性。

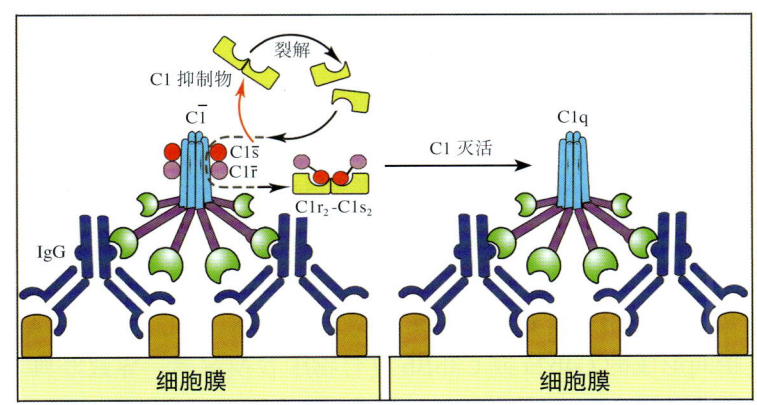

图 4-11　C1 抑制物对活化 C1 灭活示意图

二、膜结合调节蛋白及其主要作用

膜结合调节蛋白广泛分布于血细胞和其他组织细胞表面，而在病原体表面缺失；其主要功能是防止机体在抗感染免疫过程中，通过"无辜旁观受累"（innocent bystander attack, IBA）作用方式使宿主自身正常组织细胞发生损伤。"无辜旁观受累"是指补体活化裂解片段 C3b/C4b 在与病原体等激活物结合时，也能与相邻正常组织细胞结合形成 C3 转化酶产生级联酶促反应，使正常组织细胞发生损伤的现象。

1. **衰变加速因子（decay accelerating factor, DAF）** 广泛分布于血细胞、内皮细胞和黏膜上皮细胞表面，其作用包括：①能与上述自身组织细胞表面结合的 C4b/C3b 结合，抑制经典 / 凝集素或旁路途径 C3 转化酶形成（图 4-12A）；②能将 C2a 或 Bb 从细胞膜上瞬间形成的 $\overline{C4b2a}$ 或 $\overline{C3bBb}$ 复合物中置换解离，导致经典 / 凝集素或旁路途径 C3 转化酶衰变失活（图 4-12B），从而保证自身组织细胞不因补体激活而受到损伤。

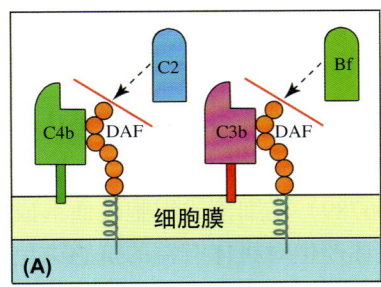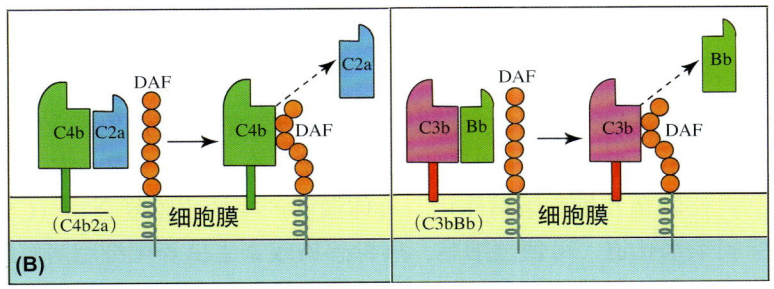

图 4-12　DAF 抑制 C3 转化酶形成和促进 C3 转化酶衰变失活示意图
（A）DAF 抑制 C3 转化酶形成；（B）DAF 促进 C3 转化酶衰变失活

第四章 补体系统

2. 膜辅助蛋白（membrane cofactor protein，MCP） 广泛分布于白细胞、上皮细胞、成纤维细胞和其他组织细胞表面；能与结合在上述自身组织细胞表面的 C4b/C3b 结合，并协助 I 因子将其（C4b/C3b）裂解灭活，对经典/凝集素或旁路途径 C3 转化酶的形成产生抑制作用，使自身组织细胞不因补体激活而受到损伤（图 4-13）。

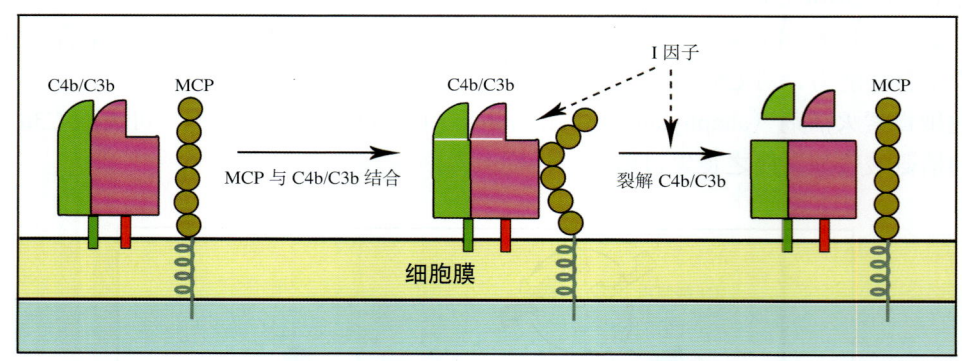

图 4-13 MCP 协助 I 因子裂解灭活 C4b/C3b 示意图

3. 补体受体 1（complement receptor 1，CR1） 广泛表达于红细胞及有核细胞表面，其作用包括：①能与上述自身组织细胞表面结合的 C4b/C3b 结合，并协助 I 因子将 C4b/C3b 裂解灭活，对经典/凝集素和旁路途径 C3 转化酶的形成产生抑制作用（图 4-14A）；②也能将 C2a 或 Bb 从细胞膜上瞬间形成的 $\overline{C4b2a}$ 或 $\overline{C3bBb}$ 复合物中置换解离，导致经典/凝集素或旁路途径 C3 转化酶衰变失活（图 4-14B）。

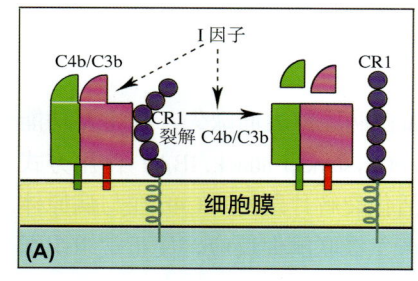
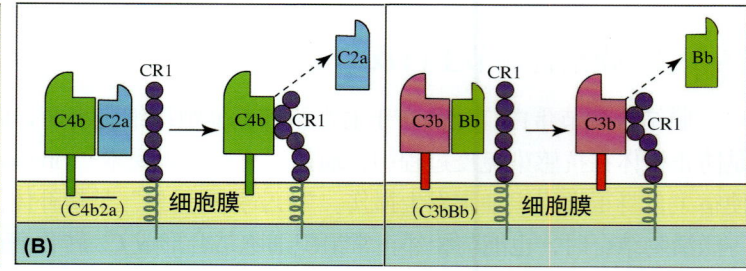

图 4-14 CR1 协助 I 因子灭活 C3b 和促进 C3 转化酶衰变失活示意图
（A）CR1 协助 I 因子灭活 C4b/C3b；（B）CR1 促进 C3 转化酶衰变失活

4. 膜反应性溶解抑制物（membrane inhibitor of reactive lysis，MIRL，CD59） 广泛表达于血细胞、内皮细胞和上皮细胞表面，可阻止 C9 与 C5b678 复合物结合对攻膜复合物（C5b6789）形成产生抑制作用，使自身组织细胞不被溶解破坏。

第四节 补体的生物学功能

补体是执行固有免疫作用的效应分子，在适应性免疫应答过程中也发挥重要作用。补体活化过程中产生的功能性裂解片段和攻膜复合物可介导产生如下多种生物学作用。

1. 溶菌和细胞溶解作用 补体激活产生的攻膜复合物（C5b6789）在细菌或细胞表面形成穿膜亲水孔道，可使菌细胞、病毒感染或寄生虫等靶细胞溶解破坏产生对机体有益的抗感染免疫保护作用；若使正常组织细胞溶解破坏则可产生对机体有害的病理性免疫损伤。

2. 调理作用 补体裂解片段 C3b/C4b 是一种非特异性调理素（nonspecific opsonin）。它们通过其断裂端与病原体等颗粒性抗原结合后，可被具有相应补体受体（CR1，C3bR/C4bR）的吞噬细胞识别结合，从而有效促进吞噬细胞对上述病原体等颗粒性抗原的吞噬杀伤或清除作用。

3. 免疫黏附及其对循环免疫复合物的清除作用　体内循环免疫复合物（immune complex, IC），即抗原 - 抗体复合物形成后可激活补体，并与补体裂解片段 C3b 共价结合形成抗原 - 抗体 -C3b 复合物。红细胞和血小板表面具有 C3b 受体（CR1），能与上述免疫复合物中 C3b 结合，即通过免疫黏附作用（immune adherence）使循环免疫复合物与红细胞 / 血小板结合在一起；进而通过血液循环，由红细胞 / 血小板将抗原 - 抗体 -C3b 复合物转运到肝，被局部表达 C3b 受体的巨噬细胞识别结合有效吞噬清除。上述 C3b 介导的免疫黏附作用是体内清除循环免疫复合物的主要途径之一。

4. 炎症介质作用　①补体裂解片段 C3a 和 C5a 又称过敏毒素（anaphylatoxin），它们能与肥大细胞或嗜碱性粒细胞表面相应受体（C3aR/C5aR）结合，而使上述靶细胞脱颗粒释放组胺、白三烯等一系列生物活性介质引发过敏性炎症反应。② C5a 对中性粒细胞具有趋化和激活作用；可诱导中性粒细胞表达黏附分子，促进中性粒细胞与血管内皮细胞黏附并使之外渗进入感染炎症部位有效发挥抗感染免疫作用。

5. 参与适应性免疫应答　补体活化产物可通过以下几种作用方式参与适应性免疫应答：① C3b/C4b 介导的调理作用可促进抗原呈递细胞对抗原的摄取和呈递，有助于适应性免疫应答的启动；②抗原 -C3d 复合物与 B 细胞表面 BCR 和 BCR 辅助受体（CD21/CD19/CD81 复合物）中 CD21(C3dR) 交联结合，可促进 B 细胞活化；③滤泡树突状细胞可通过 C3bR(CR1) 将抗原 - 抗体 -C3b 复合物滞留于细胞表面，供抗原特异性 B 细胞识别启动适应性体液免疫应答。

第五节　补体系统缺陷与疾病

一、补体固有成分缺陷

补体各种固有成分均可能出现遗传性缺陷。例如：① C3 缺乏可因严重影响吞噬细胞对病原体的吞噬杀伤和对体内循环免疫复合物的有效清除，而使患者反复发生严重的细菌感染，且常伴有肾小球肾炎。②补体后续成分 C5～C9 中任何一种组分缺陷均可影响攻膜复合物的形成，并由此导致患者因不能有效清除体内病原菌而发生严重感染，其中以奈瑟菌感染最为常见。

二、补体调节分子缺陷

1. C1 抑制物缺陷　可引发遗传性血管神经性水肿（hereditary angioneurotic edema, HANE），又称遗传性血管水肿（hereditary angioedema, HAE）。该病为常染色体显性遗传病，临床特征为反复发作的局限性皮肤和黏膜水肿：若水肿发生于胃肠道，患者可出现腹痛、恶心、呕吐或腹泻；若水肿发生于咽喉，则患者可因咽喉肿胀阻塞气管而窒息，严重者可危及生命。患者出现上述临床症状主要是由于体内 C1 抑制物缺乏，不能有效抑制 C1 活化使 $\overline{C1s}$ 丝氨酸蛋白酶持续过度裂解 C4、C2 所致。研究证实：C2 裂解片段 C2b 在体内可进一步裂解为 C2 激肽，此种具有激肽样作用的 C2 激肽能使毛细血管扩张、通透性增强，从而导致局部皮肤和黏膜出现炎性水肿。

2. I 因子缺陷　患者血清中 B 因子和 C3 含量显著下降，常反复发生化脓性细菌感染，发病原因简述如下：① I 因子缺乏不能有效灭活 C3b，导致旁路激活途径正反馈放大效应异常活跃，使 C3 转化酶不断生成；②大量 C3 转化酶持续裂解 C3，以致 C3 合成不能代偿其消耗，最终导致患者血中 B 因子和 C3 含量显著下降。C3 是补体三条途径激活途径的枢纽，体内缺乏 C3 势必减弱补体介导的调理吞噬和溶菌作用，并由此导致患者抗感染能力下降、易反复发生细菌性感染。此外，C3 缺乏还能影响循环免疫复合物的清除，故患者常伴有肾小球肾炎。

（宋鸿儒）

第五章 细胞因子

细胞因子（cytokine, CK）是指由多种组织细胞，特别是免疫细胞产生的一类具有多种生物学活性的小分子多肽或糖蛋白。细胞因子种类繁多，是细胞间的信息传递分子，具有调节固有和适应性免疫应答、介导炎症反应、促进造血功能和刺激细胞活化、增殖、分化等多种生物学功能。细胞因子通常以游离形式存在于体液中，有些细胞因子也能以膜结合形式表达于细胞表面，它们可通过与靶细胞表面相应受体结合的作用方式发挥生物学效应。

第一节 细胞因子的分类

自1957年发现干扰素（interferon, IFN）以来，已有二百余种细胞因子被陆续发现。细胞因子种类很多，其分类方法迄今尚未完全统一。目前根据结构和生物学功能的分类方法得到多数学者的赞同，借此可将细胞因子分为以下六类，即白细胞介素、干扰素、肿瘤坏死因子、集落刺激因子、趋化因子、生长因子。

1. **白细胞介素（interleukin, IL）** 最初是指由白细胞产生，又在白细胞间发挥作用的细胞因子。后来发现除白细胞外，其他细胞也能产生此类细胞因子，并对白细胞之外的其他靶细胞产生作用。从1979年在第二届淋巴因子国际会议上对白细胞介素正式命名以来，报道的白细胞介素已有38种之多。白细胞介素摘要简述如表5-1所示。

表5-1 白细胞介素及其来源和主要生物学效应（举例）

名称	主要来源	主要生物学功能
IL-1	巨噬细胞 树突状细胞 上皮细胞	① 活化内皮细胞，促进黏附分子表达和趋化因子释放 ② 介导炎症反应，刺激肝细胞产生急性期蛋白 ③ 刺激下丘脑体温调节中枢，引起发热
IL-2	Th1细胞 NK细胞	① 诱导T细胞增殖、分化和产生细胞因子 ② 促进B细胞增殖分化和产生抗体 ③ 诱导非专职APC表达B7等共刺激分子
IL-4	Th2细胞 NKT细胞 肥大细胞	① 诱导初始T细胞分化为Th2细胞，参与体液免疫应答 ② 促进活化B细胞增殖分化，诱导产生IgE类抗体 ③ 抑制树突状细胞产生IL-12
IL-5	Th2细胞 肥大细胞	① 促进B细胞增殖分化，诱导产生IgA类抗体 ② 促进嗜酸性粒细胞增殖分化
IL-6	巨噬细胞 Th2细胞 成纤维细胞 内皮细胞	① 促进B细胞增殖分化和产生抗体 ② 介导炎症反应，刺激肝细胞产生急性期蛋白 ③ 刺激下丘脑体温调节中枢，引起发热 ④ 促进造血干细胞和肿瘤细胞增生
IL-7	骨髓基质细胞 胸腺基质细胞	诱导前B细胞和胸腺细胞发育分化
IL-8	单核/巨噬细胞 上皮/内皮细胞	募集活化中性粒细胞、T细胞和肥大细胞

IL-10	Th2细胞 诱导性调节T细胞	① 抑制巨噬细胞、树突状细胞表达MHC-II类分子和共刺激分子，降低抗原提呈作用 ② 抑制巨噬细胞、树突状细胞和NK细胞分泌细胞因子 ③ 抑制Th1细胞合成分泌IL-2和IFN-γ
IL-12	树突状细胞 巨噬细胞	① 诱导初始T细胞分化为Th1细胞，参与细胞免疫功能 ② 促进T细胞增殖分化和产生IFN-γ ③ 活化NK细胞，促进IFN-γ生成
IL-13	Th2细胞 肥大细胞 嗜酸性粒细胞	① 促进B细胞增殖分化，抑制Th1细胞生成 ② 抑制巨噬细胞产生炎症因子 ③ 诱导过敏反应或哮喘
IL-17A/F	Th17细胞 γδT细胞	刺激成纤维细胞、巨噬细胞、上皮细胞、内皮细胞释放促炎和趋化性细胞因子，引发炎症反应或自身免疫病
IL-23	树突状细胞 巨噬细胞	诱导记忆T细胞增殖，合成分泌IFN-γ和IL-17

2. **干扰素（interferon, IFN）** 是最早发现的细胞因子，因其具有干扰病毒感染和复制的能力故名。根据来源和理化性质可将干扰素分为α、β、γ三种类型：其中IFN-α和IFN-β主要由白细胞、成纤维细胞和病毒感染的组织细胞产生，又称Ⅰ型干扰素；IFN-γ主要由活化的Th1细胞、CTL和NK细胞产生，又称Ⅱ型干扰素或免疫干扰素。Ⅰ型和Ⅱ型干扰素均具有抗病毒作用和免疫调节作用，但二者侧重点有所不同，摘要简介如下：

Ⅰ型干扰素（IFN-α、IFN-β）以抗病毒作用为主，具有如下功能：①诱导体内组织细胞产生抗病毒蛋白，干扰病毒复制，抑制病毒感染和扩散；②激活NK细胞，增强机体抗病毒和抗肿瘤作用；③促进靶细胞表达MHC Ⅰ分子，有助于CTL杀伤病毒感染的靶细胞。

Ⅱ型干扰素（IFN-γ）以免疫调节作用为主，具有如下功能：①诱导初始T细胞分化为Th1细胞，增强细胞免疫功能；②促进抗原提呈细胞表达MHC-I/II类分子，提高抗原提呈能力；③激活巨噬细胞和NK细胞，增强机体抗感染和抗肿瘤作用；④抑制Th2细胞增殖分化，对体液免疫应答具有负向调节作用。

3. **肿瘤坏死因子（tumor necrosis factor, TNF）** 是Carswell等在1975年发现的一种能使肿瘤组织发生出血坏死的细胞因子。根据来源和结构可将肿瘤坏死因子分为TNF-α和TNF-β两种：TNF-α主要由脂多糖（lipopolysaccharide, LPS）激活的单核/巨噬细胞产生；TNF-β又称淋巴毒素-α（lymphotoxin-α, LT-α），主要由抗原或丝裂原激活的T细胞产生。TNF-α和TNF-β为同源三聚体分子，两者识别结合的受体相同，生物学活性相似均具有杀伤肿瘤和参与炎症反应等作用。目前发现的TNF家族成员已有30余种，其中CD40L和FasL在调节免疫应答和诱导靶细胞凋亡过程中发挥重要作用。

4. **集落刺激因子（colony stimulating factor, CSF）** 是指能够选择性刺激多能造血干细胞和不同发育阶段造血干细胞定向增殖分化、在半固体培养基中形成不同细胞集落的细胞因子。本节介绍的集落刺激因子如表5-2所示：包括干细胞因子（stem cell factor, SCF）、多集落刺激因子（multi-CSF, IL-3）、粒细胞-巨噬细胞集落刺激因子（macrophage granulocyte factor, GM-CSF）、巨噬细胞集落刺激因子（macrophage colony-stimulating factor, M-CSF）、粒细胞集落刺激因子（granulocyte colony-stimulating factor, G-CSF）、红细胞生成素（erythropoietin, EPO）和血小板生成素（thrombopoietin, TPO）。

表5-2 集落刺激因子及其来源和主要生物学效应

名称	主要来源	主要生物学功能
干细胞因子（SCF）	骨髓基质细胞、内皮细胞、成纤维细胞、肝细胞	诱导多能造血干细胞、髓样和淋巴样干细胞增殖分化
多集落刺激因子(Multi-CSF, IL-3)	T细胞、肥大细胞	诱导多能造血干细胞和髓样干细胞增殖分化
粒细胞-巨噬细胞集落刺激因子（GM-CSF）	T细胞、单核-巨噬细胞、内皮细胞、成纤维细胞、	诱导粒/单核祖细胞、巨核/成红祖细胞增殖分化，活化中性粒和单核/巨噬细胞
巨噬细胞集落刺激因子（M-CSF）	单核-巨噬细胞、淋巴细胞、成纤维细胞、内皮细胞	诱导单核祖细胞增殖分化，活化单核/巨噬细胞
粒细胞集落刺激因子（G-CSF）	单核-巨噬细胞、内皮细胞、成纤维细胞	诱导中性粒祖细胞增殖分化，活化中性粒细胞
红细胞生成素（EPO）	肾细胞、库普弗细胞	诱导成红祖细胞增殖分化
血小板生成素（TPO）	肝细胞、肾细胞	诱导巨核祖细胞增殖分化

5. 趋化因子（chemokine） 是一类结构具有较大同源性，对白细胞具有趋化和激活作用的分子量为8～12KD的细胞因子。目前发现的趋化因子多达几十种，根据趋化因子多肽链近氨基端两个半胱氨酸（C）残基的排列方式，可将其分为C、CC、CXC和CX3C四个亚家族（图5-1）。趋化因子是细胞表面相应受体识别结合的配体（ligand），通常在趋化因子亚家族名称后加以L表示，并按发现顺序用阿拉伯数字对各亚家族成员加以区分，如XCL1-2，CCL1～28，CXCL1～16和CX3CL1。

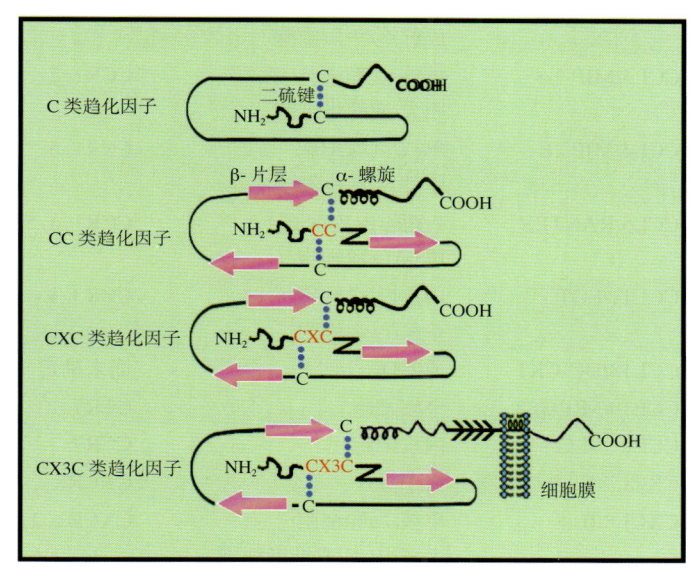

图5-1 四类趋化因子结构特点示意图

（1）C亚家族（γ亚家族）：该亚家族趋化因子多肽链氨基端只有一个半胱氨酸残基（C），该残基能与多肽链羧基端半胱氨酸残基（C）形成一个链内二硫键。淋巴细胞趋化因子（lymphotactin, LTN）是该亚家族代表成员，被命名为XCL1；其主要作用是趋化/激活T细胞、髓样DC和NK细胞。

（2）CC亚家族（β亚家族）：该亚家族趋化因子多肽链氨基端具有C-C结构（C代表半胱氨酸），即两个半胱氨酸残基紧密相邻为其结构特征。该亚家族成员摘要简介如下：①单核细胞趋化蛋白-1（monocyte chemoattractant protein 1, MCP-1）和巨噬细胞炎症蛋白-1α/β（macrophage inflammatory protein 1α/β, MIP-1α/MIP-1β）分别命名为CCL2和CCL3；其主要作用是趋化/激活单核-巨噬细胞和未成熟DC，对T细胞和嗜碱性粒细胞也有一定的趋化和激活作用。②树突状细胞来源的细胞因子1（dendritic cell-derived chemokine1, DC-CK1）命名为CCL18，其主要作用是趋化募集初始T细胞。③巨噬细胞炎症蛋白-3β（MIP-3β）和二级淋巴组织来源的趋化因子（secondary lymphoid tissue-derived chemokine, SLC）分别命名为CCL19和CCL21，其主要作用是诱导T细胞和未成熟DC归巢进入外周免疫器官。④RANTES（regulated on activation, normal T cell expressed and secreted）被命名为CCL5，其主要作用是趋化募集T细胞和粒细胞，参与免疫应答和炎症反应。

(3) CXC亚家族（α亚家族）：该亚家族趋化因子多肽链氨基端具有C-X-C结构（C代表半胱氨酸、X代表其他任一氨基酸），即两个半胱氨酸残基被其他任一氨基酸残基隔开为其结构特征。IL-8是该亚家族代表成员，被命名为CXCL8；其主要功能是趋化并激活中性粒细胞，对T细胞、肥大细胞和单核细胞也有一定趋化和激活作用。

(4) CX3C亚家族（δ亚家族）：该亚家族趋化因子多肽链氨基端具有C-X-X-X-C结构，即两个半胱氨酸残基被其他三个氨基酸残基隔开为其结构特征。分形素（fractalkine, FLK）是该亚家族成员，被命名为CX3CL1；其主要作用是趋化/激活单核细胞和T细胞。本书涉及的趋化因子及其主要产生细胞和相应受体及其主要表达细胞如表5-3所示。

表5-3 趋化因子及其相应受体（举例）

趋化因子	主要产生细胞	相应受体	表达相应受体的细胞
XCL1	胸腺细胞 活化CD8$^+$CTL	XCR1	T细胞，NK细胞 树突状细胞（DC）
CCL2/MCP-1	单核/巨噬细胞 成纤维/角质细胞	CCR2	未成熟DC，单核细胞，T细胞，嗜碱性粒细胞
CCL3/MIP-1α	单核/巨噬细胞 肥大/成纤维细胞	CCR1, 5	未成熟DC，单核细胞，T细胞，嗜碱性粒细胞
CCL4/MIP-1β	单核/巨噬细胞 中性粒/内皮细胞	CCR1, 5	单核细胞，髓样DC，NK细胞，T细胞
CCL5/RANTES	T细胞/内皮细胞 单核/巨噬细胞	CCR1, 3, 5	单核细胞，NK细胞，T细胞，嗜碱性粒细胞，嗜酸性粒细胞，未成熟DC
CCL11/EOT	内皮/上皮细胞 单核/巨噬细胞	CCR3, 5	嗜酸性粒细胞，嗜碱性粒细胞，Th2细胞
CCL18/DC-CK1	成熟DC	尚未确定	初始T细胞
CCL19/MIP-3β	单核细胞	CCR7	成熟DC，某些未成熟DC，初始T细胞
CCL21/SLC	内皮细胞	CCR7	成熟DC，某些未成熟DC，初始T细胞
CXCL7/NAP-2	血小板	CXCR2	中性粒细胞，单核细胞
CXCL8/IL-8	单核/巨噬细胞 上皮/内皮/成纤维细胞	CXCR1, 2	中性粒细胞，初始T细胞，单核细胞，肥大细胞
CXCL10/IP10	单核/巨噬细胞 内皮/成纤维细胞	CXCR3A/B	浆细胞样DC，T细胞，NK细胞
CXCL13/BLC-1	滤泡树突状细胞（FDC）	CXCR5	B细胞，Tfh细胞
CX3CL1/FLK	单核/内皮细胞	CX3CR1	单核细胞，T细胞，NK细胞

注：MCP-1（单核细胞趋化蛋白-1）；MIP-1α/β（巨噬细胞炎症蛋白-1α/β）；EOT（eotaxin，嗜酸性粒细胞趋化因子）；DC-CK1（树突状细胞来源的细胞因子1）；SLC（二级淋巴样组织来源的趋化因子）；NAP-2（neutrophil-activating protein 2, 中性粒细胞激活蛋白-2）；IP-10（interferon γ-inducible protein 10, γ干扰素诱导的蛋白-10）；BLC-1（B lymphocyte chemokine 1, B淋巴细胞趋化因子-1）

6. 生长因子（growth factor, GF） 是一类可介导不同类型细胞生长和分化的细胞因子。根据功能和作用靶细胞的不同有不同的命名，如转化生长因β（transforming growth factor β, TGF-β）、表皮生长因子（epidermal growth factor, EGF）、成纤维细胞生长因子（fibroblast growth factor, FGF）、血小板衍生的生长因子（platelet derived growth factor, PDGF）、神经生长因子（nerve growth factor, NGF）和血管内皮细胞生长因子（vascular endothelial cell growth factor, VEGF）等。其中TGF-β是一种对免疫细胞具有负向调节作用的细胞因子，可抑制多种免疫细胞增殖分化和生物学效应的发挥。

第二节 细胞因子受体

细胞因子受体（cytokine receptor, CKR）主要以跨膜蛋白形式表达于靶细胞表面，其胞膜外区可识别相应的细胞因子，胞质区可启动受体激活后的信号传导。靶细胞通过表面细胞因子受体接受相应细胞因子刺激而被激活发挥生物学作用。有些细胞因子受体（如 IL-1R、IL-2R、IL-4～8R、G-CSFR、GM-CSFR、IFN-γR 和 TNF-R）也能以游离形式，即作为可溶性细胞因子受体（soluble cytokine receptor, sCKR）存在于体液中。上述 sCKR 能与相关细胞因子结合，并通过与相应膜受体竞争作用方式阻断相关细胞因子对靶细胞的激活作用。

根据细胞因子受体结构特征可将其分为五种类型，即免疫球蛋白超家族受体、I 型细胞因子受体家族、II 型细胞因子受体家族、肿瘤坏死因子受体家族和趋化因子受体家族（图 5-2）。

1. **免疫球蛋白超家族受体**（Ig superfamily receptor, IgSFR） 该类受体胞外区有一个或多个 Ig 结构域，IL-1R、IL-18R、M-CSFR 和 SCFR 等为此类受体家族成员，其中 IL-1R、IL-18R 由两条肽链组成，其余由一条肽链组成。

2. **I 型细胞因子受体家族**（class I cytokine receptor family） 该类受体 β 链和 γ 链胞外区含有四个高度保守的半胱氨酸残基（C）和一个 WSXWS 基序（W 代表色氨酸，S 代表丝氨酸，X 代表其他任一氨基酸）。I 型细胞因子受体由两条或三条链组成，其中 IL-2R、IL-4R、IL-7R、IL-9R 和 IL-15R 的 γ 链是具有共用信号传导功能的亚单位（γc）；IL-3R、IL-5R 和 GM-CSFR 的 β 链是具有共用信号传导功能的亚单位（βc）。上述 I 型细胞因子受体中具有共用细胞信号传导功能亚单位的组成特点是此类细胞因子具有相似生物学功能的原因之一。

3. **II 型细胞因子受体家族**（class II cytokine receptor family） 又称干扰素受体家族，该类受体胞外区由 200 个氨基酸残基组成，其近 N 端和近膜端各有两个保守的半胱氨酸残基，而无 WSXWS 基序。此类受体由两条肽链组成，IFN-α/βR、IFN-γR 和 IL-10R 为此类受体家族主要成员。

4. **肿瘤坏死因子受体家族**（tumor necrosis factor receptor family） 该类受体胞外区含有 4 个富含半胱氨酸约由 40 个氨基酸残基组成的结构域。TNF-αR、TNF-βR、CD40 和 Fas 分子是此类受体家族主要成员，为同源三聚体。

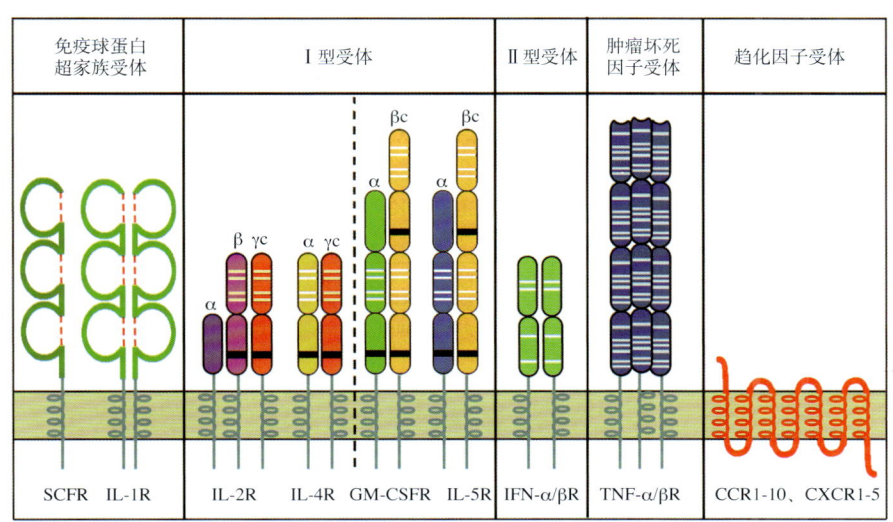

注：图中"白色横线"代表半胱氨酸残基；"黑色横线"代表 WSXWS 基序

图 5-2 细胞因子受体示意图

5. 趋化因子受体家族（chemokine receptor family） 此类受体为七次跨膜 G 蛋白耦联受体，其 N 端胞外区和 C 端胞内区短小，跨膜区较长；C 端胞内区氨基酸残基与 GTP 结合蛋白耦联，可启动信号转导。此类受体家族成员通常在趋化因子亚家族名称后加 R（receptor）表示，并按其发现顺序用阿拉伯数字加以区分，如 XCR1，CCR1~10，CXCR1~7，CX3CR1。本书涉及的趋化因子受体及其相应配体和二者结合产生的主要作用如表 5-4 所示：

表5-4 趋化因子受体及其相应配体

趋化因子受体	主要表达细胞	相应配体	主要功能
XCR1	NK细胞 T细胞	XCL1/LTN	趋化募集T细胞和NK细胞，介导炎症反应
CCR1/CCR2	未成熟DC 单核/巨噬细胞 T细胞 NK细胞	CCL2/MCP-1 CCL3/MIP-1α CCL7/MCP-3 CCL8/MCP-2	趋化募集未成熟DC、T细胞和单核/巨噬细胞，参与免疫应答和炎症反应
CCR3	嗜酸性粒细胞 嗜碱性粒细胞 Th2细胞	CCL5/RANTES CCL7/MCP-3 CCL8/MCP-2 CCL11/EOT	趋化募集嗜酸/嗜碱性粒细胞和Th2细胞，参与超敏性炎症反应和Th2细胞应答
CCR5	单核巨噬细胞 NK细胞 Th1细胞 CTL细胞	CCL3/MIP-1α CCL4/MIP-1β CCL5/RANTES CCL8/MCP-2	趋化募集固有/适应性免疫细胞，介导炎症反应和T细胞免疫应答
CCR7	未成熟DC 单核/巨噬细胞 初始T细胞 Th1/Th2细胞	CCL19/ MIP-3β CCL21/SLC	诱导T细胞和未成熟DC归巢进入外周免疫器官
CXCR1/CXCR2	中性粒细胞 初始T细胞 单核细胞 成纤维细胞	CXCL6/GCP-2 CXCL7/NAP-2 CXCL8/IL-8	趋化活化中性粒细胞和单核细胞；趋化募集初始T细胞
CXCR3A/B	浆细胞样DC T细胞 NK细胞	CXCL9/MIG CXCL10/IP-10	趋化募集T细胞、单核细胞和NK细胞，参与炎症反应
CXCR5	B细胞 Tfh细胞	CXCL13/BLC-1	诱导B细胞和Tfh细胞归巢进入淋巴滤泡
CX3CR1	单核细胞 NK细胞	CX3CL1/FLK	趋化募集单核细胞和NK细胞，介导炎症反应

注：LTN（淋巴细胞趋化因子），MCP-1,2,3（单核细胞趋化蛋白-1,2,3）；MIP-1α/β（巨噬细胞炎症蛋白-1α/β）；MIP-3β（巨噬细胞炎症蛋白-3β）；EOT(嗜酸性粒细胞趋化因子）；SLC（二级淋巴组织来源趋化因子），GCP-2（granulocyte chemotactic protein 2，粒细胞趋化蛋白-2），NAP-2（中性粒细胞激活蛋白-2），MIG（monokine induced by gamma interferon，γ干扰素诱导的单核因子），IP10（γ干扰素诱导白蛋白-10），BLC-1（B淋巴细胞趋化因子）；FLK（分形素）

第三节 细胞因子的共同特性和主要生物学作用

一、细胞因子的共同特性

细胞因子种类繁多，各类细胞因子有其特有的分子结构、理化性质和生物学功能，但也具有某些共有特性，简述如下。

1. 理化特性　细胞因子多为低分子量（8～30KD）多肽或糖蛋白。大多数细胞因子以单体形式存在，少数细胞因子如 IL-5、IL-10、IL-12、M-CSF 和 TGF-β 等为双体，TNF-α 和 TNF-β（LT-α）则以三聚体形式与相应受体结合发挥作用。

2. 产生特点　细胞因子产生特点简述如下：①体内各种免疫细胞及血管内皮细胞、成纤维细胞、上皮细胞、肿瘤细胞等非免疫细胞都能产生细胞因子，即细胞因子产生具有多源性。②一种细胞可分泌多种细胞因子，几种不同类型的细胞也可产生一种或几种相同的细胞因子，即细胞因子产生具有多样性。③细胞在静息状态下不能产生细胞因子，只有在活化后才能合成分泌细胞因子；刺激停止后细胞因子合成分泌也随之终止，即细胞因子产生具有自限性。

3. 作用方式　细胞因子大多以旁分泌（paracrine）或自分泌（autocrine）方式，作用于邻近细胞或产生细胞因子的细胞本身（图 5-3），因此绝大多数细胞因子只在局部产生作用，即细胞因子作用具有局限性。少数细胞因子如 IL-1、TNF-α、TGF-β、EPO 和 M-CSF 等也可通过内分泌（endocrine）方式作用于远处的靶器官和靶细胞（图 5-3）。细胞因子通常以游离形式与靶细胞表面相应配体结合发挥作用；有些细胞因子也能以膜结合形式表达于细胞表面发挥作用，如膜结合 IL-8（mIL-8）、膜结合 TGF-β（mTGF-β）、跨膜型 TNF-α/β（TM-TNF-α/β）和跨膜型 SCF（TM-SCF）等。

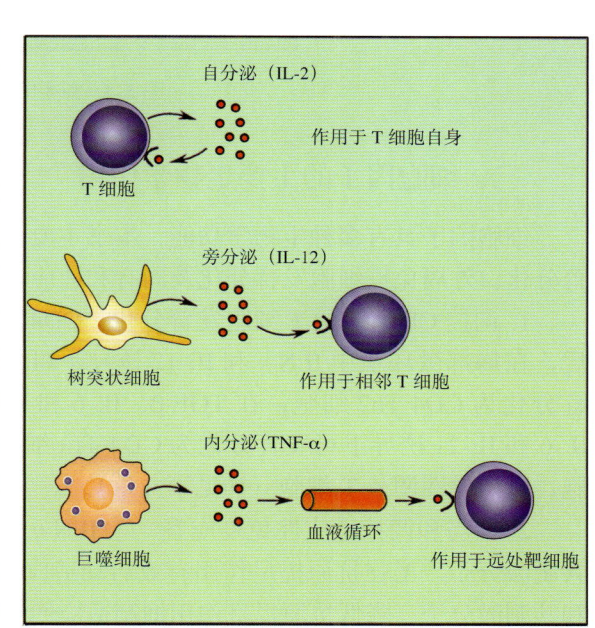

图 5-3　细胞因子的作用方式

4. 作用特点　细胞因子作用特点简述如下：①细胞因子与相应受体结合具有很高的亲和力，只需极少量（pmol/L 水平）就能产生明显生物学效应，即细胞因子作用具有高效性（high effectiveness）。②细胞因子半衰期短，靶细胞对细胞因子的反应通常发生在几个小时之内，即细胞因子作用具有时效性（time effectiveness）。③一种细胞因子可对多种不同类型的靶细胞作用，产生多种生物学效应（图 5-4），即细胞因子作用具有多效性（pleiotropism）。④几种不同的细胞因子可对同一种靶细胞作用，产生相同或相似的生物学效应（图 5-4），即细胞因子作用具有重叠性（redundancy）。⑤细胞因子作用具有网络性（network character），主要表现为：一种细胞因子可诱导或抑制另外一些细胞因子的产生；某些细胞因子之间的作用可表现为协同效应（synergy effect）或拮抗作用（antagonism）（图 5-4）；某些细胞因子可对靶细胞表面某些细胞因子受体的表达产生促进或抑制作用。

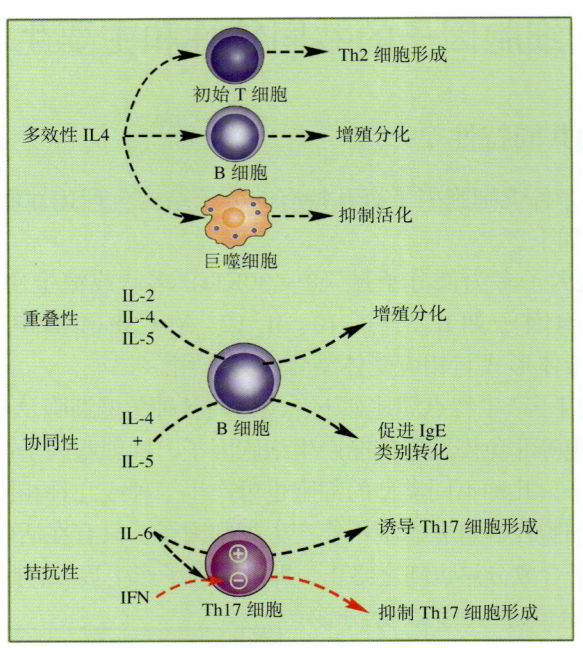

图 5-4 细胞因子的作用特点

二、细胞因子的主要生物学作用

细胞因子具有多种生物学功能，本书主要介绍细胞因子在调控中枢免疫器官内免疫细胞发育分化、外周免疫细胞发育分化及固有和适应性免疫应答过程中所发挥的主要作用。

1. 调控 $CD4^+$ 初始 T 细胞发育分化　$CD4^+$ 初始 T 细胞在外周免疫器官接受抗原刺激活化后，在局部微环境中 IFN-γ 和 IL-12 诱导下可发育分化为 $CD4^+$Th1 细胞；在 IL-4 诱导下可发育分化为 $CD4^+$Th2 细胞；在 TGF-β、IL-6 和 IL-23 诱导下可发育分化为 $CD4^+$Th17 细胞；在 IL-6 和 IL-21 诱导下可发育分化为 $CD4^+$Tfh 细胞；在 TGF-β 诱导下可发育分化为 $CD4^+$Th3 细胞，即诱导性调节 T 细胞（详见第九章）。

2. 参与和调控适应性免疫应答　① IFN-γ 可促进抗原提呈细胞（APC）表达 MHC 分子和共刺激分子，增强抗原提呈作用有效启动适应性免疫应答；IL-10 可抑制 APC 表达 MHC 分子和共刺激分子，降低抗原提呈作用抑制适应性免疫应答的启动。② IL-4、5、6 和 IL-13 可促进 B 细胞活化进而增殖分化为浆细胞后，通过合成分泌抗体产生体液免疫效应；③ IL-2、IL-12 和 IFN-γ 可促进 T 细胞活化进而增殖分化为效应 T 细胞后，介导产生细胞免疫效应；④ TGF-β 则可抑制 T、B 细胞介导产生的适应性体液和细胞免疫应答；⑤ IFN-γ 可诱导初始 T 细胞发育分化为 Th1 细胞，增强机体细胞免疫应答能力；也能抑制 Th2 细胞增殖分化，对体液免疫功能产生下调作用（详见第十二章）。

3. 参与和调节固有免疫应答　①抗病毒感染：IFN-α 和 IFN-β 可诱导靶细胞产生抗病毒蛋白，抑制病毒复制或扩散；TNF-α 和 TNF-β 可直接杀伤某些病毒感染的靶细胞，使病毒丧失寄生场所而被清除；IFN-γ 和 IL-12 可激活 NK 细胞有效杀伤病毒感染细胞，增强机体抗病毒免疫监视作用。②抗细菌等病原体感染：CXCL8（IL-8）、CCL2（MCP-1）和 CCL3（MIP-1α）等趋化因子可募集活化中性粒细胞和单核-巨噬细胞，增强机体抗感染免疫应答能力；IFN-γ、TNF-α 和 GM-CSF 可有效激活单核-巨噬细胞，使其吞噬杀菌能力显著增强。③介导炎症反应：IL-1、IL-6 和 TNF-α/β 等促炎细胞因子，可诱导血管内中性粒细胞和单核细胞外渗进入病原体感染部位，发挥抗感染免疫作用；可作用于下丘脑体温调节中枢引起发热，产生抑制病原体生长和有助于启动适应免疫应答的免疫保护作用；可刺激骨髓干细胞增殖分化，产生并释放大量中性粒细胞入血增强机体抗感染免疫应答能力；可刺激肝细胞合成分泌甘露糖结合凝集素（MBL）等急性期蛋白，并通过激活补体 MBL 途径产生调理和溶菌作用增强机体抗感染免疫应答能力。④抗肿瘤作用：TNF-α/β 可诱导肿瘤细胞凋亡产生肿瘤作用；IL-2、IL-12 和 IFN-γ 可通过激活 NK 细胞和促进效应 CTL 生成等方式，增强机体抗肿瘤免疫作用；IFN-α 可促进肿瘤细胞表面 MHC 分子表达，增强效应 T 细胞对肿瘤细胞的杀伤作用。

第四节　细胞因子与疾病的关系和在疾病防治中的应用

一、细胞因子异常与疾病

生理状态下细胞因子的合成分泌受到严格调控，对机体产生有益的作用；当细胞因子或其受体表达发生异常时，可产生对机体有害的病理性变化。

1. 内毒素中毒性休克　G^- 菌等病原体严重感染时菌体脂多糖（内毒素）大量释放可刺激单核-巨噬细胞/中性粒细胞过度表达 IL-1、TNF-α 和 IL-6 等促炎细胞因子，而引发内毒素中毒性休克，重者可发生弥散性血管内凝血导致死亡。

2. 促进肿瘤生长　细胞因子异常表达与某些肿瘤的生长密切相关，例如：①某些肿瘤细胞可通过分泌大量 TGF-β 和 IL-10 等细胞因子对巨噬细胞、NK 细胞和 CTL 的杀瘤活性产生抑制作用，从而有助于肿瘤细胞生长。②某些肿瘤细胞如骨髓瘤、心房黏液瘤、子宫颈癌和膀胱癌细胞可产生大量 IL-6，并通过自分泌作用促进肿瘤细胞生长形成肿瘤。

3. 免疫缺陷病　某些细胞因子受体缺陷可引发免疫缺陷病，如 IL-2R 和 IL-4R γ 链基因突变可导致 X 连锁重症联合免疫缺陷病。

4. Ⅰ型超敏反应　体内 Th2 细胞功能异常增高合成分泌大量 IL-4，可诱导 B 细胞产生特异性 IgE 类抗体引发 Ⅰ 型超敏反应。

5. 自身免疫病　体内 Th1 细胞功能异常增高产生过量 IFN-γ，可诱导某些自身组织细胞表达自身抗原肽-MHC-Ⅱ类分子复合物而使相应自身反应性 T 细胞活化，引发自身免疫病，如胰岛素依赖性糖尿病等。

6. 移植排斥反应　IL-2 和 IFN-γ 等细胞因子参与急性移植排斥反应，测定 IL-2、IFN-γ 等细胞因子或其可溶性细胞因子受体的水平可作为监测排斥反应的指标之一。

二、细胞因子在临床疾病防治中的应用

采用现代生物技术研制开发的重组细胞因子、重组细胞因子受体、抗细胞因子抗体和抗细胞因子受体抗体药物已在临床得到较为广泛的应用（表 5-5）。

1. 感染性疾病的治疗　①IFN 已被用于某些感染性疾病，如病毒性肝炎、角膜炎和感染性生殖器疣的治疗；②IFN 对某些寄生虫，如利什曼原虫和弓形虫感染也有一定疗效；③IL-2 可用于艾滋病的辅助治疗，以提高患者 Th1 细胞数目；④可溶性 IL-1Rα 可通过阻断 IL-1 与靶细胞表面 IL-1R 结合，降低临床内毒素性休克患者的病死率。

2. 肿瘤的治疗　①IFN 已被用于淋巴瘤、黑色素瘤、多发性骨髓瘤和浅表膀胱癌的治疗，取得程度不同的疗效；②IL-2 体外诱导自体淋巴细胞形成淋巴因子激活的杀伤细胞（lymphokine activated killer cell, LAK）后，将其回输给肿瘤患者获得一定疗效；③IL-2 与肿瘤疫苗联合使用，可通过增强 CTL 和 NK 细胞杀伤活性等作用机制预防肿瘤的复发；④组合细胞因子（IL-1、IL-2、IFN-γ）与 CD3 单克隆抗体联合使用可诱导产生细胞因子诱导的杀伤

细胞（cytokine induced killer cell，CIK），该种杀伤细胞对肿瘤细胞的杀伤作用强于LAK细胞，获得较好疗效。

3. 免疫相关性疾病的治疗　①IFN-γ治疗慢性肉芽肿有效，可使患者发生感染的频率下降，症状减轻；②TNFR-Fcγ重组蛋白可通过抑制类风湿关节炎滑膜内TNF-α等炎性介质释放，使患者获得较好疗效；③多种细胞因子可用于血细胞减少症的治疗，例如GM-CSF，M-CSF和G-CSF可用来治疗白细胞减少症，TPO和IL-11可用于治疗放疗和化疗引起的血小板减少症，EPO可用来治疗红细胞减少症；④IL-2与生物毒素形成的融合蛋白能定向杀伤表达IL-2R的靶细胞，可用来防治移植物抗宿主反应或宿主抗移植物反应。

表5-5　已批准上市的部分重组细胞因子及其受体和抗细胞因子及其受体抗体药物

名称	适应证
IFN-α	毛细胞白血病、Kaposi肉瘤、肝炎、癌症
IFN-γ	慢性肉芽肿病、生殖器疣
G-CSF	自身骨髓移植、化疗所致粒细胞减少症、再生障碍性贫血
GM-CSF	自身骨髓移植、化疗导致的血细胞减少症、再生障碍性贫血、
EPO	慢性肾衰竭导致的贫血、癌症或癌症化疗导致的贫血、失血后贫血
IL-2	癌症、免疫缺陷、疫苗佐剂
IFN-β	多发性硬化
IL-11	放化疗所致血小板减少症
SCF	扩增外周血干细胞，用于肿瘤放化疗的辅助治疗
EGF	外用药治疗烧伤、溃疡（国内批准上市）
TPO	放化疗所致血小板减少症（国内批准上市）
IL-1R	类风湿关节炎
TNF-RⅡ-Fc融合蛋白	类风湿关节炎、银屑病、多发性硬化
人源化抗TNF-α单抗	局限性肠炎、类风湿关节炎
人源化抗HER-2单抗	乳腺癌
人源化抗VEGF单抗	肠癌、黄斑变性

（王　炜）

第六章 白细胞分化抗原和黏附分子

细胞表面膜分子是介导细胞与细胞间相互作用和接受相应可溶性细胞因子或其他生物活性介质刺激产生应答的重要物质基础和功能分子。免疫细胞表面膜分子主要包括参与识别及信号转导的受体分子，介导细胞间或细胞与细胞外基质间相互作用和参与信号转导的黏附分子。不同谱系免疫细胞和不同分化成熟阶段同一谱系免疫细胞表面膜分子有所不同；上述膜分子可用相应单克隆抗体分析鉴定，称之为白细胞分化抗原。

第一节 人白细胞分化抗原

一、人白细胞分化抗原和分化群（CD）的概念

人白细胞分化抗原（human leukocyte differentiation antigen, HLDA）主要是指造血干细胞在分化成熟为不同谱系、各谱系分化的不同阶段以及细胞成熟后活化过程中所表达的细胞表面分子。目前已知白细胞分化抗原不仅存在于白细胞表面，还广泛分布于红细胞、血小板、血管内皮细胞、上皮细胞、成纤维细胞和神经内分泌细胞等多种细胞表面。HLDA 多为跨膜糖蛋白，少数为碳水化合物；根据胞外区结构特点可将其分为免疫球蛋白超家族、肿瘤坏死因子超家族、细胞因子受体家族、C 型凝集素超家族和选择素家族。

Köhler 和 Milstein1975 年建立的单克隆抗体技术极大地推动了人们对 HLDA 的研究。国际专门命名机构将来自不同实验室的单克隆抗体所识别鉴定的同一种分化抗原归为同一个分化群（cluster of differentiation），简称 CD。单克隆抗体及其识别的相应抗原表位通常共用一个 CD 编号，即一个 CD 编号既可代表某种单克隆抗体，又可代表该种单克隆抗体识别鉴定的细胞膜表面分子。

二、人白细胞分化抗原的分类和相关分子的主要功能

根据功能特征可将人白细胞分化抗原大致分为受体和黏附分子两类（表6-1）：其中参与识别和信号转导的受体分子主要包括 TCR-CD3 复合体、BCR-Igα/Igβ 复合体、TCR/BCR 辅助受体、NK 细胞杀伤活化受体、模式识别受体如 Toll 样受体（TLR）、IgGFc 受体、补体受体、细胞因子受体和死亡受体。可介导细胞间或细胞与细胞外基质间相互作用和信号转导相关的黏附分子主要包括共刺激分子、归巢受体和地址素等。

第六章　白细胞分化抗原和黏附分子

表6-1　细胞表面与其识别和黏附相关的分子及其主要作用

表面分子种类	细胞分布	CD分子及其主要功能
细胞受体		
TCR-CD3复合体	T细胞	CD3参与TCR识别抗原后的信号转导
TCR辅助受体（CD4/CD8）	T细胞	CD4、CD8可促进TCR-CD3复合体识别抗原后的信号转导
BCR-Igα/Igβ复合体（CD79a/CD79b）	B细胞	CD79a/CD79b参与BCR识别抗原后的信号转导
BCR辅助受体（CD19/CD21/CD81复合物）	B细胞	CD19/CD21/CD81复合物可促进BCR-Igα/Igβ复合体识别抗原后的信号转导
NK细胞杀伤活化受体 NKG2D（CD314） NKp46（CD335） NKp44（CD336） NKp30（CD337）	NK细胞	CD314、CD335-337可直接识别某些肿瘤细胞或病毒感染细胞表面异常表达的配体分子，转导NK细胞活化信号
模式识别受体（PRR） TLR1-11（CD281-291）	吞噬细胞 树突状细胞	CD281-291可直接识别结合某些病原体或其成分所共有的特定分子，诱导固有免疫细胞活化
IgGFc受体（FcγR） FcγR Ⅰ/Ⅱ/Ⅲ（CD64/CD32/CD16）	吞噬细胞 树突状细胞 NK细胞	CD64、CD32、CD16可介导调理吞噬和ADCC效应
IgE Fc受体（FcεR） FcεR Ⅰ FcεR Ⅱ（CD23）	肥大细胞 嗜碱性粒细胞 B细胞	肥大细胞和嗜碱性粒细胞表面FcεR Ⅰ与IgE结合可使上述细胞致敏，参与超敏反应； FcεR Ⅱ具有免疫负调控作用，可抑制B细胞活化
补体受体（CR） CR1（CD35） CR2（CD21） CR3（CD11b/CD18） CR4（CD11c/CD18）	吞噬细胞 B细胞 红细胞 血小板	CD35（CR1）、CD11b/CD18（CR3）、CD11c/CD18（CR4）参与调理吞噬或免疫黏附； CD21（CR2）作为BCR辅助受体中C3d受体可促进BCR-Igα/Igβ复合体识别抗原后的信号转导
细胞因子受体（CKR） 白细胞介素受体 集落刺激因子受体 肿瘤坏死因子受体 趋化因子受体等	广泛分布	细胞因子受体可介导信号转导；参与造血及细胞活化、增殖分化和迁徙移动
死亡受体 TNFR Ⅰ（CD121a） Fas（CD95）	广泛分布	CD121a（TNFR Ⅰ）和CD95（Fas）分别与细胞表面相应配体TNF和FasL结合，可诱导细胞凋亡
黏附分子		
共刺激分子 B7-1/2（CD80/CD86） CD28、CTLA-4（CD152）、 CD40L、CD40	抗原提呈细胞 T细胞 B细胞	抗原提呈细胞（APC）通过表面CD80/CD86与T细胞表面CD28或CD152（CTLA-4）结合参与T细胞活化或抑制信号转导；活化T细胞通过表面CD40L与B细胞表面CD40结合，参与B细胞活化信号转导
炎症细胞表面黏附分子 sLe^x（CD15s） LFA-1（CD11a/CD18） 血管内皮细胞表面相应黏附分子 E-选择素（CD62E） ICAM-1（CD54）	中性粒细胞 内皮细胞	中性粒细胞通过表面sLe^{x}和LFA-1与感染部位小静脉内皮细胞表面E-选择素和ICAM-1结合，参与介导中性粒细胞外渗引发炎症反应

淋巴细胞归巢受体			
L-选择素（CD62L）		T淋巴细胞	T细胞通过表面L-选择素和LFA-1与淋巴结高内皮
LFA-1（CD11a/CD18）			微静脉内皮细胞表面GlyCAM-1/CD34和ICAM-1结
血管地址素配体			合，参与T淋巴细胞归巢和再循环
GlyCAM-1，PNAd（CD34）		内皮细胞	
ICAM-1（CD54）			

注：PRR（pattern recognition receptor, 模式识别受体）；CKR（cytokines receptor, 细胞因子受体）；TNFR1（tumor necrosis factor 1 receptor 肿瘤坏死因子1受体）；sLe^x（sialy-Lewis^x, 唾液酸化的路易斯寡糖）；LFA-1（lymphocyte function associated antigen-1, 淋巴细胞功能相关抗原-1）；ICAM-1（intercellular adhesion molecules-1, 细胞间黏附分子-1）；GlyCAM-1（glycosylation-dependent cell adhesion molecule-1, 糖基化依赖的细胞黏附分子-1）；PNAd（peripheral lymphnode vascular addression, 外周淋巴结血管地址素）

第二节 黏附分子

细胞黏附分子（cell adhesion molecule, CAM）是介导细胞间或细胞与细胞外基质（extracellular matrix, ECM）间相互作用的分子，简称黏附分子。黏附分子为跨膜蛋白，以受体－配体结合形式发挥作用；参与细胞的识别活化、增殖分化、信号转导和迁徙移动。它们在免疫应答、炎症反应、肿瘤转移和创伤愈合等病生理过程中发挥重要作用。黏附分子属白细胞分化抗原，多数已有CD编号；根据黏附分子结构特点可将其分为免疫球蛋白超家族、整合素家族、选择素家族和钙黏蛋白等家族。

一、免疫球蛋白超家族

免疫球蛋白超家族（immunoglobulin superfamily, IgSF）是一类结构和氨基酸组成与Ig可变区或恒定区结构域相类似的同源蛋白分子。IgSF成员在免疫细胞众多膜分子中所占比例最大，其种类繁多、分布广泛、功能各异；主要参与淋巴细胞对抗原的识别，免疫细胞间的相互作用和细胞活化信号的转导。表6-2摘要介绍在T细胞与APC结合相互作用过程中所涉及的IgSF黏附分子及其主要功能。

表6-2 T细胞与APC结合相互作用过程中涉及的黏附分子及其主要功能

属于IgSF的黏附分子	细胞分布	相应配体	主要功能
CD4、CD8	T细胞	APC表面MHC Ⅱ/Ⅰ类分子	促进T细胞活化第一信号产生
CD28	T细胞	APC表面B7-1/2（CD80/86）	诱导产生T细胞活化第二信号
LFA-2（CD2）		APC表面LFA-3（CD58）	
LFA-1（CD11a/CD18）		APC表面ICAM-1（CD54）	
CD40L	活化T细胞	B细胞表面CD40；	诱导产生B细胞活化第二信号；
ICOS（CD278）		APC表面ICOSL（B7-H2）	促进B细胞增殖分化
CTLA-4（CD152）	活化T细胞	APC表面B7-1/2（CD80/86）	抑制T细胞活化和增殖
PD-1（CD279）		PDL-1/2（CD247/273）	

注：ICOS（inducible costimulator, 诱导性共刺激分子）；PD-1（programmed death-1, 程序性死亡-1）；PDL-1（programmed death ligand-1, 程序性死亡配体-1）

二、整合素家族

整合素家族（integrin family）成员是由 α 和 β 两条肽链组成的异二聚体分子（图 6-1），因其主要介导细胞与细胞外基质黏附，使细胞得以附着形成整体（integration）而得名。整合素家族中至少有 18 种 α 链，8 种 β 链，共有 24 种组合形式。根据 β 链的不同，可将整合素家族分 8 组：在同一组中，β 链相同而 α 链不同；通常大多数 α 链只结合一种 β 链，有些 α 链可结合多种 β 链，分组不绝对严格。整合素在体内分布广泛，一种整合素可分布于多种细胞；同一种细胞也可表达多种整合素。整合素分子表达水平受细胞活化和分化状态的影响，某些整合素的表达具有显著的细胞类型特异性。整合素家族 β1 和 β2 组中某些成员的分子结构、分布、配体和主要功能如表 6-3 所示。

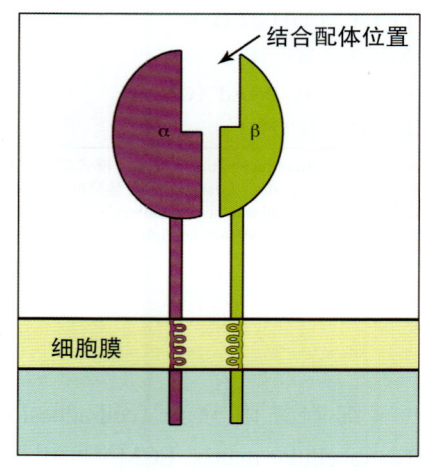

图 6-1 整合素分子的基本结构示意图

表6-3 整合素家族β1/β2某些成员的主要特征

分组	分子结构（CD编号）	细胞分布	配体	主要功能
迟现抗原组（VLA组）（β1组12个成员）例1：VLA-4	α4β（CD49d/CD29）	淋巴细胞 胸腺细胞 单核细胞	FN VCAM-1 MAdCAM-1	参与免疫细胞黏附；诱导产生T细胞活化第二信号
白细胞黏附受体组（β2组4个成员）例1：LFA-1 例2：Mac-1	αLβ2（CD11a/CD18） αMβ2（CD11b/CD18）	淋巴细胞 粒细胞 单核巨噬细胞 髓样细胞 淋巴细胞	ICAM-1 ICAM-2 ICAM-3 iC3b ICAM-1	诱导产生T细胞活化第二信号；参与淋巴细胞再循环和炎症反应 参与免疫细胞黏附、介导炎症反应和调理吞噬作用

注：VLA-4（very late appearing antigen-4, 迟现抗原-4）；FN（fibronectin, 纤连蛋白）；VCAM-1（vascular cell adhesion molecule-1, 血管细胞黏附分子-1）；MAdCAM-1（mucosal addressin cell adhesion molecul-1, 黏膜地址素细胞黏附分子-1）；LFA-1（lymphocyte function associated antigen-1, 淋巴细胞功能相关抗原-1）；ICAM-1, 2, 3（intercellular adhesion molecule-1, 2, 3, 细胞间黏附分子-1, 2, 3）。

三、选择素家族

选择素家族（selectin family）成员为跨膜分子，其胞膜外区均由 C 型凝集素样（CL）结构域、表皮生长因子（EGF）样结构域和补体调节蛋白（CCP）结构域组成（图 6-2）；其中胞外区 CL 结构域是与相应配体结合的部位，其胞质区与细胞骨架相连。

选择素家族有三个成员，即白细胞选择素（leukocyte-selectin, L- 选择素）、内皮细胞选择素（endothelium-selectin, E- 选择素）和血小板选择素（platelet-selectin, P- 选择素）。选择素分子识别的配体主要是表达

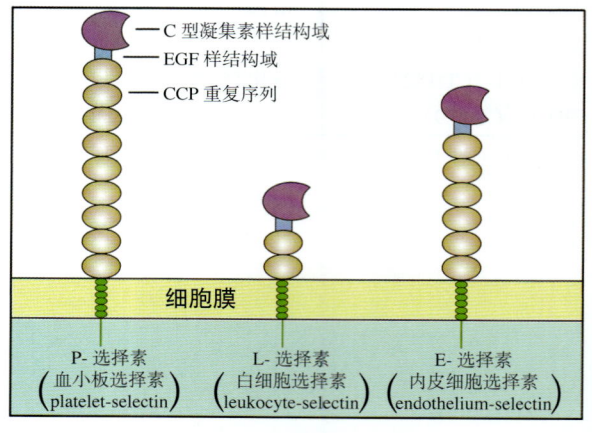

图 6-2 选择素分子结构示意图

于白细胞和内皮细胞表面的某些寡糖基团和糖蛋白,如唾液酸化的路易斯寡糖(sialyl-Lewis^x, sLe^x)和糖基化依赖的细胞黏附分子-1(glycosylation-dependent cell adhesion molecule-1,GlyCAM-1)等。它们在淋巴细胞归巢、炎症,以及白细胞与血管内皮细胞黏附过程中发挥重要作用。三种选择素的分布、配体及其主要功能如表6-4所示。

表6-4 选择素的分布及其识别的配体和主要功能

选择素	细胞分布	配体	功能
E-选择素(CD62E)	活化内皮细胞	CD15s(sLe^x)、CLA、PSGL-1、ESL-1	介导白细胞与小静脉内皮细胞黏附,参与炎症反应
L-选择素(CD62L)	白细胞(活化后下调)	CD15s(sLe^x)、CD34、GlyCAM-1	介导白细胞与小静脉内皮细胞黏附,参与淋巴细胞归巢、再循环和炎症反应
P-选择素(CD62P)	血小板、巨核细胞、活化内皮细胞	CD15s(sLe^x)、CD15、PSGL-1	介导白细胞与内皮细胞黏附,参与炎症反应

注:sLe^x(sialy1-Lewis^x,唾液酸化的路易斯寡糖);CLA(cytaneous lymphocyte-associated antigen,皮肤淋巴细胞相关抗原);PSGL-1(P-selection glycoprotein ligand-1,P-选择素糖蛋白配体-1);ESL-1(E-selection ligand-1,E-选择素配体-1);GlyCAM-1(glycosylation-dependent cell adhesion molecule-1,糖基化依赖的细胞黏附分子-1)

四、黏附分子的主要功能

黏附分子通常以受体-配体结合方式发挥作用,参与免疫应答、炎症反应和肿瘤转移等一系列重要生理和病理过程,摘要简介如下。

1. 介导T细胞与APC结合启动适应性免疫应答 抗原提呈细胞表面黏附分子与T细胞表面相应黏附分子互补结合是启动适应性免疫应答的关键步骤,其过程简述如下:T细胞进入外周免疫器官后首先通过表面LFA-1和LFA-2等黏附分子与APC表面ICAM-1和LFA-3等相应黏附分子松散结合,使二者发生滚动和可逆性黏附为T细胞表面TCR-CD3复合体对APC表面相应抗原肽-MHC分子复合物的特异性识别创造了条件。

T细胞通过表面TCR-CD3复合体从APC表面众多抗原肽-MHC Ⅱ/Ⅰ类分子复合物(pMHC)中挑选出相应抗原肽-MHC Ⅱ/Ⅰ类分子复合物,并与之特异性结合后诱导产生T细胞活化第一信号。上述活化信号可使T细胞和APC表面某些黏附分子构象改变聚集在TCR-pMHC周围形成免疫突触(immunological synapse),并由此导致T细胞表面黏附分子CD28、LFA-2、LFA-1与APC表面黏附分子B7、LFA-3、ICAM-1间的亲和力显著增强,成为诱导产生T细胞活化第二信号的共刺激分子,从而有效激活抗原特异性T细胞启动适应性免疫应答。

2. 介导血管内中性粒细胞向感染炎症部位迁移 血管内中性粒细胞向感染炎症部位迁移过程如图6-3所示,简述如下:(1)感染部位巨噬细胞被病原体激活后产生的IL-1和TNF-α等促炎细胞因子可使相邻毛细血管内皮细胞活化,表达E-选择素、ICAM-1及膜型趋化因子mIL-8和分泌型IL-8。(2)中性粒细胞通过表面唾液酸化的路易斯寡糖(sLe^x)与血管内皮细胞表面E-选择素松散结合发生滚动黏附,可使中性粒细胞表达IL-8R,并通过对内皮细胞表面膜型IL-8的结合起到制动作用;同时可刺激中性粒细胞,使其表面整合素LFA-1表达上调和活化;使血管内皮细胞表面ICAM-1表达上调。(3)中性粒细胞通过表面sLe^x、IL-8R、高亲和力LFA-1与内皮细胞表面相应E-选择素、mIL-8、ICAM-1结合形成稳定黏附。(4)上述变化导致中性粒细胞骨架重组,使其趴伏在内皮细胞表面形成紧密黏附,产生以下两种作用:①刺激内皮细胞连接处一种称之为VE-钙黏素复合物(VE-cadherin complex)的蛋白发生短暂而可逆性解离(disruption),从而导致内皮细胞间隙开放,为中性粒细胞外渗提供了"方便之门";②中性粒细胞表面LFA-1与内皮细胞表面ICAM-1之间亲和力显著降低;同时在感染部位巨噬细胞和血管内皮细胞分泌的高浓度 IL-8 等趋化因子作用下，中性粒细胞从血管内皮细胞间隙渗出，进入感染部位发挥抗感染免疫作用。血管内单核细胞和 T 淋巴细胞也能以类似于上述中性粒细胞外渗迁移方式，进入感染部位发挥作用。

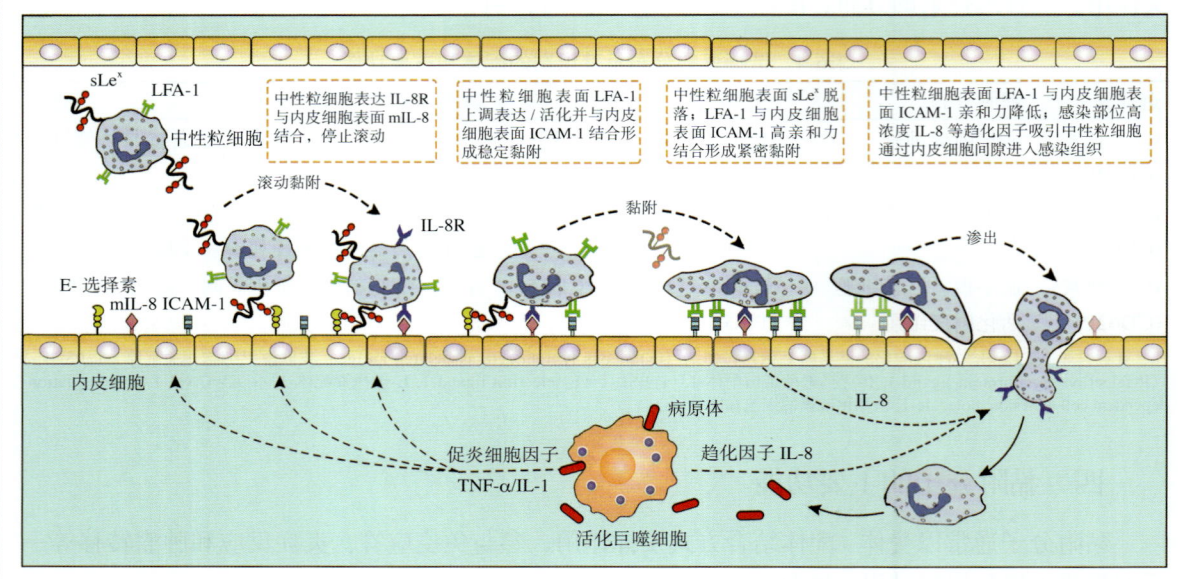

图 6-3　中性粒细胞对血管内皮的黏附和渗出过程

3. 介导淋巴细胞归巢　淋巴细胞归巢（lymphocyte homing）是指初始 T、B 淋巴细胞离开中枢免疫器官后，经血液循环定向迁移到外周免疫器官和淋巴组织的过程。T 淋巴细胞表面与其归巢相关的黏附分子又称淋巴细胞归巢受体（lymphocyte homing receptor, LHR），主要包括 L-选择素和 LFA-1。淋巴细胞归巢受体识别结合的配体表达于内皮细胞表面称之为血管地址素（vascular addressin），主要包括表达于淋巴结高内皮小静脉内皮细胞表面的外周淋巴结血管地址素（peripheral lymphnode vascular addressin, PNAd, CD34）、糖基化依赖性细胞黏附分子 1（glycosylation-dependent cell adhesion molecule 1, GlyCAM-1）、ICAM-1、2，及表达于派氏小结高内皮小静脉和黏膜固有层小静脉内皮细胞表面的黏膜地址素细胞黏附分子-1（mucosal addressin cell adhesion molecule-1, MAdCAM-1）。研究证实，生理条件下淋巴结高内皮小静脉内皮细胞表面 CD34、GlyCAM-1、ICAM-1、2 等黏附分子和膜型次级淋巴组织趋化因子（secondary lymphoid tissue chemokine, SLC，即 CCL21）的表达与淋巴结深皮质区中树突状细胞对内皮细胞的激活作用密切相关，即树突状细胞通过表面 LTα1β2 三聚体与高内皮小静脉内皮细胞相应受体（LTβR）结合，可诱导高内皮小静脉内皮细胞成熟，使之表达上述黏附分子及膜型 SLC 和分泌型 SLC（CCL21）。

初始 T 细胞与高内皮小静脉内皮细胞间的相互作用如图 6-4 所示：①首先通过其表面 L-选择素与血管内皮细胞表面 GlyCAM-1/CD34 松散结合，沿血管壁发生滚动黏附；②进而通过表面趋化因子受体（CCR7）与内皮细胞表面膜型次级淋巴组织趋化因子（mSLC），即膜型 CCL21 结合，诱导 T 细胞表面 LFA-1 活化，使之与血管内皮细胞表面相应黏附分子 ICAM-1 结合，导致 T 细胞与血管内皮细胞紧密黏附；③在淋巴结深皮质区高内皮小静脉内皮细胞和成纤维网状细胞（fibroblastic reticular cell, FRC）分泌的 CCL21 和 CCL19 作用下，初始 T 细胞穿过血管内皮细胞进入淋巴结深皮质区，参与适应性免疫应答。

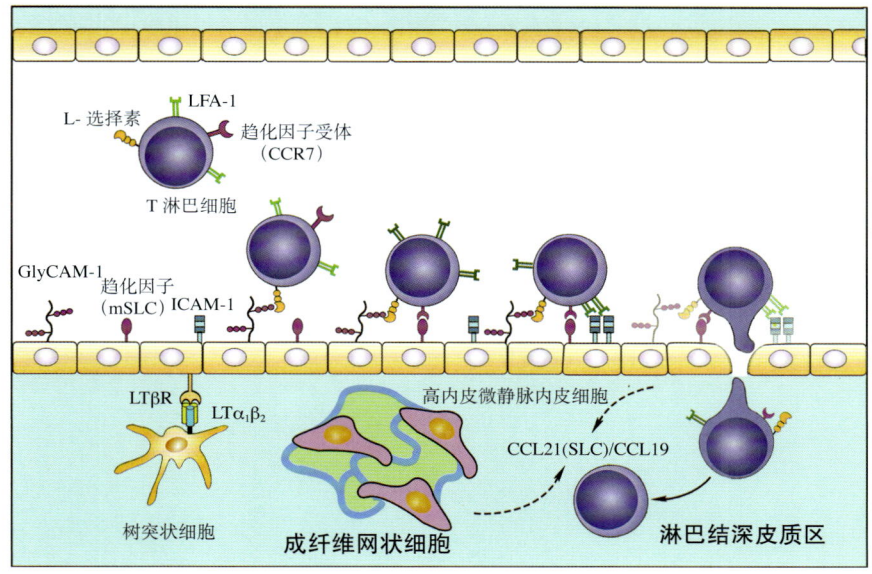

图 6-4　T 淋巴细胞归巢过程示意图

初始 B 细胞也能通过与初始 T 细胞类似的作用方式进入淋巴结深皮质区；但初始 B 细胞低表达 CCR7 而高表达 CXCR5，因此在滤泡树突状细胞（FDC）分泌的 B 淋巴细胞趋化因子 1（B lymphocyte chemokine 1, BLC-1）即 CXC13 作用下，能够从深皮质区继续迁移进入淋巴滤泡，参与适应性体液免疫应答。

（刘　平）

第七章 主要组织相容性复合体及其编码的抗原系统

在人或同种不同品系动物个体间进行组织器官移植时，可因两者组织细胞表面同种异型抗原存在差异而发生排斥反应。这种代表个体特异性的引起移植排斥反应的同种异型抗原称为组织相容性抗原（histocompatibility antigen）或移植抗原（transplantation antigen）。组织相容性抗原包括多种复杂的抗原系统，其中能引起强烈而迅速排斥反应的抗原系统称为主要组织相容性抗原（major histocompatibility antigen）系统，其编码基因称为主要组织相容性复合体（major histocompatibility complex, MHC）。

主要组织相容性抗原系统广泛分布于人或动物有核细胞表面，其化学成分是脂蛋白或糖蛋白。在生理条件下，此类抗原的主要功能是结合、提呈抗原肽，启动适应性免疫应答。不同动物的主要组织相容性抗原系统有不同的命名，小鼠的主要组织相容性抗原称为H-2系统（histocompatibility-2 system）；人的主要组织相容性抗原因首先在人外周血白细胞表面发现，故称人类白细胞抗原（human leukocyte antigen, HLA）。主要组织相容性复合体（MHC）是编码主要组织相容性抗原的紧密连锁在同一染色体上的基因群，具有极其丰富的多态性。MHC在哺乳动物中普遍存在：小鼠主要组织相容性-2复合体（histocompatibility-2 complex），简称H-2复合体位于第17号染色体上；HLA复合体（HLA complex）位于人第6号染色体上。

第一节 人类白细胞抗原（HLA）复合体及其产物

HLA复合体（3600kb）位于第6号染色体短臂上，共有224个基因座位，其中128个基因座位上的基因为功能性基因；其余基因座位上的基因有些是伪基因；有些是功能不明的基因。根据各位点基因及其编码产物结构和功能的不同，可将HLA复合体分为三个区域，即Ⅰ类基因区、Ⅱ类基因区和介于Ⅰ类与Ⅱ类基因区之间的Ⅲ类基因区（图7-1）。

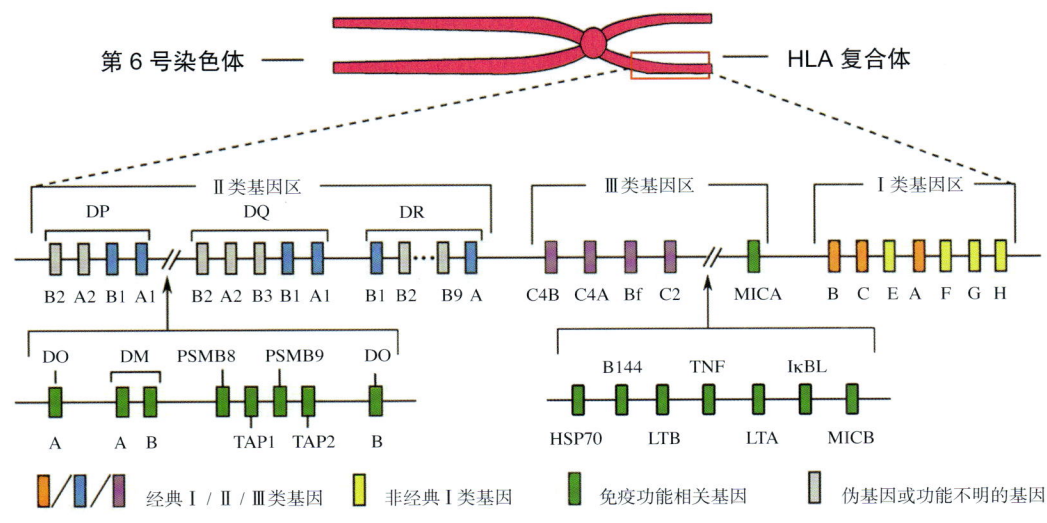

图7-1 人类HLA复合体结构示意图

一、HLA- Ⅰ类基因区基因及其编码产物的主要功能

Ⅰ类基因区内含经典 HLA-A、B、C 三个基因座位和非经典 HLA-E、F、G、H 等基因座位。经典 HLA-A、B、C 每个基因座位上存在多个等位基因，具有高度多态性；分别编码化学结构相似、但抗原特异性不同的 HLA-A、B、C 肽链，即 HLA Ⅰ类分子的重链（α链）。每条 α链分别与一个 $β_2$ 微球蛋白（$β_2$-microglobulin, $β_2$-m）结合，共同组成 HLA Ⅰ类分子；其主要功能是结合、提呈内源性抗原肽。

非经典 HLA-E、F、G、H 座位上的基因又称 HLA-Ib 基因，其多态性显著低于经典 HLA- Ⅰ类基因。在上述非经典 HLA- Ⅰ类基因中，有些基因为免疫功能相关基因；有些基因功能不明，有些则是伪基因。非经典 HLA- Ⅰ类基因编码产物与 $β_2$m 共同组成非经典 HLA Ⅰ类分子；其中在羊膜和绒毛滋养层细胞表面高表达的 HLA-E 分子是 NK 细胞表面 C 型凝集素样受体家族成员识别的专一性配体，因其与 NK 细胞表面杀伤抑制性受体的亲和力显著高于杀伤活化性受体，故可抑制 NK 细胞对上述自身组织细胞的杀伤作用。主要分布于母胎界面绒毛滋养层细胞表面的 HLA-G 分子是 NK 细胞表面免疫球蛋白样受体家族成员识别的专一性配体，也可通过与 HLA-E 分子相同的作用机制抑制 NK 细胞对绒毛滋养层细胞的杀伤作用，在母胎耐受中发挥重要作用。

二、HLA- Ⅱ类基因区基因及其编码产物的主要功能

Ⅱ类基因区包括经典 HLA-DP、DQ、DR 三个亚区和介于 DP 与 DQ 亚区之间与抗原加工提呈有关的免疫功能相关基因。研究证实 HLA-DP、DQ、DR 各亚区包括两个或两个以上的功能基因座位，分别编码分子结构相似但抗原特异性不同的 α链和 β链；其中有些基因座位上的基因是伪基因。在 DP 亚区中，由 DPB1 和 DPA1 座位上基因编码的肽链称为 DPβ 和 DPα，二者以非共价键相连共同组成 HLA-DP 分子；在 DQ 亚区中，由 DQB1 和 DQA1 座位上基因编码的肽链称为 DQβ 和 DQα，二者以非共价键相连共同组成 HLA-DQ 分子；在 DR 亚区中，由 DRA1 和 DRB 座位上基因编码的 DRα 与 DRβ 以非共价键相连，共同组成 HLA-DR 分子。上述经典 HLA-DP、DQ、DR 分子统称 HLA Ⅱ类分子，其主要功能是结合、提呈外源性抗原肽。

位于 HLA-DP 与 DQ 亚区之间与抗原加工提呈有关的免疫功能相关基因及其主要作用简述如下：① HLA-DM 基因：包括 DM A 和 DM B 两个基因，其编码产物（α链和 β链）以非共价键结合组成的 DM 分子可协助外源性抗原肽与 HLA Ⅱ类分子结合形成抗原肽 -HLA Ⅱ类分子复合物，参与外源性抗原的提呈。② HLA-DO 基因：包括 DO A 和 DO B 两个基因，其编码产物（α链和 β链）以非共价键结合组成的 DO 分子是 DM 分子的负向调节蛋白。③蛋白酶体 β 亚单位（proteasome subunit beta type, PSMB）基因：包括 PSMB8 和 PSMB9（旧称 LMP2 和 LMP7）两个基因，分别编码胞浆蛋白酶体中的 β 亚单位 8 和 β 亚单位 9；其主要生物学功能是将进入蛋白酶体中的内源性抗原降解，使之成为适合于 HLA Ⅰ类分子提呈的内源性抗原肽。④抗原加工相关转运体（transporter associated with antigen processing, TAP）基因：包括 TAP1 和 TAP2 两个基因，其编码产物（TAP 异二聚体）表达于内质网膜上，主要参与对内源性抗原肽的转运，可介导胞浆中内源性抗原肽进入内质网腔。

三、HLA- Ⅲ类基因区基因及其编码产物的主要功能

Ⅲ类基因区位于 Ⅱ类与 Ⅰ类基因区之间，主要包括编码某些补体组分和与炎症反应有关的免疫功能相关基因，其产物不是经典 HLA 分子。Ⅲ类基因区中：① C4A、C4B、Bf 和 C2 基因是编码补体 C4α 链、C4β 链、B 因子和 C2 分子的基因。② TNF、LTA 和 LTB 基因是编码

TNF、LT-α 和 LT-β 分子的基因；其产物作为促炎细胞因子主要参与炎症反应，具有抗病毒感染和抗肿瘤作用。③ HSP70 基因是编码热休克蛋白 70（heat shock protein 70, HSP70）的基因；其产物主要参与炎症和应激反应，作为分子伴侣参与内源性抗原的加工提呈。④ MHC- I 类链相关基因（MHC class I-chain related gene, MIC gene），包括 MIC A 和 MIC B 基因；其编码产物，即 MIC A 和 MIC B 分子在乳腺癌、卵巢癌、胃癌和结肠癌等上皮肿瘤细胞表面高表达，是 NK 细胞活化受体 NKG2D 识别的配体。

第二节 人类白细胞抗原（HLA）I 类和 II 类分子的结构

一、HLA I 类分子的结构及其主要作用

HLA I 类分子是由重链（α 链）和轻链（$β_2$m）以非共价键连接组成的异二聚体糖蛋白。α 链是人第 6 号染色体 HLA I 类基因编码的多态性跨膜糖蛋白（45KD），由胞外区、跨膜区和胞内区组成，其胞外区含有 α1、α2 和 α3 三个结构域（图 7-2）。非多态性 $β_2$ 微球蛋白（$β_2$ microglobulin, $β_2$m）是人第 15 号染色体基因编码的产物（12KD），与 α 链非共价结合共同组成 HLA I 类分子（图 7-2）。

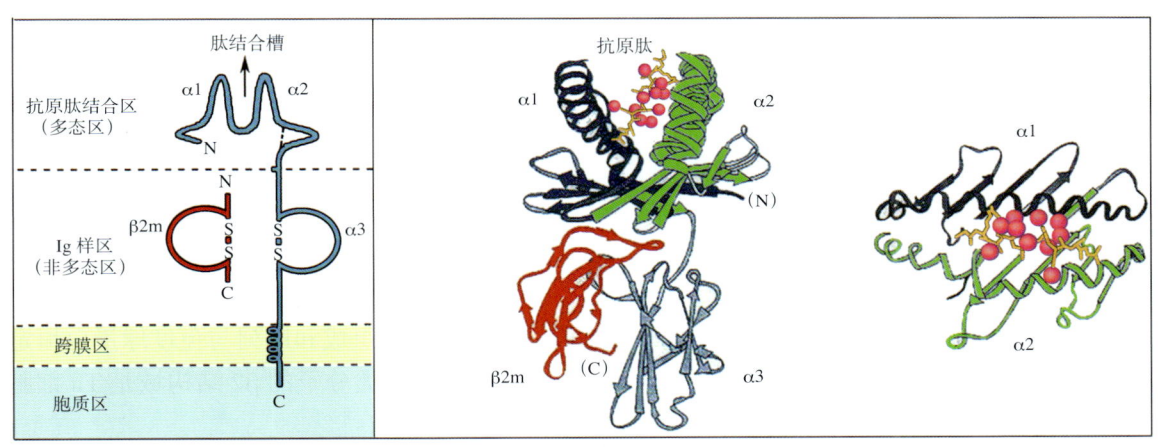

图 7-2 HLA I 类分子及其结构示意图

1. **抗原肽结合区** 位于 α 链氨基（N）端，包括 α1、α2 结构域和由二者共同组成的抗原肽结合槽。上述抗原肽结合槽两端封闭，可容纳 8～10 个氨基酸残基组成的抗原肽。该区是 HLA I 类分子与内源性抗原肽结合的区域；也是决定 HLA I 类分子多态性，即同种异型抗原表位存在的部位。

2. **免疫球蛋白样区** 主要包括重链 α3 结构域和 $β_2$ 微球蛋白；二者氨基酸组成和序列与免疫球蛋白恒定区具有高度同源性，故称免疫球蛋白样区（Ig 样区）。其中 α3 结构域是 CTL 表面 CD8 分子识别结合的部位；$β_2$ 微球蛋白与 α3 结构域结合有助于 HLA I 类分子的表达和结构的稳定性。

3. **跨膜和胞质区** 跨膜区含疏水性氨基酸残基，以 α 螺旋（C）跨越脂质双层疏水区，并借此将 HLA I 类分子锚定在细胞膜上。HLA I 类分子 α 链羧基末端约 30 个氨基酸残基位于胞质中，内含可形成磷酸化的氨基酸序列，可能与细胞内外信号的传递有关。

二、HLA Ⅱ类分子的结构及其主要作用

HLA Ⅱ类分子是由人 HLA-Ⅱ类基因编码的 α 链（34KD）和 β 链（29KD）以非共价键结合组成的异二聚体糖蛋白分子。α 链和 β 链为跨膜蛋白，均由胞外区、跨膜区和胞内区三部分组成；其胞外区各含两个结构域，即 α1、α2 结构域和 β1、β2 结构域（图 7-3）。

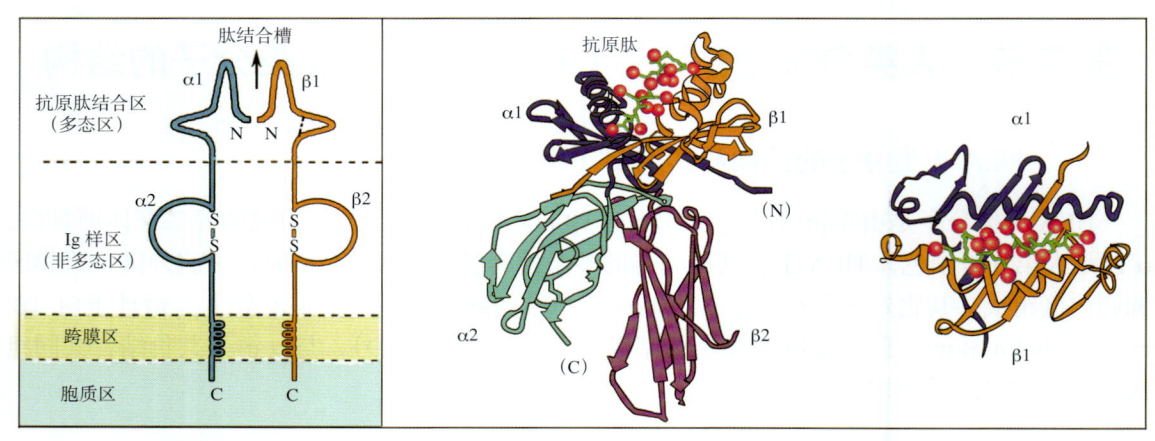

图 7-3　HLA Ⅱ类分子及其结构示意图

1. 抗原肽结合区　位于 α 链和 β 链氨基（N）端，包括 α1、β1 结构域和二者共同组成的抗原肽结合槽。上述抗原肽结合槽两端开放，可容纳 13～17 个氨基酸残基组成的抗原肽。该区是 HLA Ⅱ类分子与外源性抗原肽结合的区域；也是决定 HLA Ⅱ类分子多态性，即同种异型抗原表位存在的部位。近来的研究表明，该区多态性主要表现在 β1 结构域；α1 结构域的多态性有限。

2. 免疫球蛋白样区　由 α2 和 β2 结构域组成，该区氨基酸组成和序列与免疫球蛋白恒定区具有高度同源性，故称免疫球蛋白样区（Ig 样区）。HLA Ⅱ类分子的 β2 结构域是 Th 细胞表面 CD4 分子识别结合的部位。

3. 跨膜区和胞质区　HLA Ⅱ类分子 α 链和 β 链跨膜区氨基酸组成和功能与 Ⅰ 类分子的类似，但胞质区内氨基酸残基数明显少于 Ⅰ 类分子。

第三节 人类白细胞抗原（HLA）Ⅰ类和Ⅱ类分子表达特点及其分布和主要功能

一、HLA Ⅰ类和Ⅱ类分子的表达特点

HLA-Ⅰ类和Ⅱ类各座位等位基因具有共显性表达的特点，即一对同源染色体上HLA对应基因座位上的两个等位基因均能得到表达。因此，在只表达经典HLA Ⅰ类分子的组织细胞表面具有来自父母双方的三对（共计6种）HLA Ⅰ类抗原分子；在组成性表达经典HLA Ⅰ类和Ⅱ类分子的抗原提呈细胞（antigen presenting cell，APC）表面具有来自父母双方的六对（共计12种）HLA Ⅰ类和Ⅱ类分子。

二、HLA Ⅰ类和Ⅱ类分子的分布

经典HLA Ⅰ类分子广泛分布于人体各种组织有核细胞及血小板表面，而在神经细胞、成熟红细胞和滋养层细胞表面尚未检出。HLA Ⅱ类分子分布不够广泛，主要存在于专职抗原提呈细胞（树突状细胞、巨噬细胞和B细胞）、胸腺上皮细胞和某些活化的T细胞表面。HLA Ⅰ类和Ⅱ类分子也可出现于血清、尿液、唾液、精液和乳汁等体液中，称为分泌型或可溶型HLA Ⅰ类和Ⅱ类分子。

三、HLA Ⅰ类和Ⅱ类分子的主要生物学功能

1. 抗原提呈作用 结合提呈抗原肽是经典HLA Ⅰ类和Ⅱ类分子的主要生理功能之一。在抗原提呈细胞（APC）内，HLA Ⅰ/Ⅱ类分子通过其抗原肽结合槽能与内源和外源性抗原肽结合，形成抗原肽-HLA Ⅰ/Ⅱ类分子复合物。上述抗原肽-HLA Ⅰ/Ⅱ类分子复合物经转运表达于APC表面，可被$CD8^+$T细胞和$CD4^+$T细胞识别结合、启动适应性免疫应答。

2. 制约免疫细胞间的相互作用—MHC限制性 在免疫应答过程中，T细胞通过表面抗原受体（TCR）与APC表面MHC Ⅰ/Ⅱ类分子提呈的抗原肽结合，是启动T细胞活化的重要环节。研究发现：只有当APC与T细胞表面MHC相同时T细胞才能被激活，即T细胞只能识别自身APC表面MHC分子提呈的抗原肽；而不能识别非己APC表面MHC分子提呈的抗原肽，上述细胞间相互作用的限制性称为MHC限制性。此外研究证实：① APC与$CD8^+$T细胞之间的相互作用受MHC Ⅰ类分子限制，即$CD8^+$T细胞只能识别自身APC表面MHCⅠ类分子提呈的抗原肽；② APC与$CD4^+$T细胞之间的相互作用受MHC Ⅱ类分子限制，即$CD4^+$T细胞只能识别自身APC表面MHC Ⅱ类分子提呈的抗原肽。

3. 诱导胸腺前T细胞分化 前T细胞在胸腺内的分化发育与胸腺上皮细胞和树突状细胞（DC）表面的MHC Ⅰ类/Ⅱ类分子及其提呈的自身抗原肽密切相关。研究证实：①胸腺深皮质区$CD4^+CD8^+$双阳性前T细胞与胸腺皮质上皮细胞表面自身抗原肽-MHC Ⅰ类/Ⅱ类分子复合物或MHC Ⅰ类/Ⅱ类分子弱结合相互作用，可分化发育为$CD8^+$或$CD4^+$单阳性未成熟T细胞；②上述单阳性未成熟T细胞与胸腺树突细胞表面自身抗原肽-MHC Ⅰ类/Ⅱ类分子复合物高亲和力结合可发生凋亡，即对自身抗原形成天然免疫耐受；③只有那些未与胸腺树突细胞表面自身抗原肽-MHC分子复合体结合或低亲和力结合的单阳性T细胞，才能进一步分化发育为具有免疫潜能的成熟T细胞。

4. 引发移植排斥反应 在同种异基因组织器官移植时，HLA Ⅰ类和Ⅱ类分子作为同种异型抗原，可刺激机体产生相应效应T细胞（$CD8^+CTL/CD4^+Th1$）和抗体。上述免疫效应细胞和抗体与移植物细胞表面相应HLA Ⅰ/Ⅱ类分子结合，可通过细胞毒等免疫损伤作用使供体组织细胞破坏产生移植排斥反应。

第四节 人类白细胞抗原（HLA）复合体的遗传特征

一、单体型遗传

同一条染色体上 HLA 诸基因座位上等位基因的组合称为 HLA 单体型（haplotype）。单体型遗传是指同一染色体上等位基因极少发生同源染色体交换，通常 HLA 单体型作为一个完整的遗传单位由亲代传给子代。体细胞中一对同源染色体上 HLA 单体型的组合称为 HLA 基因型（genotype）。人是二倍体生物，每个细胞均有来自父母双方的两个同源染色体组；第 6 号同源染色体中 HLA 单体型也是一个来自父系，一个来自母系。根据孟德尔遗传定律，若父亲第 6 号染色体 HLA 单体型为 a 和 b；母亲的 HLA 单体型是 c 和 d；则子女 HLA 单体型组合在理论上有 ac、ad、bc 和 bd 四种可能（图 7-4）。在同胞之间比较 HLA 单体型配位有下列三种可能性：①两个 HLA 单体型完全相同的概率为 25%；②两个 HLA 单体型完全不同的概率为 25%；③一个 HLA 单体型相同的概率为 50%。在亲代与子代之间通常只能有一个单倍体型相同。上述 HLA 遗传特性在器官移植供体选择和法医亲子鉴定中得到应用。

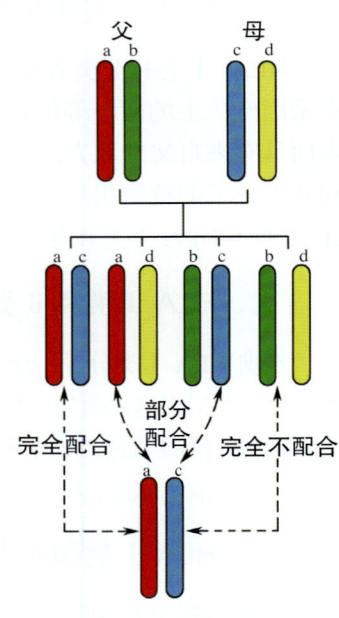

图 7-4 HLA 单体型遗传示意图

二、多态性

HLA 多态性（polymorphism）是指在一随机婚配群体中，染色体同一基因座位有两种以上等位基因，可编码两种以上基因产物的现象。HLA 复合体是迄今已知人体最复杂的基因复合体，其多态性主要取决于经典 HLA 复合体等位基因数和共显性表达等遗传特性。

1. 复等位基因（multiple allele）是指在一个群体中，位于一对同源染色体上同一对应基因座位上出现多个等位基因的遗传特征。对每一个体来说，只能具有其中的任何两个等位基因。复等位基因来源于一个基因座位所发生的多种突变，并由此产生多种基因型。HLA 复合体中每个基因座位均存在为数众多的等位基因（表 7-1）是其具有高度多态性的主要原因。

2. 共显性（codominance）是指某些常染色体上的等位基因彼此间没有显性和隐性的区别，在杂合状态时两种基因均可同时表达产生相应基因产物的遗传方式。HLA 复合体中每个等位基因均为共显性，从而大大增加了人群中 HLA 表型的多样性。

表7-1 HLA复合体经典 I / II 类基因座等位基因数（2012.10）

基因座	经典 I 类基因			经典 II 类基因						
	A	B	C	DRA	DRB1	DRB3	DQA1	DQB1	DPA1	DPB1
基因数	2132	2798	1672	7	1196	58	49	179	36	158

三、连锁不平衡

连锁不平衡（linkage disequilibrium）是指某一群体中分属不同基因座位上的等位基因在同一条染色体上出现的概率大于随机组合预期值的现象。例如，在北方汉族人中 HLA-DRB1*0901 和 DQB1*0701 同时出现在同一条染色体上的概率为 3.4%；但实际上两者同时出现的频率是 11.3%，为理论值的 3.3 倍。

第五节　人类白细胞抗原（HLA）在医学上的意义

一、HLA 与同种异体器官移植的关系

同种异体器官移植物存活率的高低主要取决于供体与受体之间 HLA 型别相合的程度。同卵双生个体（HLA 完全相同）间进行器官和骨髓移植不发生移植排斥反应，移植物可长期存活。同胞间出现 HLA 基因完全相同的几率为 25%，器官移植时应首先从兄弟姐妹中寻找相同配型。在一个单倍型相同的同胞或父母与子女间进行器官移植，其存活率高于无亲缘关系供受体间器官移植的存活率。因此，通常器官移植物存活率由高到低的顺序是：同卵双生＞同胞＞亲属＞无亲缘关系。在肾移植中，HLA 各位点基因配合的重要性依次为 HLA-DR、HLA-B、HLA-A；在骨髓移植中，只有在供体和受体 HLA 单体型完全相同情况下才容易获得成功。

二、HLA 与输血反应的关系

临床多次接受输血的病人会发生非溶血性输血反应。患者主要表现为发热、白细胞减少和荨麻疹等临床症状。此类输血反应主要与患者血液中产生供体 HLA Ⅰ 类抗原特异性抗体有关。患者在多次输血过程中若再次接受同一供体血液，其体内相应 HLA 特异性抗体即能与供体白细胞/血小板表面 HLA Ⅰ 类分子结合，进而激活补体使上述细胞溶解破坏发生非溶血性输血反应。因此，对多次接受输血者应注意避免反复选择同一供血者的血液。

三、HLA 与疾病的相关性

研究发现携带某些特定 HLA 等位基因或单体型的个体与某些疾病的发生相关联。其中最典型的例子是强直性脊柱炎患者，其 HLA-B27 抗原阳性率高达 58%～97%；而正常人 HLA-B27 抗原阳性率仅为 1%～8%。此外发现：胰岛素依赖性糖尿病发生与 HLA-DR3 和 HLA-DR4 抗原相关联；寻常型天疱疮发生与 HLA-DR4 抗原相关联；乳糜泻发生与 HLA-DR3 抗原相关联。HLA 是第一个被发现与疾病有明确联系的遗传系统，研究 HLA 与疾病相关性有助于对某种疾病的诊断、预测、分类和预后判断。

四、HLA 异常表达与疾病的关系

HLA Ⅰ/Ⅱ类分子表达异常与某些疾病的发生相关联，例如：①许多肿瘤细胞因其表面 HLA Ⅰ 类分子表达缺失或显著减少，不能被相应 $CD8^+CTL$ 有效识别结合而得以逃逸形成肿瘤。②某些器官特异性自身免疫病患者，如胰岛素依赖性糖尿病患者可因胰岛 β 细胞异常表达 HLA Ⅱ 类分子，而将上述器官特异性自身抗原提呈给自身反应性 T 细胞，使之活化启动自身免疫反应引发相关疾病。

五、HLA 与法医学和亲子鉴定的关系

HLA 系统具有高度多态性，在无血缘关系人群中 HLA 表型完全相同的概率极为罕见。HLA 为单体型遗传，子代 HLA 基因型是由双亲 HLA 单体型组成，即亲代与子代之间必然有一个单体型相同；且每个人所拥有的 HLA 等位基因型别一般终身不变。据此，建立的 HLA 基因分型技术已在法医学和亲子鉴定中得到广泛应用。

（罗文哲）

第八章 免疫器官的组成及其主要作用

免疫系统（immune system）是机体执行免疫功能的组织系统，由免疫器官、免疫细胞和免疫分子组成。免疫器官包括中枢免疫器官和外周免疫器官，二者通过血液和淋巴循环相互联系构成免疫网络系统。

第一节 中枢免疫器官

中枢免疫器官（central immune organ）是免疫细胞发生、分化、发育和成熟的主要场所，对外周免疫器官发育也有重要影响。人和其他哺乳类动物的中枢免疫器官包括骨髓和胸腺；禽类中枢免疫器官由骨髓、胸腺和腔上囊（法氏囊）组成。

一、骨髓

骨髓（bone marrow）是造血器官，可产生多能造血干细胞和各种血细胞；也是人或哺乳动物 B 细胞发育成熟的中枢免疫器官和机体发生再次体液免疫应答的主要场所。

（一）骨髓的结构和细胞组成

骨髓位于骨髓腔内，包括红髓和黄髓；其中红髓是由骨髓基质细胞、多能造血干细胞和毛细血管网络构成的海绵状组织，具有活跃的造血功能。骨髓基质细胞（stromal cell）包括网状细胞、成纤维细胞、血窦内皮细胞、巨噬细胞和脂肪细胞；由上述基质细胞及其分泌的（IL-3、IL-6、IL-7、SCF、GM-CSF 等）细胞因子和细胞外基质共同构成的造血细胞分化发育微环境，称为造血诱导微环境（hemopoietic inductive microenvironment, HIM）。

多能造血干细胞（multiple hematopoietic stem cell）最早产生于胚胎卵黄囊，妊娠第 4 周出现于胚肝；妊娠 5 个月至出生后主要由骨髓产生。多能造血干细胞简称造血干细胞（hematopoietic stem cell, HSC），是具有自我更新和多向分化潜能的造血前体细胞，它们在骨髓造血诱导微环境中可增殖分化为各种功能不同的血细胞。CD34 和 CD117 是人类造血干细胞重要表面标志和功能分子；应用 CD34 单克隆抗体可从骨髓、胚肝或脐血中分离获得造血干细胞，用于临床相关疾病的治疗；CD117 是存在于不同分化阶段造血干细胞表面的干细胞因子受体（SCF-R），能与干细胞因子（stem cell factor, SCF）结合诱导不同分化阶段造血干细胞分化发育。

（二）骨髓的主要功能

1. 诱导造血干细胞分化发育　造血干细胞在骨髓中的分化发育过程如图 8-1 所示，它们首先分化为髓样干细胞和淋巴样干细胞：其中髓样干细胞（myeloid stem cell）又可分化为巨核/成红祖细胞和粒-单核祖细胞两个群体：前者进一步分化为巨核细胞和成红细胞，最终成熟为血小板和红细胞释放入血；后者进一步分化为中性粒细胞、嗜酸性粒细胞、嗜碱性粒细胞和单核细胞释放入血。淋巴样干细胞（lymphoid stem cell）则首先分化为始祖 B 细胞（pro-B cell）、始祖 T 细胞（pro-T cell）和 NK 前体细胞：其中始祖 B 细胞和 NK 前体细胞在骨髓中进一步分化发育成熟后释放入血；始祖 T 细胞可通过血液循环进入胸腺，进一步分化发育成熟后释放入血。树突状细胞（dendritic cell, DC）则包括由粒-单核祖细胞及单核细胞衍生的髓样树突状细胞（myeloid DC, mDC）和淋巴样干细胞衍生的淋巴样树突状细胞（lymphoid DC, LDC）。

第八章 免疫器官的组成及其主要作用

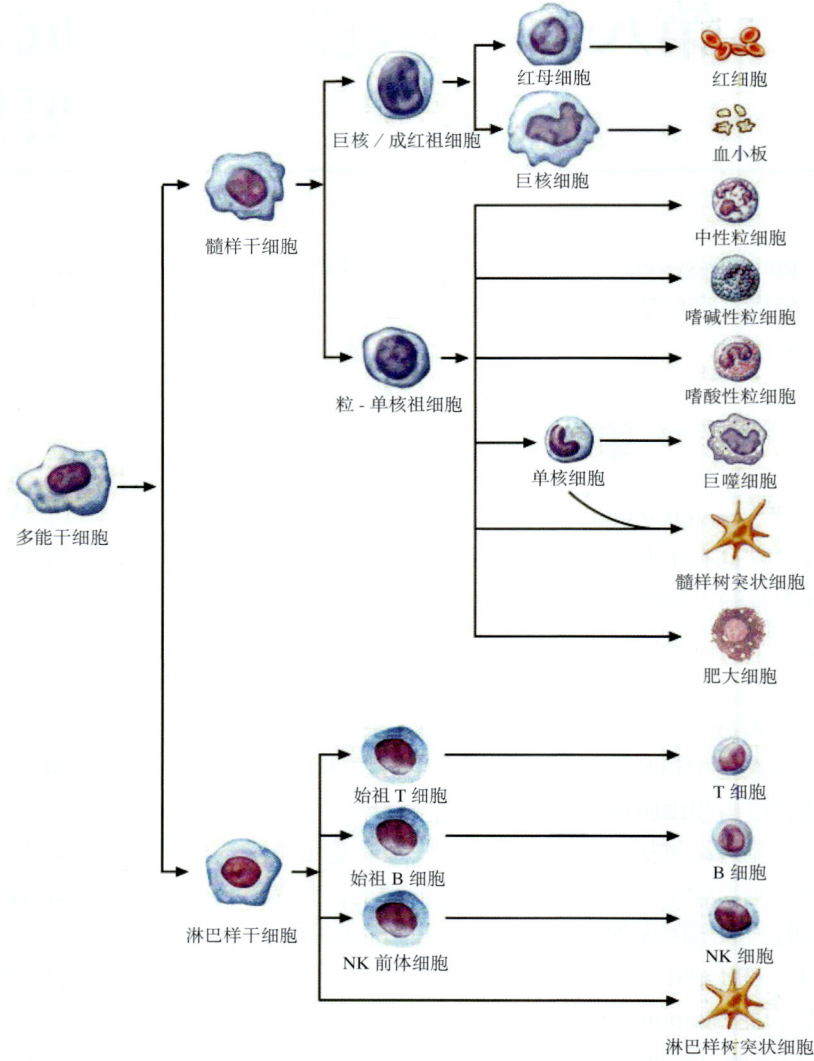

图 8-1 造血干细胞分化发育示意图

2. 诱导 B 细胞分化成熟 人和哺乳动物的 B 细胞在骨髓中以抗原非依赖的方式发育成熟，经历了始祖 B 细胞、前 B 细胞、未成熟 B 细胞和成熟 B 细胞四个阶段，在上述 B 细胞四个发育阶段 CD19 和 B220 膜分子表达贯穿始终（图 8-2）。

（1）始祖 B 细胞阶段：始祖 B 细胞（pro-B cell）由骨髓淋巴干细胞衍生而来，其表面具有多种黏附分子、干细胞因子受体（SCF-R）和白细胞介素 -7 受体（IL-7R）；而不表达 B 细胞抗原受体（BCR/mIgM）。骨髓微环境中始祖 B 细胞通过表面迟现抗原 -4（very late appearing antigen-4，VLA-4）等黏附分子与骨髓基质细胞表面 VCAM-1 等相应黏附分子结合相互作用，进而通过表面 SCF-R 和 IL-7R 接受骨髓基质细胞表面膜型 SCF（mSCF）及其分泌的 IL-7 等细胞因子刺激后，分化发育为前 B 细胞。

（2）前 B 细胞阶段：前 B 细胞（pre-B cell）胞质中出现 μ 链，即 IgM 的重链分子，膜表面出现少量由 μ 链与替代性轻链组成的前 B 细胞受体。此种前 B 细胞受体没有抗原识别结合能力，而与前 B 细胞的进一步分化发育有关。

（3）未成熟 B 细胞阶段：未成熟 B 细胞由前 B 细胞分化而来，在其胞质中出现完整的 IgM 单体分子，同时细胞表面出现功能性 B 细胞抗原受体，即由膜表面单体 IgM（BCR/

mIgM)与Igα/Igβ异二聚体非共价结合组成的BCR-Igα/Igβ复合体。当未成熟B细胞通过表面BCR-Igα/Igβ复合体与骨髓基质细胞表面自身抗原高亲和力结合相互作用后，可使其停止发育、不再对相应抗原产生应答，即使体内未成熟自身反应性B细胞形成中枢免疫耐受。但某些与骨髓基质细胞表面自身抗原低亲和力结合的未成熟B细胞能够继续分化发育，作为具有免疫潜能的自身反应性B细胞存在于体内。

（4）成熟B细胞阶段：成熟B细胞主要由那些未与自身抗原结合的未成熟B分化发育而成。此种B细胞膜表面同时表达mIgM和mIgD，它们分别与Igα/Igβ异二聚体非共价结合组成的BCR-Igα/Igβ复合体。成熟B细胞即通常所说的B细胞是具有免疫功能的淋巴细胞，它们接受相应抗原刺激后可产生特异性体液免疫应答。初始B细胞（naïve B cell）是指离开骨髓进入外周后未与相应抗原接触，即对相应抗原具有免疫潜能但尚未产生应答的成熟B细胞。

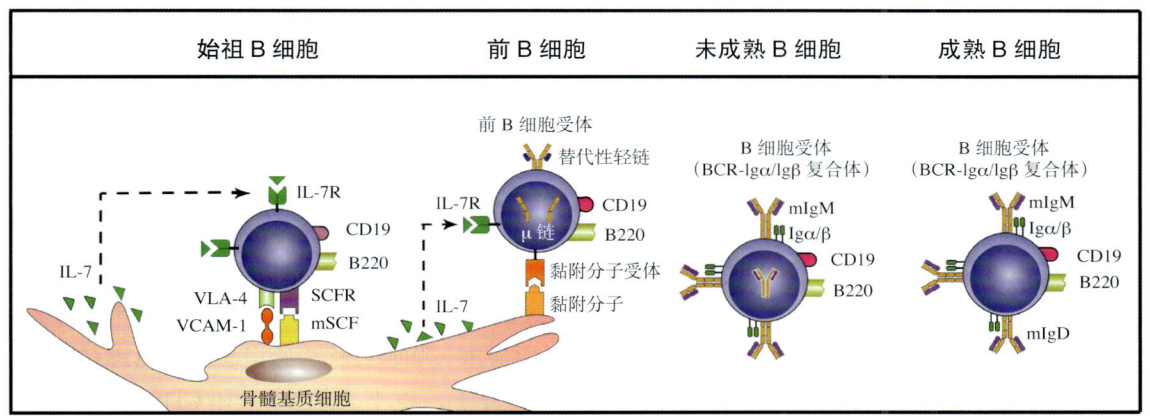

图8-2　B细胞在骨髓中的发育成熟示意图

3.诱导产生再次体液免疫应答　记忆B细胞再次接受相应抗原刺激后，其中有些就在外周免疫器官内分化发育为浆细胞后迅速产生抗体；有些则经血液和淋巴循环返回骨髓分化发育为浆细胞后持续合成分泌大量抗体。因此骨髓不仅是各种血细胞发生和B细胞分化发育的场所，也是引发再次体液免疫应答的主要场所之一。骨髓是人体重要的造血器官和免疫器官，骨髓功能障碍不仅严重损害机体的造血功能，还会严重影响机体的细胞和体液免疫功能。

二、胸腺

胸腺（thymus）是T细胞分化发育成熟的场所。胸腺最早出现于胚胎第9周，在胚胎第20周发育成熟；新生期胸腺15~20克，幼年期后迅速增大，青春期达到高峰（30~40克）；青春期后胸腺随年龄增长而逐渐萎缩退化；老年期胸腺明显萎缩被脂肪组织取代，其功能衰退导致机体免疫功能下降。

（一）胸腺的结构和细胞组成

胸腺是由结缔组织被膜包裹的实质性器官，被膜伸入实质形成小梁、可将胸腺分为若干小叶。胸腺小叶（图8-3）分为皮质和髓质，内含胸腺上皮细胞（thymic epithelial cell，TEC）、树突状细胞、巨噬细胞、成纤维细胞等胸腺基质细胞（thymus stromal cell，TSC）以及分布于上述基质细胞中的胸腺细胞（thymocyte）；在皮质与髓质交界处富含血管。

1.皮质　胸腺皮质内含呈网络状分布的胸腺皮质上皮细胞和未成熟胸腺细胞，其中体积较大的未成熟胸腺细胞主要存在于浅皮质区（outer cortex），体积较小的未成熟胸腺细胞主要存在于深皮质区（inter cortex）。在胸腺皮质上皮细胞、树突状细胞等基质细胞及其分泌的细胞因子

（如 SCF、IL-7、GM-CSF 等）和胸腺肽类物质（如胸腺素、胸腺肽、胸腺生成素等）诱导作用下，上述未成熟胸腺细胞分化发育，进入胸腺髓质后逐渐成熟。

2. 髓质　胸腺髓质内含呈网状分布的胸腺髓质上皮细胞、中等大小逐步发育成熟的髓质胸腺细胞、树突状细胞和巨噬细胞等。胸腺小体（thymic corpuscle）由胸腺上皮细胞呈同心圆状排列组成，是胸腺髓质的特征性结构，又称哈索尔小体（Hassall's corpuscle）；其主要作用是通过合成分泌胸腺基质淋巴细胞生成素（thymic stromal lymphopoietin, TSLP）诱导胸腺树突状细胞成熟，参与调节性 T 细胞在胸腺内的分化发育。

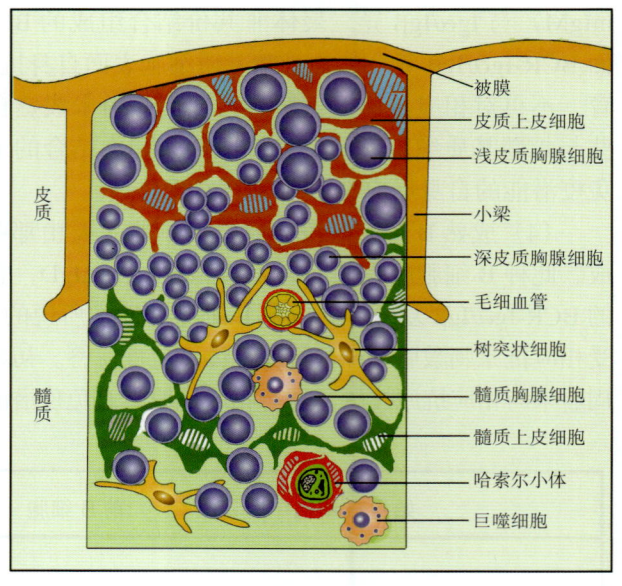

图 8-3　胸腺的结构及其细胞组成示意图

（二）胸腺的主要功能

1. 诱导 T 细胞分化发育　T 淋巴细胞在胸腺中的分化发育过程如图 8-4 所示：骨髓淋巴样干细胞随血液进入胸腺后，经早期发育、阳性选择和阴性选择三个阶段分化发育为具有免疫潜能的成熟 T 细胞，即初始 T 细胞（naïve T cell）。

（1）早期胸腺细胞发育阶段：淋巴样干细胞随血液进入胸腺后称为始祖 T 细胞（Pro-T cell）。始祖 T 细胞不表达 T 细胞抗原受体（TCR）和 CD3 分子，也不表达 CD4 和 CD8 分子，故称 $CD4^-CD8^-$ 双阴性胸腺细胞（double negative thymocyte），简称 DN 细胞。此种 DN 细胞表面具有多种胸腺激素和 IL-7 等细胞因子的受体；在胸腺微环境中胸腺激素和 IL-7 等细胞因子作用下，可增殖分化为低表达 CD3 分子的 $CD4^+CD8^+$ 双阳性细胞（double positive cell），简称 DP 细胞，即前 T 细胞（pre-T cell）。此种前 T 细胞 TCRβ 链基因发生重排，成功表达 β 链并与一条称之为前 T 细胞 α 链（pTα）的替代链配对组成前 T 细胞抗原受体（TCR pTαβ）；后者与 CD3 分子结合形成 TCR pTαβ-CD3 复合体表达于前 T 细胞表面。上述前 T 细胞增殖活跃、数量庞大；但只有少部分（约 5%）发生 TCRα 链基因重排，成功表达 α 链并与 β 链配对组成具有识别功能的 T 细胞受体，即成为低表达 TCRαβ-CD3 复合体的 $CD4^+CD8^+$ 双阳性未成熟 T 细胞。

（2）阳性选择（positive selection）阶段：上述双阳性未成熟 T 细胞表面 CD4 和 CD8 分子是识别结合 MHC Ⅱ 类和 Ⅰ 类分子的受体。在胸腺皮质区，此种未成熟 T 细胞通过表面 CD4/CD8 分子与胸腺上皮细胞表面 MHC Ⅱ/Ⅰ 类分子低亲和力结合，或通过表面 TCR-CD3 复合体和 CD4/CD8 分子与胸腺上皮细胞表面自身抗原肽 -MHC Ⅱ/Ⅰ 类分子复合物低亲和力结合（弱识别）相互作用，可分化发育为高表达 TCR-CD3 复合体的 $CD4^+$ 或 $CD8^+$ 单阳性细胞（single positive cell），简称 SP 细胞；而高亲和力（强识别）或未与胸腺上皮细胞表面自身抗原肽 -MHC Ⅱ/Ⅰ 类分子复合物结合的双阳性未成熟 T 细胞则发生凋亡，此即胸腺细胞在胸腺中的阳性选择过程。通过阳性选择，可获得能够识别结合非己抗原肽 -MHC Ⅱ/Ⅰ 类分子复合物或某些自身抗原肽 -MHC Ⅱ/Ⅰ 类分子复合物的 $CD4^+$ 或 $CD8^+$ 单阳性未成熟 T 细胞。

（3）阴性选择（negative selection）阶段：阴性选择主要发生于胸腺皮质与髓质交界处，位于该处的胸腺树突状细胞和巨噬细胞高表达自身抗原肽 -MHC Ⅱ/Ⅰ 类分子复合物。当上述单阳性未成熟 T 细胞通过表面 TCR-CD3 复合体和 CD4/CD8 分子与胸腺树突状细胞和巨噬细胞表面相应自身抗原肽-MHC Ⅱ／Ⅰ类分子复合物高亲和力结合（强识别）相互作用后发生凋亡，从而导致体内高亲和力自身反应性 T 细胞被清除，即对自身抗原形成中枢免疫耐受。而那些以低亲和力或未能与树突状细胞和巨噬细胞表面自身抗原肽-MHC Ⅱ／Ⅰ类分子复合物结合的单阳性未成熟 T 细胞则得以存活，进而分化发育为 CD4$^+$/CD8$^+$ 单阳性成熟 T 细胞，此即胸腺内的阴性选择过程。上述分化发育成熟具有免疫潜能，但尚未接受相应抗原刺激的 CD4$^+$/CD8$^+$ 单阳性 T 细胞称为初始 T 细胞。它们通过血液循环进入外周免疫器官后，可接受相应抗原刺激产生适应性免疫应答。

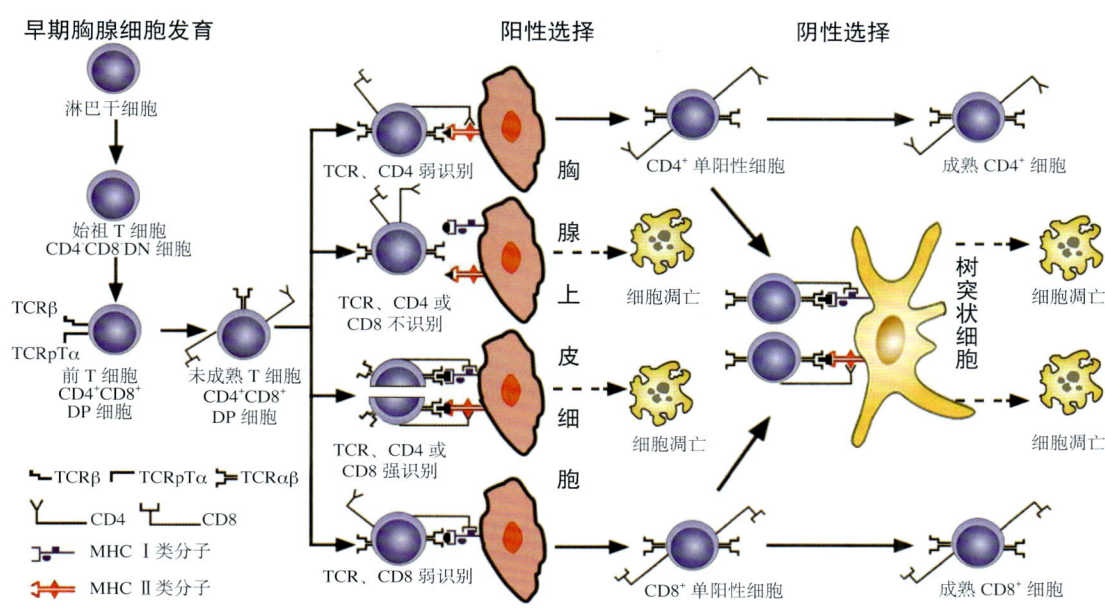

图 8-4　T 细胞在胸腺内阳性和阴性选择示意图

2. 清除自身反应 T 细胞建立自身免疫耐受　胸腺内未成熟 T 细胞中那些能与胸腺上皮细胞或胸腺树突状细胞表面自身抗原肽-MHC Ⅱ／Ⅰ类分子复合物高亲和力结合的自身反应性 T 细胞可发生凋亡而被清除，即通过阳性和阴性选择机体对自身抗原形成天然免疫耐受。

第二节　外周免疫器官

外周免疫器官（peripheral immune organ）是成熟 T、B 淋巴细胞寄居和接受抗原刺激后产生免疫应答的主要场所，也是滤过清除淋巴和血液中病原微生物等有害物质的重要免疫器官，主要包括淋巴结、脾和黏膜相关淋巴组织。

一、淋巴结

淋巴结（lymph node）广泛分布于全身非黏膜部位的淋巴通道交汇处：身体浅表部位的淋巴结通常位于颈部、腋窝、腹股沟等处；内脏淋巴结多成群聚集在器官门部附近，如肺门淋巴结等。上述部位也是易受病原微生物和其他抗原性异物侵入的部位。

（一）淋巴结的结构和细胞组成

淋巴结是结构最完整的外周免疫器官，具有动／静脉及输入和输出淋巴管；内有富含 B 细胞及一定量滤泡树突状细胞的淋巴滤泡和富含 T 细胞及一定量树突状细胞／巨噬细胞的深皮质区。淋巴结是由结缔组织被膜包裹的实质性器官；位于淋巴结被膜和实质之间的被膜下窦与输入淋巴管相连；淋巴管中树突状细胞经输入淋巴管进入被膜下窦后，可定向迁移到淋巴结深皮质区与T细胞结合相互作用发挥抗原提呈作用（图8-5）。淋巴结实质分为皮质和髓质两部分，摘要简述如下。

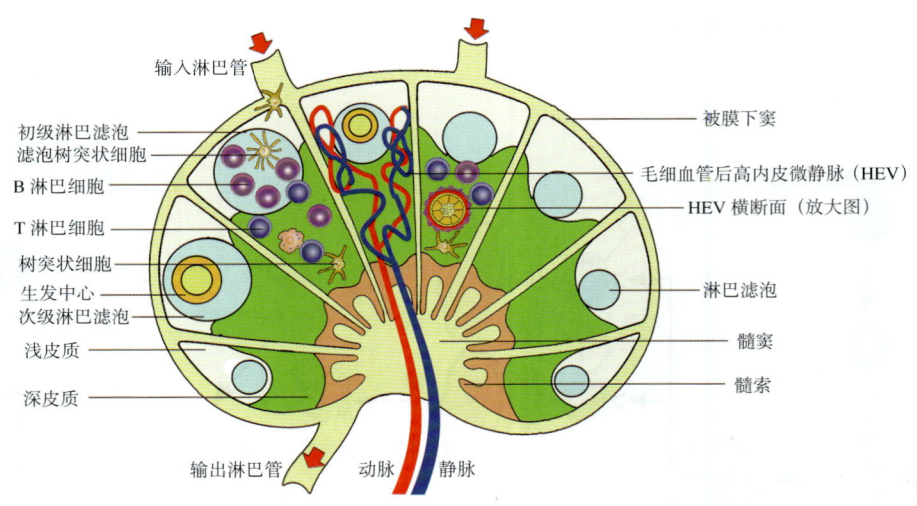

图 8-5　淋巴结的结构示意图

1. 皮质　淋巴结皮质分为靠近被膜的浅皮质区和靠近髓质的深皮质区；B细胞主要存在于浅皮质区，T细胞主要存在于深皮质区。

（1）浅皮质区：又称胸腺非依赖区（thymus independent area），初级淋巴滤泡（primary lymphoid follicle）位于该区，内含初始B细胞、滤泡树突状细胞（follicle dendritic cell, FDC）和少量Th细胞。在抗原刺激下，上述淋巴滤泡可因其内B细胞增殖分化而出现生发中心，此种淋巴滤泡称为次级淋巴滤泡（secondary lymphoid follicle）。在次级淋巴滤泡内增殖分化的B细胞中，有些转移到髓质分化发育为浆细胞后合成分泌抗体；有些则作为记忆B细胞参与淋巴细胞再循环，并在接受相同抗原刺激后返回骨髓增殖分化为浆细胞持续合成分泌抗体介导产生再次体液免疫应答。

（2）深皮质区：又称胸腺依赖区（thymus-dependent area）或副皮质区（paracortex），内含大量T细胞和摄取抗原后通过输入淋巴管迁移而至的成熟树突状细胞及少量巨噬细胞。位于深皮质区的高内皮微静脉（high endothelial venule, HEV）是血管内T、B细胞进入淋巴结的重要"门户"。研究证实：HEV内皮细胞表面特有黏附分子及其分泌和微环境中某些特定趋化因子与T、B细胞表面相应黏附分子和趋化因子受体之间的相互作用，是血管内T、B细胞能够定向迁移到淋巴结内相应区域的重要原因。T、B细胞在淋巴结内有不同的迁移"路线"，但二者最终汇入髓窦，并通过输出淋巴管进入淋巴循环系统，再经胸导管返回血液完成淋巴细胞再循环。

2. 髓质　淋巴结髓质由髓索和髓窦组成：髓索含有大量B细胞、浆细胞，一定量T细胞和巨噬细胞；髓窦内含T、B细胞，富含巨噬细胞；髓窦与输出淋巴管相连，其内T、B细胞可经输出淋巴管进入淋巴循环系统。

（二）淋巴结的主要功能

1. 适应性免疫应答发生的主要场所　淋巴结是成熟T、B淋巴细胞主要寄居场所之一，其中T细胞约占淋巴结内淋巴细胞总数的75%，B细胞约占25%。淋巴结深皮质区富含T细胞和摄取抗原后通过输入淋巴管迁移而至的成熟树突状细胞；上述成熟树突状细胞高表达抗原肽-MHC 分子复合物和共刺激分子，可有效激活相应 T 细胞介导产生适应性细胞免疫应答。浅皮质区淋巴滤泡内含滤泡树突状细胞、B 细胞和少量 T 细胞；滤泡树突状细胞可有效捕获抗原供 B 细胞识别摄取；B 细胞具有抗原加工提呈能力，可将其加工产物以抗原肽-MHC 分子复合物形式表达于细胞表面供相应 T 细胞识别结合，使之活化介导产生适应性体液免疫应答（详见第十二章适应性免疫应答）。

2. 淋巴细胞再循环的关键部位　血液中 T、B 淋巴细胞通过高内皮微静脉进入淋巴结相应区域后，可通过各自的迁移"路线"汇入髓窦；髓窦内 T、B 淋巴细胞再经输出淋巴管进入淋巴循环系统，最终汇入胸导管并经左锁骨下静脉返回血液完成淋巴细胞再循环。

3. 滤过清除病原体等有害物质　淋巴结髓窦内富含巨噬细胞，它们能够有效吞噬清除淋巴液中的病原微生物及其代谢产物或其他有害物质，具有净化淋巴液防止病原体扩散的作用。

二、脾

脾（spleen）是人体最大的外周免疫器官，也是产生抗体的主要器官之一；同时具有贮血和滤过除菌作用。

（一）脾的结构和细胞组成

脾为实质性器官，主要由白髓、红髓和边缘区组成（图 8-6A）；其表面有结缔组织构成的被膜包裹，被膜向实质内延伸形成脾小梁，可将脾分为若干小叶；脾不与淋巴管相连，但有脾动脉入脾，其分支伴随脾小梁延伸形成小梁动脉后继续分支深入脾实质形成中央动脉；中央动脉侧支末端位于边缘区，血管内 T、B 细胞可从该区进入白髓。血窦靠近边缘区，白髓内 T、B 细胞可从边缘区进入血窦，再经髓微静脉汇入小梁静脉后通过脾静脉离开脾参加淋巴细胞再循环（图 8-6B）。

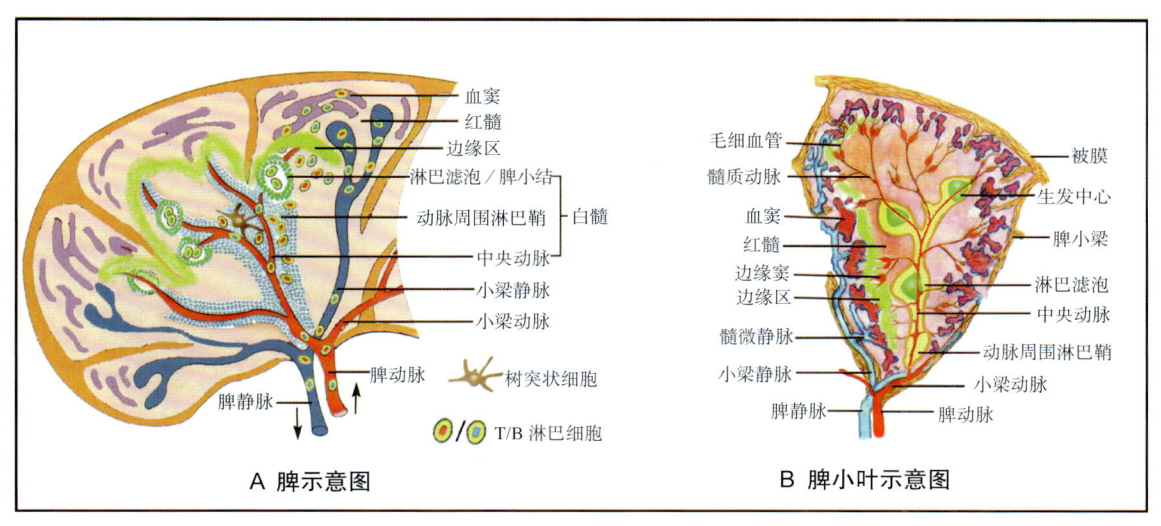

图 8-6　脾结构示意图

1. 白髓　白髓由围绕中央动脉密集分布聚集的淋巴细胞和组织构成，主要包括富含 T 细胞、少量树突状细胞和巨噬细胞的中央动脉周围淋巴鞘（periarteriolar lymphoid sheath, PALS）和位于 PALS 旁侧，内含大量 B 细胞及少量滤泡树突状细胞和巨噬细胞的淋巴滤泡（脾小结）。抗原刺激后，上述淋巴滤泡可因 B 细胞增殖分化而出现生发中心。

2. 红髓　红髓分布于被膜下、小梁周围及白髓边缘区外侧的广大区域，由脾索和脾血窦组成。脾索为索条状组织，内含B细胞、浆细胞、巨噬细胞、少量树突状细胞和T细胞。脾索之间为血窦，其内T、B淋巴细胞经髓微静脉注入小梁静脉后可通过脾静脉出脾进入血液循环。

3. 边缘区　白髓与红髓交界处狭窄区域称为边缘区（marginal zone），内含T细胞、B细胞、巨噬细胞和少量树突状细胞。中央动脉侧支末端在该处膨大形成边缘窦（marginal sinus），血管内T、B细胞可从边缘窦进入白髓相应部位；白髓内T、B细胞也可从边缘区进入血窦，再经髓微静脉汇入小梁静脉后通过脾静脉出脾参加淋巴细胞再循环。

（二）脾的主要功能

1. 适应性免疫应答发生的主要场所　脾是成熟T、B淋巴细胞主要寄居场所之一，其中B细胞约占脾淋巴细胞总数的60%，T细胞约占40%。脾和淋巴结均为适应性免疫应答发生的场所，但前者是血液循环抗原诱导产生免疫应答的主要场所，而后者是淋巴循环抗原诱导产生免疫应答的场所。

2. 滤过清除病原体等抗原性异物　体内约90%的循环血液流经脾；脾富含巨噬细胞可有效吞噬清除血液中的病原体、循环免疫复合物、衰老死亡血细胞和其他异物使血液得到净化。

三、黏膜相关淋巴组织

黏膜相关淋巴组织（mucosal-associated lymphoid tissue, MALT）是发生黏膜免疫应答的主要场所，在黏膜局部抗感染免疫防御中具有重要作用。MALT又称黏膜免疫系统（mucosal immune system, MIS），主要由呼吸道、肠道、泌尿生殖道黏膜固有层中弥散淋巴组织或细胞，及含有淋巴滤泡或生发中心的淋巴聚集体（lymphoid aggregate），如扁桃体、派尔集合淋巴结和阑尾等组成。黏膜相关淋巴组织分布广泛，现以肠相关淋巴组织为例，摘要简述如下：肠相关淋巴组织（gut-associated lymphoid tissue, GALT）主要由小肠派尔集合淋巴结、大肠孤立淋巴滤泡、阑尾，以及上皮内淋巴细胞和固有层中弥散的淋巴细胞组成。其中小肠派尔集合淋巴结结构最完整，是引发黏膜免疫应答最重要的肠相关淋巴组织。

小肠派尔集合淋巴结（Peyer's patch）如图8-7所示位于肠黏膜固有层中，是一种向肠腔侧彭出的圆丘状结构；内含由大量B细胞组成的淋巴滤泡和位于淋巴滤泡周围的T细胞及少量树突状细胞和巨噬细胞；其上方为肠黏膜上皮细胞和少量散布于肠上皮细胞之间的微皱褶细胞（microfold cell），即M细胞；其下方与黏膜固有层中输出淋巴管相连。

M细胞是一种特化的抗原转运细胞（specialized antigen transporting cell），可通过内吞或吞噬等作用将小肠内病原体等抗原性物质以囊泡形式摄入胞内，并通过胞吞转运作用（transcytosis）将病原体等抗原性异物输送到M细胞基底膜下凹陷处，被局部树突状细胞摄取。树突状细胞摄取

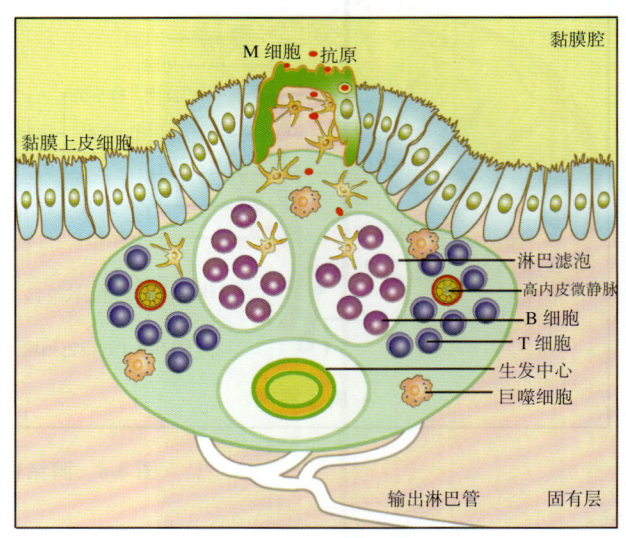

图8-7　派尔集合淋巴结结构和细胞组成示意图

抗原后进入派尔集合淋巴结，与相应T、B淋巴细胞结合相互作用引发适应性免疫应答。

四、淋巴细胞归巢与再循环

淋巴细胞归巢（lymphocyte homing）是指 T、B 等淋巴细胞离开中枢免疫器官后，经血液循环定向迁移并寄居于外周免疫器官或组织某些特定区域的过程。淋巴细胞归巢是 T、B 淋巴细胞通过表面归巢受体（如 L- 选择素）和趋化因子受体（如 CCR7）与外周免疫器官或组织中血管内皮细胞表面相应配体——血管地址素（如 CD34）及膜型和局部分泌型趋化因子（CCL21）结合相互作用实现的（详见第六章图 6-4）。

淋巴细胞再循环（lymphocyte recirculation）是指 T、B 等淋巴细胞通过血液循环进入外周免疫器官/组织与局部树突状细胞等抗原提呈细胞（APC）相互作用后，通过淋巴和血液循环回到心脏，再通过血液循环返回外周免疫器官/组织的循环过程。现以淋巴结和脾内淋巴细胞再循环（图 8-8）为例，简述如下：①通过高内皮微静脉进入淋巴结相应区域的 T、B 淋巴细胞与 APC 相互作用后，经输出淋巴管进入淋巴循环并通过胸导管汇入左锁骨下静脉返回心脏后，再通过血液循环经高内皮微静脉返回淋巴结相应区域完成淋巴细胞再循环。②血液中 T、B 淋巴细胞经脾动脉→小梁动脉→中央动脉→中央动脉侧支末端边缘窦→进入白髓相应区域与 APC 相互作用后返回白髓边缘区→沿脾索进入血窦→再经髓微静脉→小梁静脉→脾静脉→返回心脏后，通过血液循环再次经脾动脉入脾完成淋巴细胞再循环。

淋巴细胞再循环主要生物学意义简述如下：①可使体内 T、B 淋巴细胞在外周免疫器官和组织中的分布合理有序；②可增加 T、B 淋巴细胞对抗原和抗原提呈细胞接触识别的机会，有利于初次或再次免疫应答的产生；③可使全身免疫器官和组织形成一个有机的整体，并将免疫信息传递至全身各处的淋巴细胞和其他免疫细胞，有利于动员各种免疫细胞和效应细胞迁移至病原体、肿瘤或其他抗原性异物所在部位发挥免疫效应。

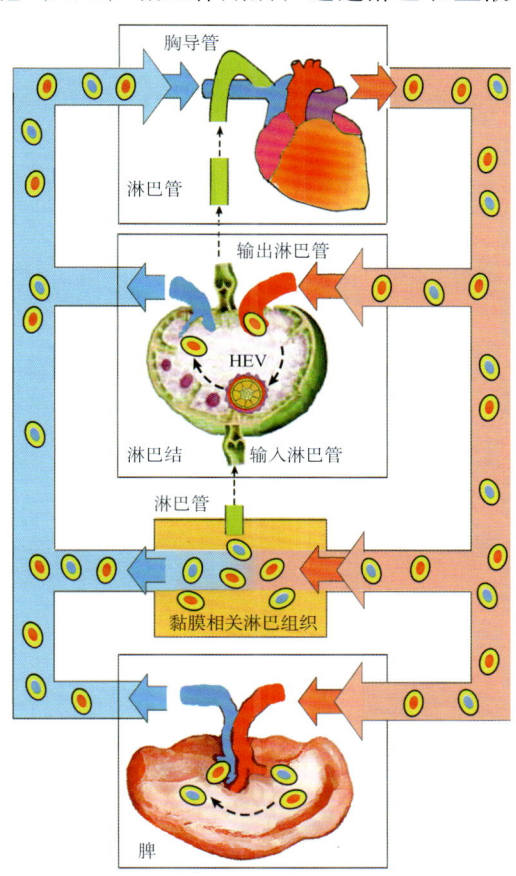

图 8-8　淋巴细胞再循环示意图

（王月丹）

第九章 适应性免疫细胞及其主要生物学作用

适应性免疫细胞是一类表面具有特异性抗原识别受体（TCR/BCR）的高度异质性的淋巴细胞群体，主要包括 αβ T 细胞、B2 细胞，即通常所说的 T、B 淋巴细胞和调节性 T 细胞。T 淋巴细胞和调节性 T 细胞主要由进入胸腺中骨髓始祖 T 细胞分化发育而成；人和哺乳动物的 B 淋巴细胞由骨髓始祖 B 细胞分化发育而成。T 淋巴细胞是执行适应性细胞免疫应答和参与适应性体液免疫应答的免疫细胞；B 淋巴细胞是专职 APC，也是执行适应性体液免疫应答的免疫细胞；调节性 T 细胞是一类具有负向调节作用的免疫细胞。

第一节 T 淋巴细胞

T 淋巴细胞是骨髓淋巴样干细胞进入胸腺后经过有序分化发育形成的具有免疫功能的成熟 T 细胞，故称胸腺依赖性淋巴细胞（thymus dependent lymphocyte），简称 T 淋巴细胞或 T 细胞。T 细胞占血液中淋巴细胞总数的 70%～80%，在淋巴结和脾也大量存在。根据 T 细胞表面分子组成和功能特性，可将其分为 $CD4^+Th1$ 细胞、$CD4^+Th2$ 细胞、$CD4^+Th17$ 细胞、$CD4^+Tfh$ 细胞和 $CD8^+CTL$ 等亚群；其中 $CD4^+Th1$ 细胞、$CD4^+Th17$ 细胞和 $CD8^+CTL$ 是执行适应性细胞免疫应答的免疫细胞；$CD4^+Th2$ 细胞和 $CD4^+Tfh$ 细胞是协助 B 淋巴细胞产生适应性体液免疫应答的免疫细胞；调节性 T 细胞包括 $CD4^+CD25^+Foxp3^+$ 自然调节 T 细胞和 $CD4^+$ 诱导性调节 T 细胞，它们对初始 T 细胞、活化 $CD4^+/CD8^+T$ 细胞和某些固有免疫细胞具有抑制作用。

一、T 淋巴细胞表面分子及其主要作用

1. TCR-CD3 复合体　是 T 细胞表面 T 细胞抗原受体（T cell receptor, TCR）与 CD3 分子非共价结合形成的复合体：其中 TCR 是 T 细胞表面特异性识别抗原的受体；CD3 是传递细胞活化信号的免疫分子，也是所有 T 细胞的特征性表面标志。T 细胞表面 TCR 是由 α 和 β 两条肽链通过链间二硫键连接组成的 TCRαβ 异二聚体，其结构如图 9-1 所示：TCRαβ 异二聚体由胞外、跨膜和胞内区三个部分组成，每条肽链胞外区均有两个结构域，即靠近氨基（N）端的可变区（V 区）和靠近细胞膜的恒定区（C 区）。TCRα 链和 β 链可变区与抗体可变区非常相似，各有三个氨基酸组成和排列顺序高度易变的超变区（HVR），从而造就了 TCRαβ 的高度多样性。TCRαβ 超变区是与相应抗原肽-MHC 分子复合物特异性识别结合的部位，又称互补结合区（complementarity determining region, CDR）。TCRαβ 胞内区短小，没有传递细胞活化信号的作用；其疏水性跨膜区含带正电荷的氨基酸残基（赖氨酸或精氨酸），借此能与跨膜区带负电荷氨基酸残基（天冬氨酸）的 CD3 多肽链非共价结合组成 TCRαβ-CD3 复合体。

CD3 分子由 γ、δ、ε、ζ 和 η 五种肽链组成，其中 ε 链分别与 γ 链和 δ 链非共价结合组成 γε 和 δε 异二聚体；ζ 链多以 ζζ 同源二聚体形式存在，也能以 ζη 异二聚体形式存在。CD3 分子如图 9-1 所示由三对二聚体，即 γε 异二聚体、δε 异二聚体和 ζζ 同源二聚体组成；上述各条肽链跨膜区均含有带负电荷的氨基酸残基，借此能与 TCRαβ 跨膜区带正电荷的氨基酸残基非共价结合组成 TCR-CD3 复合体。CD3 分子胞内区均含免疫受体酪氨酸激活基序/模

体（immunoreceptor tyrosine-based activation motif, ITAM）。ITAM 是免疫细胞活化性受体分子胞内段所携带的结构，其内所含酪氨酸残基发生磷酸化后可招募含有 SH2 结构域的蛋白激酶（如 ZAP-70）或衔接蛋白，参与启动细胞活化信号的转导（图 9-2）。

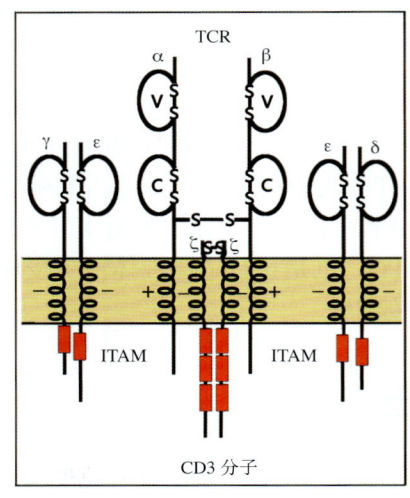

图 9-1 TCR-CD3 复合体示意图　　图 9-2 磷酸化 ITAM 对相关蛋白激酶的结合

CD3 分子介导的活化信号转导如图 9-3 所示：T 细胞通过表面 TCR-CD3 复合体与 APC 表面抗原肽-MHC 分子复合物结合相互作用，可使胞质内与 CD3 尾肽相关的蛋白酪氨酸激酶 Fyn 活化，从而导致 CD3 各条肽链胞质区 ITAM 中酪氨酸残基磷酸化；磷酸化 ITAM 可募集，并与蛋白酪氨酸激酶 ZAP-70 结合使其有限活化，为启动 T 细胞后续活化信号转导做好准备。

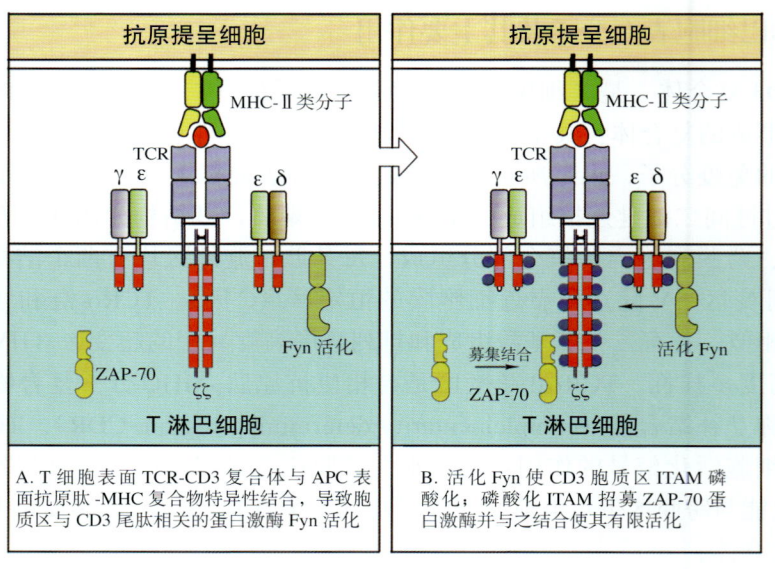

图 9-3 TCR-CD3 复合体介导的活化信号转导

2. TCR 辅助受体　CD4 分子和 CD8 分子是 T 细胞表面的 TCR 辅助受体。CD4 分子（CD55KD）为 Ig 超家族成员，在细胞膜上以单体形式存在。它们是识别结合 MHC Ⅱ 类分子的受体，其胞外区能与 MHC Ⅱ 类分子 β 链 Ig 样区的 β2 结构域结合；其胞内区尾肽与蛋白酪氨酸激酶 Lck 相关联，参与胞内活化信号的转导（图 9-4A）。CD4 分子也是人类免疫缺陷病毒（HIV）壳膜蛋白 gp120 的受体，因此 HIV 可选择性感染 CD4⁺T 细胞引发获得性免疫缺陷综合征。CD8 分子是由 α 链（CD36KD）和 β 链（CD32KD）借二硫键连接组成的跨膜糖蛋白，为 Ig 超家族成员。CD8 分子是识别结合 MHC Ⅰ类分子的受体，其胞外区能与 MHC Ⅰ类分子 α 链 Ig 样区的 α3 结构域结合；其胞质区尾肽与蛋白酪氨酸激酶 Lck 相关联，参与胞内活化信号的转导（图 9-4B）。

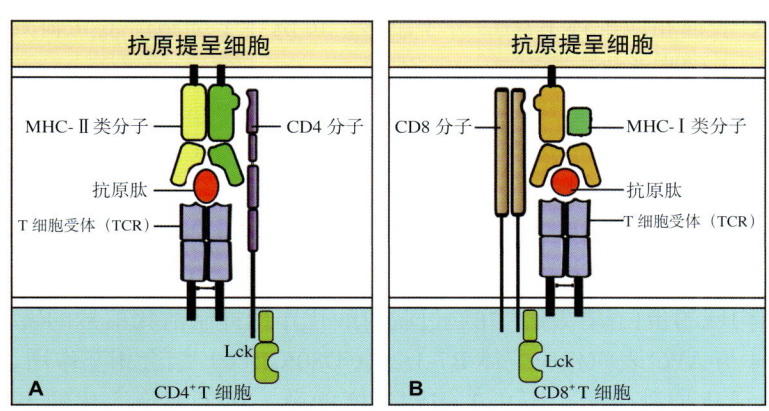

图 9-4　TCR 及其辅助受体分子与 APC 表面抗原肽 -MHC 分子复合物结合示意图

现以 CD4 分子为例，简述其对 TCR-CD3 复合体的辅助作用（图 9-5）。CD4⁺T 细胞通过表面 TCR-CD3 复合体与 APC 表面相应抗原肽 -MHC Ⅱ类分子复合物结合，可使其表面 CD4 分子与上述抗原肽 -MHC Ⅱ类分子复合物中的 MHC Ⅱ类分子（β2 结构域）结合，显著增强 CD4⁺T 细胞与 APC 之间的相互作用；并使 CD4 分子聚集在 TCR-CD3 复合体周围，导致细胞质内与 CD4 分子尾肽相关的蛋白酪氨酸激酶 Lck 活化；后者可促进 CD3 胞质区与 ITAM 结合的 ZAP-70 活化，从而加速 T 细胞后续活化信号的转导。因此 CD4 分子被称为 T 细胞抗原受体的辅助受体，简称 TCR 辅助受体。

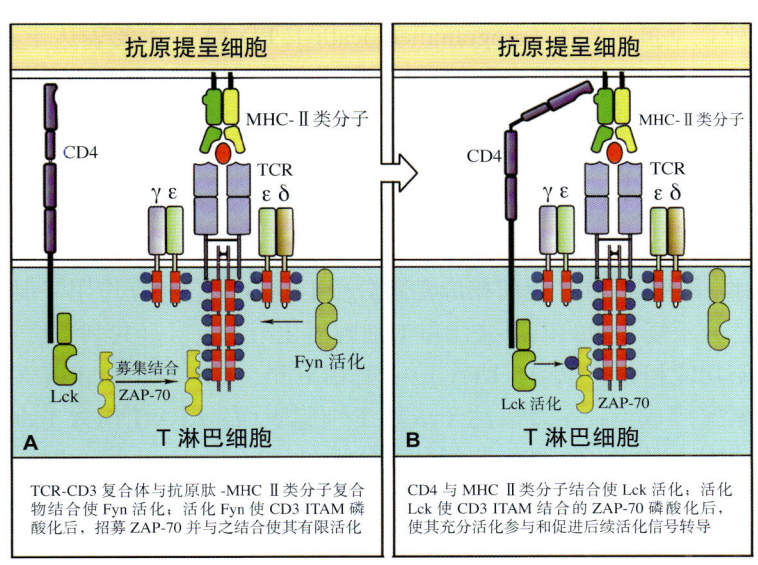

图 9-5　CD4 分子对 TCR-CD3 复合体信号转导的辅助作用示意图

3. 共刺激分子（co-stimulating molecule, CM） 表达于 APC 和 T、B 淋巴细胞表面的黏附分子，因其具有介导产生共刺激信号的作用故称共刺激分子或协同刺激分子。

（1）CD28：是 Ig 超家族成员，以同源二聚体形式表达于 CD4⁺T 细胞和半数以上 CD8⁺T 细胞表面。CD28 是 T 细胞表面的黏附分子，也是最重要的共刺激分子；其胞外区结构域能与 APC 表面相应共刺激分子，即 B7-1/B7-2（CD80/CD86）互补结合；其胞内区与多种信号分子相连，参与活化信号的转导。T 细胞通过表面 TCR-CD3 复合体和 CD4/CD8 分子与 APC 表面相应抗原肽 -MHC Ⅱ / Ⅰ类分子复合物结合，可诱导产生 T 细胞活化第一信号；通过其表面 CD28 分子与 APC 表面相应配体 B7-1/2 分子结合，可诱导 T 细胞产生共刺激信号（T 细胞活化第二信号）导致 T 细胞活化。

（2）细胞毒 T 淋巴细胞抗原 -4(cytotoxic T lymphocyte antigen-4, CTLA-4)：为同源二聚体，主要表达于活化 T 细胞表面，静息 T 细胞不表达。CTLA-4 与 CD28 分子有一定的同源性，其胞外区结构域也能与 APC 表面 B7-1/2 共刺激分子互补结合，且二者间亲和力显著高于 CD28 与 B7 分子间的亲和力；其胞内区所含的免疫受体酪氨酸抑制基序 / 模体（immunoreceptor tyrosine-based inhibitory motif, ITIM）可传递活化抑制信号。ITIM 酪氨酸残基发生磷酸化后可招募含有 SH2 结构域的蛋白磷酸酶，并通过脱磷酸化作用抑制活化信号的转导。活化 T 细胞通过表面 CTLA-4 与 APC 表面相应配体 B7-1/2（CD80/CD86）结合相互作用，使其胞内 ITIM 磷酸化后可产生活化抑制信号，阻止 T 细胞过度增殖。在 T 细胞活化的不同阶段 CD28 和 CTLA-4 分别发挥正负调节作用。

（3）CD40 配体 (CD40 ligand, CD40L)：是表达于活化 CD4⁺T 细胞和部分活化 CD8⁺T 细胞表面的共刺激分子，为 TNF 超家族成员。活化 T 细胞表面以三聚体形式存在的 CD40L 与 B 细胞表面 CD40 分子结合相互作用，可诱导 B 细胞产生共刺激信号（B 细胞活化第二信号）导致 B 细胞活化；活化 T 细胞通过表面 CD40L 与树突状细胞和巨噬细胞等 APC 表面 CD40 分子结合相互作用，可诱导上述专职 APC 活化使其表面 B7 分子表达上调，同时合成分泌 IL-12 等细胞因子有效促进 T 细胞增殖分化。

（4）诱导性共刺激分子（inducible costimulator, ICOS）：主要表达于活化 T 细胞表面，为 CD28 家族成员。活化 T 细胞通过表面 ICOS 与 APC 表面相应配体 ICOSL（人 B7-H2、鼠 B7RP-1）结合后，可诱导活化 T 细胞合成分泌细胞因子和增殖分化。

（5）程序性死亡（蛋白）-1（programmed death-1, PD-1）：主要表达于活化 T 细胞表面，为 CD28 家族成员；PD-L1 和 PD-L2 是 PD-1 识别结合的配体，主要表达于树突状细胞和巨噬细胞表面。活化 T 细胞通过表面 PD-1 与相应配体（PD-L1 或 PD-L2）结合相互作用可产生活化抑制信号，阻止 T 细胞增殖和产生细胞因子。

（6）淋巴细胞功能相关抗原 2（lymphocyte function associated antigen-2, LFA-2）：为单链糖蛋白，是 Ig 超家族成员；主要表达于成熟 T 细胞和部分 NK 细胞表面。LFA-2（CD2）作为 T 细胞表面的黏附分子能与 APC 表面相应黏附分子 LFA-3 结合相互作用，促进 T 细胞对 APC 表面抗原肽 -MHC 分子复合物的识别结合和 T 细胞活化第二信号（共刺激信号）的产生。

（7）淋巴细胞功能相关抗原 -1（LFA-1）：是由 α 链（CD11a）和 β 链（CD18）组成的异二聚体，为整合素家族成员；主要表达于成熟 T 细胞表面。LFA-1 作为 T 细胞表面的黏附分子能与 APC 表面相应黏附分子，即细胞间黏附分子 -1、2（intercellular adhesion molecule-1、2, ICAM-1、2）结合相互作用，促进 T 细胞对 APC 表面抗原肽 -MHC 分子复合物的识别结合和 T 细胞活化第二信号（共刺激信号）的产生。

4. 丝裂原受体　T 细胞表面具有植物血凝素受体（PHA-R）、刀豆蛋白 A 受体（ConA-R）和与 B 细胞共有的美洲商陆受体（PWM-R）等；它们接受相应丝裂原刺激后可发生非特异性有丝分裂，使众多 T 细胞转化为淋巴母细胞。在体外用 PHA 刺激人外周血 T 细胞，通过观察其增殖分化程度可检测机体细胞免疫功能状态，此即淋巴细胞转化试验。

5. 细胞因子受体　T 细胞可表达多种与其活化、增殖、分化密切相关的 IL-2R、IL-4R、IL-6R、IL-12R、IFN-γR 等细胞因子受体和诱导活化 T 细胞凋亡的 Fas 等受体。

二、T 淋巴细胞亚群

T 细胞是具有高度异质性的细胞群体，摘要介绍如下几种不同的分类方法：①根据 TCR 肽链组成情况的不同，可将 T 细胞分为 αβT 细胞和 γδT 细胞；②根据 T 细胞是否接受过抗原刺激或接受抗原刺激后的分化情况，可将其分为初始 T 细胞、效应 T 细胞和记忆 T 细胞；③根据 T 细胞内外标志和功能特性，可将其分为 CD4$^+$Th 细胞、CD8$^+$CTL 和 CD4$^+$ 调节性 T 细胞。

（一）αβT 细胞和 γδT 细胞

1. αβT 细胞　是执行适应性免疫应答的 T 细胞，主要分布于外周淋巴组织和血液中；其 TCR 由 α 和 β 两条肽链组成，具有高度多样性和抗原识别特异性。αβT 细胞只能识别 MHC 分子提呈的抗原肽，即表达在 APC 表面的抗原肽 -MHC 分子复合物，且具有自身 MHC 限制性。其主要功能是执行适应性细胞免疫应答，辅助 B 细胞产生适应性体液免疫应答和参与免疫应答的调节。

2. γδT 细胞　是执行固有免疫应答的 T 细胞，主要分布于黏膜和皮下组织；其 TCR 由 γ 和 δ 两条肽链组成，缺乏多样性。γδT 细胞可直接识别某些细胞表面的糖蛋白、MIC A/B 分子、热休克蛋白（HSP）或 CD1 分子提呈的脂类抗原和磷酸化抗原，且不受 MHC 限制。它们对某些肿瘤细胞、病毒或胞内寄生菌感染的靶细胞具有泛特异性杀伤作用，也可通过分泌不同类型的细胞因子发挥免疫调节作用和介导炎症反应。αβT 细胞与 γδT 细胞主要特征及其分布和功能如表 9-1 所示。

表 9-1　αβT 细胞与 γδT 细胞主要特征及其分布和功能

比较项目	αβT细胞	γδT细胞
抗原识别受体	由α和β链组成，具有高度多样性	由γ和δ链组成，较少多样性
识别结合的抗原	经典MHC分子提呈的线性多肽，即抗原肽-MHC分子复合物	细胞表面糖蛋白、MIC A/B分子、HSP、CD1分子提呈的脂类/磷酸化抗原
抗原识别特异性	高（单一特异性）	较低（泛特异性）
MHC限制性	有	无
免疫记忆	有	无
组织器官分布	外周免疫器官	黏膜和皮下组织
外周血分布	外周血淋巴细胞总数的60%～70%	外周血淋巴细胞总数的0.5%～5%
主要功能	介导产生适应性细胞免疫应答；特异性杀伤肿瘤或病毒感染细胞；辅助B细胞产生适应性体液免疫应答；参与免疫应答的调节	对某些肿瘤细胞、病毒或胞内寄生菌感染的靶细胞具有泛特异性杀伤作用；参与免疫应答的调节和介导炎症反应

（二）初始T细胞、效应T细胞和记忆T细胞

1. 初始 T 细胞（naïve T cell, Tn） 是指离开胸腺进入外周后未与相应抗原接触，即对相应抗原刺激具有免疫应答能力、但尚未产生应答的成熟 T 细胞。该种 T 细胞表达 CD45RA 和高水平与其归巢相关的 L- 选择素（CD62L）及其他黏附分子，参与淋巴细胞再循环。在外周免疫器官，$CD4^+$ 初始 T 细胞通过表面 TCR-CD3 复合体和黏附分子与树突状细胞表面相应抗原肽 -MHC 分子复合物和相应黏附分子结合相互作用后，首先分化为 $CD4^+Th0$ 细胞；后者在局部微环境中不同病原体或不同类型细胞因子作用下，可增殖分化为功能不同的 T 细胞亚群，参与适应性免疫应答并最终分化为效应 T 细胞和记忆 T 细胞。

2. 效应 T 细胞（effector T cell, Te） 是指接受抗原刺激后，经克隆扩增和分化形成的能够发挥免疫效应的终末 T 细胞。效应 T 细胞不表达 CD45RA 和 L- 选择素（CD62L），而表达 CD45RO 和高水平 IL-2R，借此能与初始 T 细胞相区别。效应 T 细胞能向外周炎症部位或某些器官组织迁移，而不参与淋巴细胞再循环。$CD4^+/CD8^+$ 效应 T 细胞与 APC 或肿瘤和病毒感染靶细胞表面相应抗原肽 -MHC 分子复合物特异性结合后，可通过释放 IL-2、IFN-γ、TNF-β 等多种细胞因子或分泌穿孔素、颗粒酶等细胞毒性物质，介导产生细胞免疫效应或细胞毒作用。

3. 记忆 T 细胞（memory T cell, Tm） 是指接受抗原刺激后，在增殖分化过程中停止分化，成为静息状态的具有免疫记忆功能的长寿 T 细胞。记忆 T 细胞介导再次免疫应答，它们对相应抗原和细胞因子的刺激较初始 T 细胞更为敏感；在与相应抗原相遇后可迅速活化、增殖分化为效应 T 细胞和产生新的记忆 T 细胞。记忆 T 细胞主要存在于血液和外周淋巴器官，也能向外周炎症组织等部位迁徙；其中参与淋巴细胞再循环的记忆 T 细胞称为中央型记忆细胞（central memory cell, Tcm）。此型记忆 T 细胞为 $CD45RO^+ CD62L^+ CCR7^+$ T 细胞，能与表型为 $CD45RO^- CD45RA^+ CD62L^+$ 的初始 T 细胞和表型为 $CD45RO^+ CD62L^- CCR7^-$ 的效应 T 细胞相区别。

（三）$CD4^+Th$细胞、$CD8^+CTL$和$CD4^+$调节性T细胞

1. $CD4^+Th$ 细胞亚群及其主要功能和相互间的调控作用　$CD4^+Th$ 细胞是组成性表达 TCRαβ 和 CD4 分子的辅助性 T 细胞（T helper cell, Th），包括 $CD4^+$ Th1 细胞、$CD4^+$ Th2 细胞、$CD4^+$ Th3 细胞、$CD4^+$ Th17 和 $CD4^+$ Tfh 细胞等亚群。$CD4^+Th$ 细胞亚群形成及其产生的细胞因子和主要功能如图 9-6 所示，简述如下：$CD4^+$ 初始 T 细胞接受抗原刺激后首先增殖分化为 $CD4^+Th0$ 细胞；$CD4^+Th0$ 细胞是 $CD4^+$ Th 亚群共同的前体细胞，可表达多种不同类型的细胞因子受体；在局部微环境中相关细胞因子作用下，$CD4^+Th0$ 细胞可分化为如下几种 Th 细胞亚群。

（1）$CD4^+$ Th1 细胞：$CD4^+Th0$ 细胞在 IL-12 和 IFN-γ 作用下，可分化为转录因子 $T-bet^+$ 的 $CD4^+Th1$ 细胞。该种 Th 细胞主要分泌 IFN-γ、IL-2 和 TNF-α/β 等 Th1 型细胞因子，参与细胞免疫应答，具有抗胞内病原体感染的免疫作用；也参与某些自身免疫病，如类风湿关节炎的发生发展和病理损伤过程。

（2）$CD4^+$ Th2 细胞：$CD4^+Th0$ 细胞在 IL-4 作用下，可分化为转录因子 $Gata3^+$ 的 $CD4^+Th2$ 细胞。该种 Th 细胞主要分泌 IL-4、IL-5、IL-10、IL-13 和 TGF-β 等 Th2 型细胞因子，参与体液免疫应答，可诱导 B 细胞增殖分化产生抗体，具有抗胞外病原体感染的免疫作用；也参与哮喘等变态反应性疾病的发生发展和病理损伤过程。

（3）$CD4^+$ Th3 细胞：$CD4^+Th0$ 细胞在 TGF-β 作用下，可分化为转录因子 $FoxP3^+$ 的 $CD4^+Th3$ 细胞（即诱导性调节 T 细胞）。该种 Th 细胞主要分泌 TGF-β，具有免疫负调节作用，可抑制细胞和体液免疫应答。Th3 细胞功能过高或过低与某些肿瘤或自身免疫性疾病的发生发展相关。

（4）CD4⁺ Th17 细胞：CD4⁺Th0 细胞在 IL-6 和 TGF-β 作用下，可分化为转录因子 RORγt⁺ 的 CD4⁺Th17 细胞。该种 Th 细胞主要分泌 IL-17、IL-21 和 IL-22 等促炎细胞因子，具有抗真菌和抗胞外细菌感染的免疫作用；也参与某些炎症性疾病，如炎症性肠炎、银屑病的发生发展和病理损伤过程。

（5）CD4⁺ Tfh 细胞：是新近发现的一种称之为滤泡辅助性 T 细胞（T follicular helper cell, Tfh）的 CD4⁺ Th 细胞亚群。CD4⁺Th0 细胞在 IL-6 和 IL-21 作用下，可分化为转录因子 BcL-6⁺ 的 CD4⁺ Tfh 细胞。该种 Th 细胞高表达趋化因子受体 CXCR5 及共刺激分子 CD40L 和 ICOS；当它们迁移到淋巴滤泡后，能与 B 细胞表面 CD40 和 ICOSL 结合相互作用有效激活 B 细胞，并通过合成分泌 IL-21、IL-10 和 IL-4 等细胞因子，促进 B 细胞增殖分化产生抗体和发生 Ig 类别转换。Tfh 细胞功能过高可诱导产生大量自身抗体，引发系统性红斑狼疮等自身免疫病；功能过低则可引发以抗体缺失或低下为特征的免疫缺陷病。

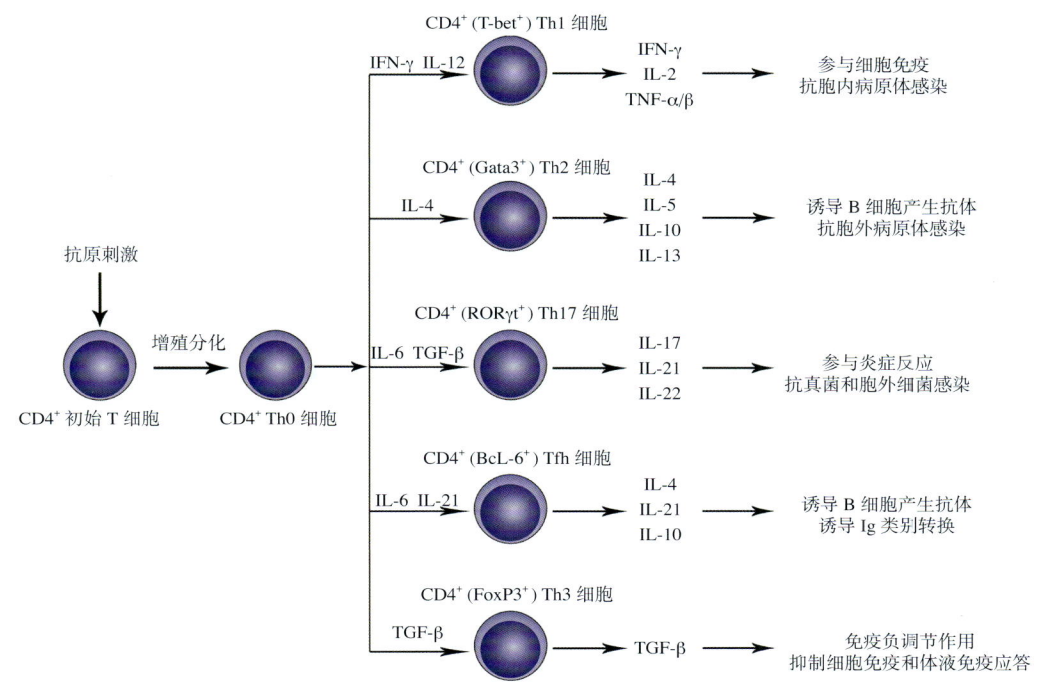

图 9-6　CD4⁺Th 细胞亚群形成及其产生的细胞因子和主要功能

CD4⁺ 初始 T 细胞的分化方向与其所在局部微环境中病原体种类、固有免疫细胞及其分泌的细胞因子有关，举例简述如下：①髓样 DC 接受结核分枝杆菌等胞内寄生菌或某些病毒刺激后产生的以 IL-12 为主的细胞因子，可使 NK 细胞活化释放 IFN-γ，并能与 IFN-γ 协同作用诱导 CD4⁺Th0 细胞向 CD4⁺Th1 细胞分化（图 9-7A）。②髓样 DC、NKT 细胞和肥大细胞接受蠕虫等胞外病原体刺激后产生的以 IL-4 为主的细胞因子，可诱导 CD4⁺Th0 细胞向 CD4⁺Th2 细胞分化（图 9-7B）。③髓样 DC 接受白色念珠菌等病原菌刺激后产生的 IL-6 和 TGF-β 等细胞因子，可诱导 CD4⁺Th0 细胞向 CD4⁺Th17 细胞分化（图 9-7C）。

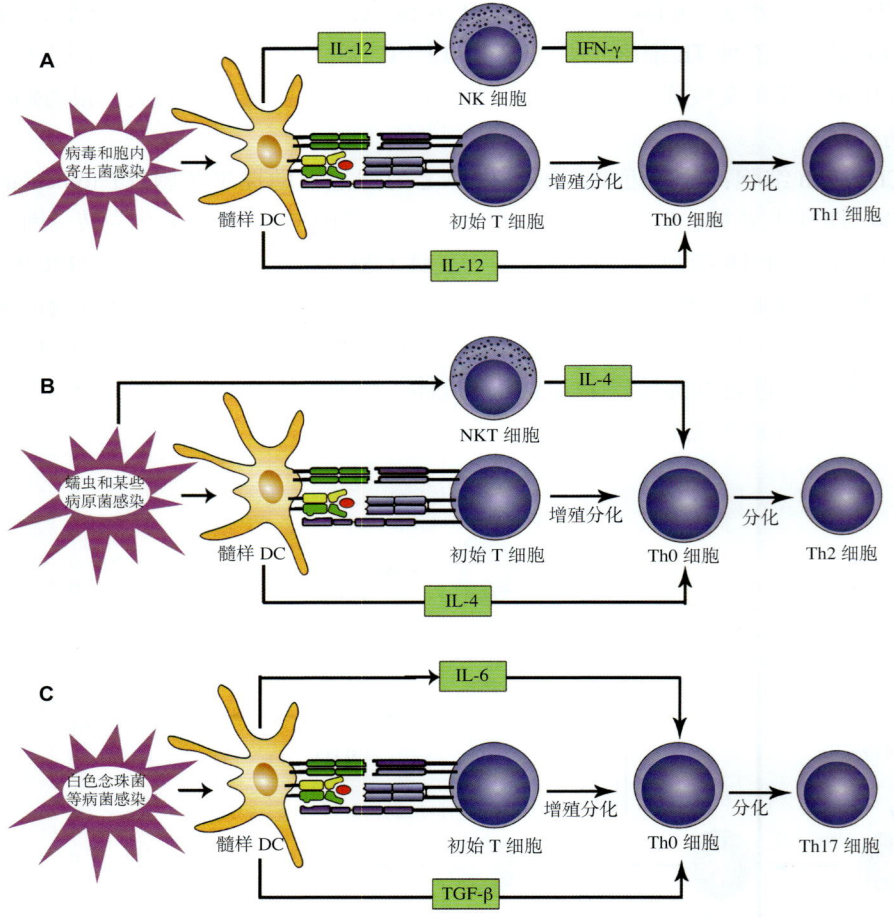

图 9-7 感染局部微环境中不同病原体和细胞因子对 Th 细胞亚群形成的调控作用

某些 CD4⁺T 细胞可通过产生不同类型的细胞因子对其他 CD4⁺T 细胞的形成或增殖产生负向调节作用（图 9-8），举例简述如下：①在非感染自稳状态下，CD4⁺Th3 细胞和其他 Treg 细胞可通过分泌 TGF-β 抑制 CD4⁺初始 T 细胞活化作用方式，影响 Th1/Th2/Th17 等 CD4⁺T 细胞

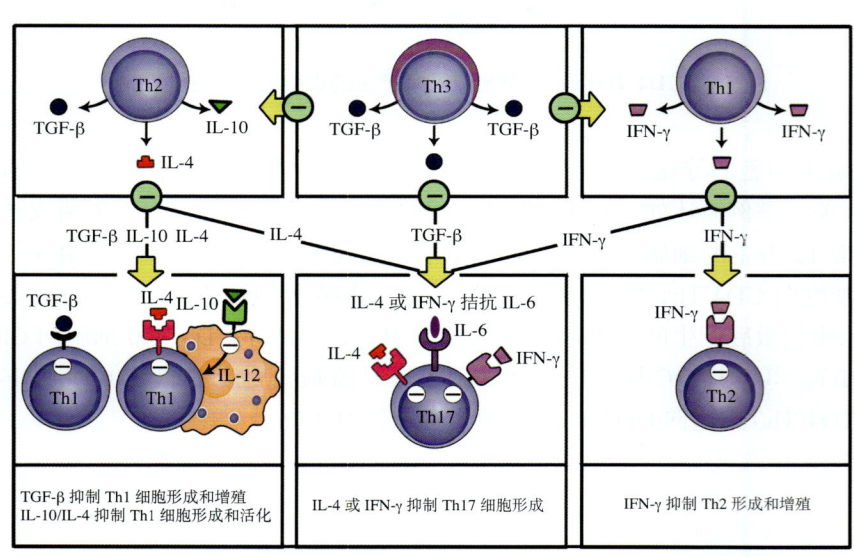

图 9-8 CD4⁺Th 细胞亚群间的负向调节作用

亚群的形成。②在感染情况下，髓样 DC 分泌的 IL-6 是诱导初始 T 细胞分化为 Th17 细胞的关键性细胞因子；活化 Th1 或活化 Th2 细胞产生的 IFN-γ 或 IL-4 可通过对 IL-6 的拮抗作用，抑制 Th17 细胞的形成。③活化 Th1 细胞产生的 IFN-γ 可抑制 Th2 细胞形成和增殖。④活化 Th2 细胞可通过分泌 IL-10 或 IL-4 抑制巨噬细胞或树突状细胞产生 IL-12，阻抑 Th1 细胞形成和活化；通过分泌 TGF-β 抑制 Th1 细胞形成和增殖。

2. 细胞毒性 T 细胞（cytotoxic T lymphocyte, CTL 或 Tc） 是组成性表达 TCRαβ 和 CD8 分子的 T 细胞；其表面 TCR-CD3 复合体识别抗原受 MHC Ⅰ类分子限制，即只能识别结合 APC 或靶细胞表面 MHC Ⅰ类分子提呈的抗原肽。$CD8^+$ CTL 的主要作用是特异性杀伤某些肿瘤和病毒感染的靶细胞，它们通过表面 TCR-CD3 复合体与靶细胞表面相应抗原肽 -MHC Ⅰ类分子复合物特异性结合后，可通过以下作用机制产生细胞毒作用：①脱颗粒释放穿孔素和颗粒酶使靶细胞溶解破坏和发生凋亡；②高表达 FasL 和分泌大量 TNF-α 诱导靶细胞凋亡。$CD8^+$ CTL 杀伤靶细胞与 NK 细胞类似，也能连续攻击杀伤多个靶细胞。此外，$CD8^+$ CTL 还可通过分泌 IL-2、IFN-γ、TNF-β 等 Th1 型细胞因子或 IL-4、5、10 和 IL-13 等 Th2 型细胞因子发挥免疫调节作用。

3. 调节性 T 细胞（regulatory T cell, Treg） 是一类具有负向调节作用的 $CD4^+$T 细胞，包括自然调节 T 细胞和诱导性调节 T 细胞。此类 T 细胞对抗原的识别具有特异性，但活化后对其他免疫细胞的抑制作用是非特异性的，且不受 MHC 限制。

（1）自然调节 T 细胞（natural occurring regulatory T cell, nTreg）：是指在胸腺中分化而成，可组成性表达 CD4、CD25、CTLA-4 等膜分子和胞质转录因子 FoxP3 的具有免疫抑制作用的 $CD4^+CD25^+FoxP3^+$ 调节 T 细胞。此类调节 T 细胞占外周血 $CD4^+$T 细胞总数的 5%～10%，可被自身抗原激活；主要通过与树突状细胞密切接触的作用方式发挥负向调节作用，也可通过释放 TGF-β 和 IL-10 等抑制性细胞因子发挥负向免疫调节作用。nTreg 作用机制复杂，摘要简介如下：① nTreg 通过表面 TCR-CD3 复合受体与 APC 表面相应自身抗原肽 -MHC Ⅱ类分子复合物特异性结合后，可凭借表面高浓度抑制性共刺激分子 CTLA-4 与自身反应性 T 细胞表面共刺激分子 CD28 竞争结合 APC 表面相应共用配体 B7 分子的作用方式，使上述自身反应性 T 细胞因未能获得有效共刺激信号而处于"活化无能"状态。② nTreg 通过表面高浓度 CTLA-4 与未成熟 DC 表面相应配体 B7 分子高亲和力结合，可诱导上述 DC 表达吲哚胺 2,3- 双加氧酶（indoleamine 2,3-dioxygenase, IDO）；后者（IDO）能够降解 T 细胞活化所必需的色氨酸，并由此导致 T 细胞失活和发生凋亡。③ nTreg 在与未成熟 DC 结合相互作用过程中，可表达一种由淋巴细胞活化基因 -3(lymphocyte activation gene-3, LAG3) 编码的跨膜蛋白。此种 LAG3 跨膜蛋白（CD223）与 CD4 分子同源，能与未成熟 DC 表面 MHC Ⅱ类分子高亲和力结合，并通过干扰 ITAM 信号转导作用方式对未成熟 DC 活化产生抑制作用，使其不能有效激活 $CD4^+$T 细胞。④ nTreg 可通过表面 mTGF-β 或通过合成分泌 TGF-β 与 DC 表面相应配体结合抑制 DC 活化，使其不能有效激活 $CD4^+$T 细胞。

（2）诱导性调节 T 细胞 (induced regulatory T cells, iTreg)：是指外周免疫器官和感染组织部位 $CD4^+$ 初始 T 细胞接受外来抗原刺激后，在某些细胞因子诱导下形成的对多种免疫细胞具有抑制作用的 $CD4^+$ 调节 T 细胞。此类调节性 $CD4^+$T 细胞主要通过释放抑制性细胞因子对免疫细胞产生抑制作用。

诱导性调节 T 细胞如图 9-9 所示，包括以下三种：① $CD4^+CD25^+FoxP3^+$ 诱导性调节 T 细胞（iTreg）是抗原活化的 $CD4^+$ 初始 T 细胞在 TGF-β 和 IL-2 作用下形成的调节 T 细胞，主要通过分泌 TGF-β、IL-10 和 IL-35 对免疫细胞产生抑制作用；② $CD4^+CD25^-FoxP3^+$ Th3 细胞是抗原活化的 $CD4^+$ 初始 T 细胞在 TGF-β 诱导下形成的调节 T 细胞，主要通过分泌 TGF-β 对免疫细胞产生抑制作用；③ CD4⁺CD25⁻FoxP3⁻ I型调节T细胞（Tr1细胞）是抗原活化的CD4⁺初始T细胞在IL-10诱导下形成的调节T细胞，主要通过分泌IL-10和TGF-β对免疫细胞产生抑制作用。

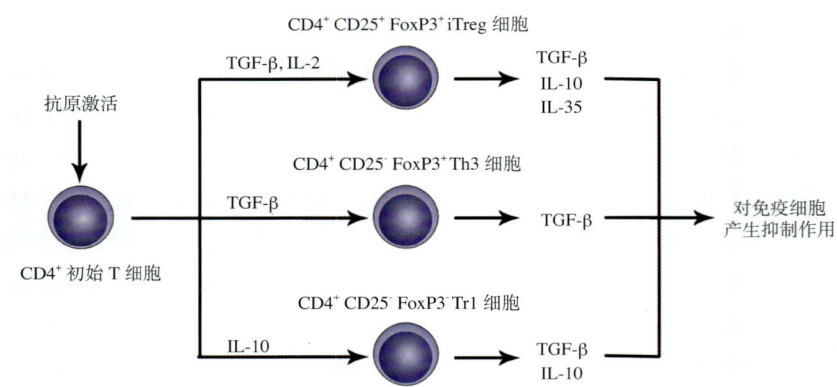

图9-9　诱导性调节T细胞形成及其释放的抑制性细胞因子

上述抑制性细胞因子作用简述如下：① IL-10可通过下调APC表面共刺激分子和MHC Ⅱ类分子表达，抑制抗原提呈和DC成熟；通过抑制巨噬细胞和DC释放促炎细胞因子，下调或抑制炎症反应；通过抑制T细胞和单核细胞合成分泌细胞因子，使CD4⁺/CD8⁺T细胞处于无能状态；通过抑制致敏肥大细胞脱颗粒或诱导B细胞发生类别转换（IgE → IgG），下调Th2细胞介导的超敏反应。② TGF-β可通过与APC表面相应配体结合抑制DC活化和成熟；通过对IL-2产生的干扰作用抑制T细胞增殖；通过干扰转录因子T-bet/Stat4或Gata3/NFAT形成、抑制初始T细胞向Th1或Th2细胞分化，使机体细胞或体液免疫应答能力降低。

第二节　B淋巴细胞

B淋巴细胞是由人和哺乳动物骨髓或禽类法氏囊中始祖B细胞分化成熟而来，故称骨髓/囊依赖性淋巴细胞（bone marrow/bursa of fabricius dependent lymphocyte），简称B淋巴细胞或B细胞。根据分布、表面标志和功能特征，可将B细胞分为以下两个亚群：B1细胞是执行非特异免疫应答的固有免疫细胞；B2细胞是执行特异性体液免疫应答的B细胞，也是启动适应性体液免疫应答的专职抗原提呈细胞。

一、B淋巴细胞表面标志及其主要作用

（一）B细胞作为免疫应答细胞，与其识别抗原和活化相关的分子

1. B细胞受体（B cell receptor, BCR）　是B细胞表面特异性抗原识别受体，也是所有B细胞的特征性表面标志，其化学本质是膜表面免疫球蛋白（mIg）。BCR是由二条相同的重链（μ链）和两条相同的轻链通过链间二硫键共价相连组成的一个四肽链膜分子（图9-10）：其胞外区肽链N端可变区内各有三个氨基酸组成和排列顺序高度易变的超变区，从而造就了BCR的高度多样性和对相应抗原表位识别结合的高度特异性；其胞内区短小、没有传递细胞活化信号的功能，但BCR可通过其疏水性跨膜区所含正电荷氨基酸残基与跨膜区带负电荷氨基酸残基的Igα/Igβ异二聚体非共价结合组成BCR-Igα/Igβ复合体，而获得传递细胞活化的能力。Igα/Igβ异二聚体是由CD79a和CD79b两条肽链通过链间二硫键连接组成的跨膜蛋白，其胞内区含ITAM结构域参与细胞活化信号的传递。

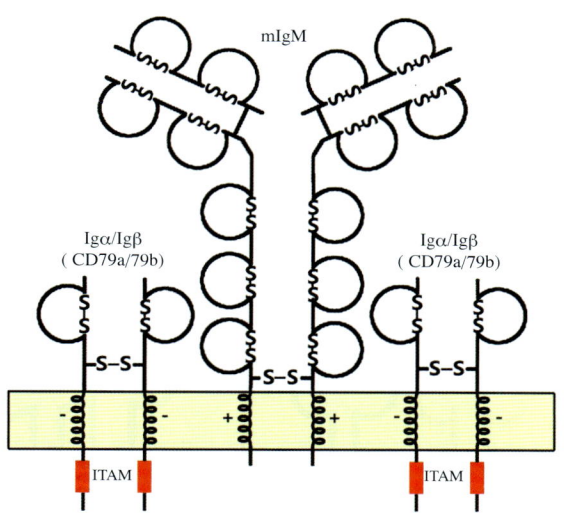

图 9-10　BCR-Igα/Igβ 复合体示意图

B 细胞表面 BCR-Igα/Igβ 复合体与 T 细胞表面 TCR-CD3 复合体不同，可直接识别结合暴露于抗原分子表面的 B 细胞表位。BCR-Igα/Igβ 复合物介导的信号转导如图 9-11 所示：B 细胞通过表面 BCR-Igα/Igβ 复合体交联识别结合抗原后，可使其细胞质内与 Igα/Igβ 异二聚体尾肽相关的蛋白酪氨酸激酶（Fyn、Lyn、Blk）活化，并由此导致 Igα/Igβ 胞质区 ITAM 磷酸化（图 9-11A）；磷酸化 ITAM 可趋化募集 Syk 激酶，使之与双重磷酸化 ITAM 结合后通过自身磷酸化作用而被激活（图 9-11B），启动 B 细胞后续活化信号的转导。

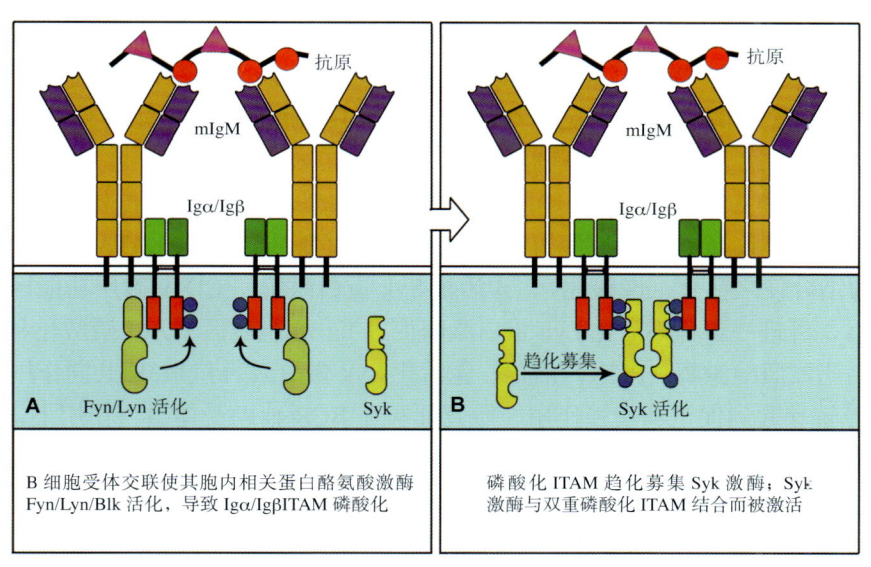

图 9-11　BCR-Igα/Igβ 复合物介导的信号转导

2. BCR 辅助受体　CD19-CD21-CD81 复合体是 B 细胞表面的 BCR 辅助受体（图 9-12）：其中 CD19 分子在 B 细胞谱系发育的各个阶段和活化 B 细胞表面均可表达（浆细胞除外），是 B 细胞特有的表面标志；CD21 分子是补体 C3 裂解产物 C3d 的受体；CD19 与 CD21 紧密相连，其胞质内功能区含酪氨酸残基参与 B 细胞活化信号的转导；CD81 为跨膜蛋白，其作用目前还不十分清楚，可能具有稳定 CD19-CD21-CD81 复合体的作用。

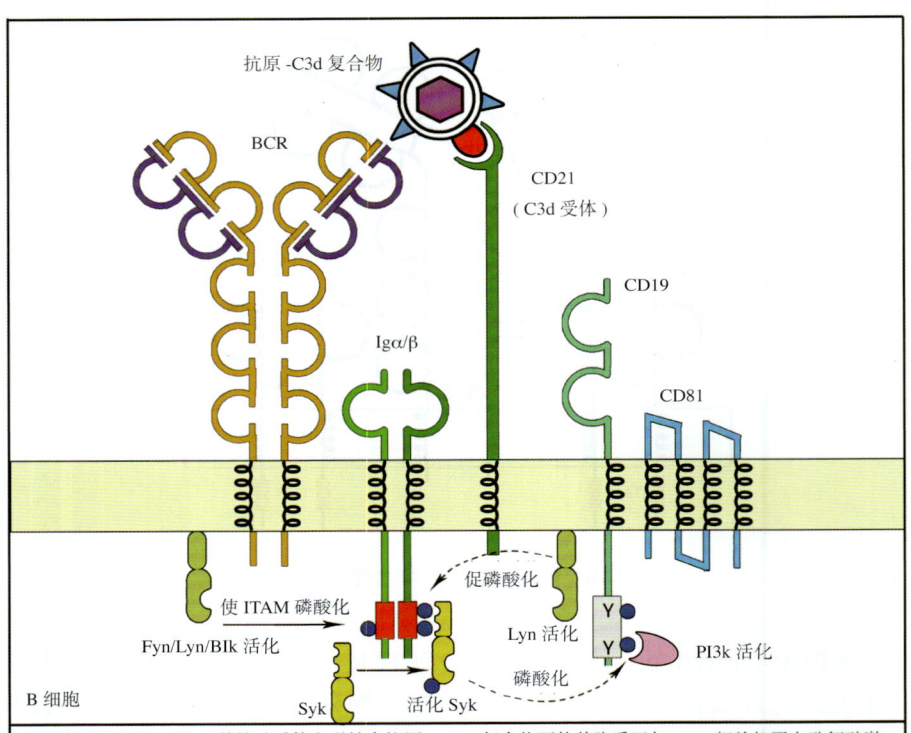

图 9-12　BCR 辅助受体及其作用机制示意图

外周免疫器官淋巴滤泡中的 FDC 能够识别结合可溶性抗原与 IgG 抗体或 C3d 结合形成的免疫复合物或细菌裂解产物等可溶性抗原，并将上述免疫复合物或可溶性抗原长期滞留于细胞表面，为 B 细胞识别结合抗原奠定了基础。BCR 及其辅助受体作用如图 9-12 所示：① B 细胞通过表面 BCR-Igα/Igβ 复合体及其辅助受体（CD21-CD19-CD81 复合体）与抗原 -C3d 复合物中相应抗原表位和 C3d 交联结合，可使其胞质区与 BCR 相关的蛋白酪氨酸激酶 Fyn、Lyn、Blk 活化，并由此导致 Igα/Igβ 胞质区 ITAM 磷酸化。②胞质区磷酸化 ITAM 可趋化募集并与 Syk 蛋白激酶结合使之活化（磷酸化）。③活化 Syk 蛋白激酶使 CD19 胞质功能区中的酪氨酸残基磷酸化后，可进一步募集活化 Lyn 蛋白激酶促进 Igα/β 胞质区 ITAM 磷酸化和 Syk 激酶活化，进而使磷脂酰肌醇激酶（PI3K）活化。④活化 Syk 蛋白激酶和 PI3K 共同作用，对 B 细胞后续活化信号转导起到促进和增强作用。研究证实在 BCR 辅助受体参与作用下，B 细胞对抗原刺激的敏感性可提高 1000 倍。

3. 共刺激分子　B 细胞作为免疫应答细胞，其活化需要两种信号：①通过表面 BCR-Igα/Igβ 复合体和 BCR 辅助受体识别结合抗原 -C3d 复合物，诱导产生的 B 细胞活化第一信号；②通过表面 CD40 和 ICAM-1 等共刺激分子与 Th 细胞表面相应 CD40L 和 LFA-1 共刺激分子结合相互作用，诱导产生 B 细胞活化第二信号。

（1）CD40 分子：是 B 细胞表面最重要的共刺激分子，属肿瘤坏死因子受体超家族成员。B 细胞作为免疫应答细胞在接受抗原刺激产生活化第一信号基础上，通过表面 CD40 与活化 CD4$^+$Th 细胞表面相应配体 CD40L 结合相互作用，可诱导产生 B 细胞活化第二信号（共刺激信号）使 B 细胞活化。

(2) ICAM-1 分子：是表达于 B 细胞表面的黏附分子，它们与活化 CD4⁺Th 细胞表面相应黏附分子 LFA-1 结合可促进 B 细胞活化第二信号（共刺激信号）的产生。

4. IgG Fc 受体 Ⅱ（FcγR Ⅱ）　表达于 B 细胞、巨噬细胞和朗格汉斯细胞表面，包括 FcγR Ⅱ-A 和 FcγR Ⅱ-B 两种类型。FcγR Ⅱ-A 为活化性受体，B 细胞通过表面 FcγR Ⅱ-A 与抗原抗体-复合物中 IgG Fc 段结合，不仅有助于 B 细胞对抗原的捕获，而且能促进 B 细胞活化。FcγR Ⅱ-B 是 B 细胞表面抑制性受体，其胞质区含 ITIM 结构域可转导 B 细胞活化抑制信号，下调体液免疫应答（详见第十五章免疫调节）。

5. 丝裂原受体　B 细胞表面具有脂多糖受体（LPS-R）、葡萄球菌 A 蛋白受体（SPA-R）和美洲商陆受体（PWM-R）。它们接受相应丝裂原刺激后可高表达 B7 等共刺激分子和其他黏附分子，并发生非特异性有丝分裂使多克隆 B 细胞转化为淋巴母细胞。

6. 细胞因子受体　静息 B 细胞接受抗原或丝裂原刺激后可表达多种与其活化、增殖、分化密切相关的 IL-4R、IL-5R、IL-6R、TGF-βR 和 IFN-R 等细胞因子受体；相关细胞因子与不同分化阶段 B 细胞表面相应细胞因子受体结合后，可诱导 B 细胞活化、增殖，最终分化为合成分泌不同类型抗体的浆细胞。

（二）B细胞作为抗原提呈细胞，与其诱导Th细胞活化相关的分子

1. MHC 分子　B 细胞作为专职 APC，通过其表面 BCR 和 BCR 辅助受体将抗原-C3d 复合物或其他可溶性抗原摄入胞内后，经外源性抗原加工途径可将抗原降解产物以抗原肽-MHC Ⅱ类分子复合物形式表达于细胞表面，供 CD4⁺Th 细胞识别。CD4⁺Th 细胞通过表面 TCR-CD3 复合受体与 B 细胞表面抗原肽-MHC Ⅱ类分子复合物结合相互作用可获得活化第一信号；通过表面 CD4 分子与 B 细胞表面抗原肽 MHC Ⅱ类分子复合物中 MHC Ⅱ类分子 β 链 β2 结构域结合，可增强 Th 细胞与 B 细胞之间的相互作用、促进 T 细胞活化第一信号的产生。

2. 共刺激分子　B7-1/B7-2（CD80/CD86）和 ICAM-1 是表达于 B 细胞表面的共刺激分子，其中 B7-1/B7-2 在诱导共刺激信号产生过程中起主导作用。B 细胞作为专职 APC，在与 CD4⁺Th 细胞结合相互作用产生 T 细胞活化第一信号基础上，通过 B7-1/2 和 ICAM-1 等共刺激分子与 CD4⁺Th 表面 CD28、LFA-1 等相应配体分子结合相互作用，可诱导产生 T 细胞活化第二信号（共刺激信号）导致 T 细胞活化。

二、B 淋巴细胞亚群

根据 B 细胞发生、分布、表面标志和功能特征，可将其分为执行固有免疫应答的 B1 细胞和执行适应性体液免疫应答的 B2 细胞，即通常所指的 B 细胞。

（一）B1细胞和B2细胞

1. B1 细胞　B1 细胞是具有自我更新能力的 CD5⁺mIgM⁺B 细胞，主要分布于腹膜腔、胸膜腔和肠道固有层中，其表面 BCR 较少多样性，主要识别细菌多糖类 TI 抗原和某些变性自身抗原。B1 细胞产生抗体无需 Th 细胞协助；接受抗原刺激后 48h 即可产生相应低亲和力 IgM 类抗体；此类抗体可识别结合病原体表面共有多糖抗原表位，对多种病原体产生非特异性免疫作用。

2. B2 细胞　B2 细胞是执行适应性体液免疫应答的 CD5⁻mIgM⁺/IgD⁺B 细胞，由骨髓多能造血干细胞分化而成，没有自我更新能力；主要分布于外周免疫器官，其表面 BCR 具有高度多样性，对可溶性蛋白质抗原的识别具有高度特异性。B2 细胞介导的体液免疫应答与 B1 细胞相比有如下特点：①产生抗体需 CD4⁺Th2 细胞或 CD4⁺Tfh 细胞协助；②抗体产生潜伏期较长；③产生以 IgG 类为主的高亲和力抗体；④可产生记忆 B 细胞引发再次免疫应答。B1 细胞和 B2 细胞发生、分布、表面标志和功能特征比较见表 9-2。

第九章 适应性免疫细胞及其主要生物学作用

表9-2 B1细胞和B2细胞的比较

比较项目	B1细胞	B2细胞
产生部位	胚肝、骨髓	骨髓
更新方式	自我更新	骨髓产生
主要分布	胸膜腔、腹膜腔、肠道固有层	脾、淋巴结、黏膜相关淋巴组织
表面标志	$CD5^+$、$mIgM^+$	$CD5^-$、$mIgM^+/IgD^+$
特异性	低（泛特异性）	高（单一特异性）
识别的抗原	TI抗原，多糖抗原为主	TD抗原，可溶性蛋白质抗原为主
抗体产生潜伏期	较短，抗原刺激后48h产生	较长，抗原刺激后1~2周产生
抗体类型	以IgM为主	以IgG为主
抗体亲和力	低亲和力抗体	高亲和力抗体
Ig类别转换	无	有
免疫记忆再次应答	无	有

（二）B2细胞的主要生物学功能

1. 摄取加工提呈抗原引发适应性体液免疫应答　B2细胞（B细胞）作为专职APC，可通过表面BCR直接识别结合进而摄取抗原，并将加工处理后形成的抗原性短肽以抗原肽-MHC Ⅱ类分子复合物形式转运到细胞表面，供抗原特异性$CD4^+Th2$细胞识别结合引发适应性体液免疫应答（详见第十二章适应性免疫应答）。

2. 合成分泌抗体介导产生体液免疫效应　B2细胞（B细胞）作为免疫应答细胞，接受相应抗原刺激后，在活化$CD4^+Th2$细胞或$CD4^+Tfh$细胞协助下可增殖分化为浆细胞。浆细胞是合成分泌抗体的效应细胞，在不同细胞因子作用下可产生不同类型的抗体发挥如下免疫效应：①与相应病原体或细菌外毒素特异性结合，可产生抑菌和中和毒素的作用；② IgG类抗体与相应病原体等抗原结合后，在吞噬细胞参与下可产生促进吞噬的免疫调理作用；③ IgG或IgM类抗体与抗原结合形成的免疫复合物可激活补体产生溶菌效应和C3b介导的调理作用；④ IgG类抗体与肿瘤或病毒感染靶细胞表面相应抗原特异性结合后，可通过ADCC效应使上述靶细胞溶解破坏；⑤亲细胞抗体IgE通过其Fc段与肥大/嗜碱性粒细胞表面相应受体（FcεRI）结合使之致敏后，再次与相应变应原相遇可引发Ⅰ型超敏反应。

（姚　智　安云庆）

第十章　固有免疫细胞及其主要生物学作用

第一节　固有免疫细胞概述

固有免疫细胞主要包括单核-巨噬细胞、中性粒细胞、树突状细胞、NK 细胞、NKT 细胞、γδT 细胞、B1 细胞、嗜碱性粒细胞、嗜酸性粒细胞和肥大细胞等。固有免疫细胞表达模式识别受体或有限多样性抗原识别受体，而不表达特异性抗原识别受体。它们能够识别病原体及其感染细胞或衰老损伤和畸变肿瘤细胞某些共有特定或表位分子，产生非特异性抗感染、抗肿瘤等免疫保护作用，同时参与适应性免疫应答的启始和效应过程。

模式识别受体（pattern recognition receptor, PRR）是指存在于吞噬细胞和树突状细胞等多种固有免疫细胞膜表面、胞内器室膜上和血清中的一类能够直接识别病原体及其产物、宿主凋亡细胞或衰老损伤细胞表面某些共有特定分子的受体（表 10-1）。固有免疫细胞膜表面和胞内器室膜上的模式识别受体称为膜型模式识别受体，主要包括甘露糖受体、清道夫受体和 Toll 样受体（Toll like receptor, TLR）家族成员，其中 TLR 1、2、4、5、6 表达于细胞膜上，TLR 3、7、8、9 表达于胞内器室如内体（endosome）膜上（图 10-1）。血清中的模式识别受体称为分泌型模式识别受体，主要包括甘露聚糖结合凝集素和 C 反应蛋白等急性期蛋白。

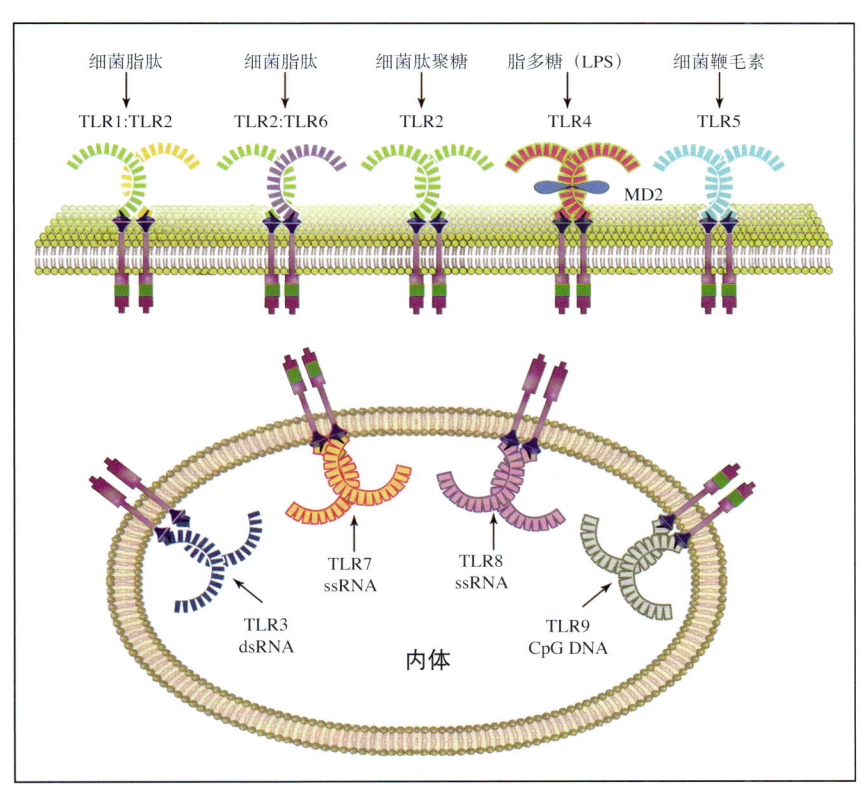

图 10-1　Toll 样受体的分类及其分布

第十章 固有免疫细胞及其主要生物学作用

病原相关模式分子（pathogen-associated molecular pattern, PAMP）是指某些病原体或其产物所共有的高度保守、可被模式识别受体识别结合的特定分子。病原相关模式分子种类有限，在病原微生物中广泛分布（表10-1），但不表达于正常组织细胞表面。因此固有免疫细胞可通过 PRR 对 PAMP 的识别，区分自身与非己并对病原体及其产物发生应答。分泌型 PRR 能够识别结合病原微生物表面的甘露糖残基或磷酰胆碱，并通过激活补体产生溶菌和调理作用发挥抗感染免疫效应。

表10-1 模式识别受体及其识别的病原相关模式分子

模式识别受体（PRR）	病原相关模式分子（PAMP）
膜型PRR	
甘露糖受体（MR）	细菌甘露糖、岩藻糖
清道夫受体（SR）	G^+菌磷壁酸、G^-菌脂多糖（LPS）
TLR2：TLR6异二聚体	G^+菌肽聚糖（PGN）、G^+菌脂磷壁酸（LTA）、酵母菌的酵母多糖、细菌和支原体的脂蛋白、脂肽
TLR1：TLR2异二聚体	
TLR4与CD14共同作用	G^-菌脂多糖（LPS）、G^+菌脂磷壁酸（LTA）、热休克蛋白（HSP）
TLR5同源二聚体	G^-菌鞭毛蛋白
TLR3同源二聚体（内体膜上）	病毒双股RNA（dsRNA）
TLR7/TLR8同源二聚体（内体膜上）	病毒或非病毒性单股RNA（ssRNA）
TLR9同源二聚体（内体膜上）	细菌或病毒非甲基化CpG DNA
分泌型PRR	
甘露聚糖结合凝集素（MBL）	病原体表面的甘露糖、岩藻糖和N-乙酰葡萄糖胺残基
C反应蛋白（CRP）	细菌胞壁磷酰胆碱
脂多糖结合蛋白（LBP）	G^-菌脂多糖（LPS）

第二节 吞噬细胞

吞噬细胞（phagocyte）包括血液中的中性粒细胞、单核细胞和组织器官中的巨噬细胞，其特征性表面标志是 CD14 分子。单核细胞（monocyte）占血液中白细胞总数的 3%~8%，胞质富含溶酶体颗粒，其内含过氧化物酶、酸性磷酸酶和溶菌酶等多种酶类物质。单核细胞具有较强的变形运动和吞噬能力，它们在血液中停留时间较短（12~24h），进入表皮棘层可分化为朗格汉斯细胞，进入组织器官可分化为巨噬细胞。巨噬细胞是一个异质性细胞群体，根据激活方式的不同可分为经典激活的巨噬细胞（classical activated macrophage）和替代激活的巨噬细胞（alternative activated macrophage）。上述两型巨噬细胞膜分子及其产生的细胞因子和效应功能存有较大差异，书中介绍的巨噬细胞为经典激活的巨噬细胞。

一、巨噬细胞

巨噬细胞（macrophage）由定居和游走两类细胞组成。定居巨噬细胞可因所处组织器官的不同而有不同的命名：如在肝中称库普弗细胞，在中枢神经系统称小胶质细胞，在骨组织中则称破骨细胞。游走巨噬细胞广泛分布于结缔组织中，体积是单核细胞的数倍，寿命较长（可存活数月），其胞质内富含溶酶体颗粒及其相关的酶类物质，具有很强的变形运动和吞噬杀伤、清除病原体等抗原性异物的能力。巨噬细胞作为专职抗原提呈细胞，还具有摄取、加工提呈抗原启动适应性免疫应答的能力。

1. 巨噬细胞表面受体及其主要作用　巨噬细胞表面具有多种模式识别受体、调理性受体和细胞因子受体，可有效识别结合进而吞噬杀伤/清除侵入体内的病原体及宿主凋亡或衰老损伤的细胞。

（1）模式识别受体：主要包括甘露糖受体、清道夫受体和Toll样受体，作用简述如下：①甘露糖受体（mannose receptor, MR）能与广泛表达于分枝杆菌、克雷伯菌、卡氏肺孢菌、酵母菌等病原体细胞壁糖蛋白或糖脂分子末端的甘露糖和岩藻糖残基结合，介导巨噬细胞对上述病原体产生吞噬杀伤作用。②清道夫受体（scavenger receptor, SR）可通过对G⁻菌脂多糖、G⁺菌脂磷壁酸及衰老损伤细胞表面乙酰化低密度脂蛋白和凋亡细胞重要标志—磷脂酰丝氨酸的识别结合，介导巨噬细胞有效吞噬杀伤/清除细菌和体内衰老损伤或凋亡细胞。③Toll样受体家族成员TLR2与TLR1或TLR6结合形成的异二聚体主要识别G⁺菌脂磷壁酸和G⁻菌脂蛋白；TLR4同源二聚体协同CD14分子发挥作用，主要识别G⁻菌脂多糖。

巨噬细胞接受细菌脂多糖（LPS）刺激后产生的信号转导途径如图10-2所示：①巨噬细胞通过表面CD14与LBP-LPS复合物结合后，其表面TLR4在LPS作用下聚集形成同源二聚体，并在MD-2蛋白协同作用下活化。②活化TLR4通过其胞浆区Toll/IL-1受体同源区（TIR）与胞浆内接头蛋白髓样分化蛋白88（MyD88）C端相应同源区（TIR）结合形成复合物；再通过MyD88 N端死亡结构域（DD）招募，并与具有类似DD结构域的IL-1受体相关激酶1和4（IRAK1、IRAK4）结合使之磷酸化（活化）。③磷酸化IRAK1和IRAK4与TNF受体相关因子6（TRAF6）结合使之活化，并由此导致TGF-β活化激酶1（TAK1）与两种TAK1结合蛋白（TAB1和TAB2）结合形成复合体。④上述TAK1-TAB1-TAB2复合体磷酸化后可启动IκB激酶和MAP激酶两条信号转导通路，激活转录因子NF-κB和AP-1导致促炎细胞因子基因的转录和表达。

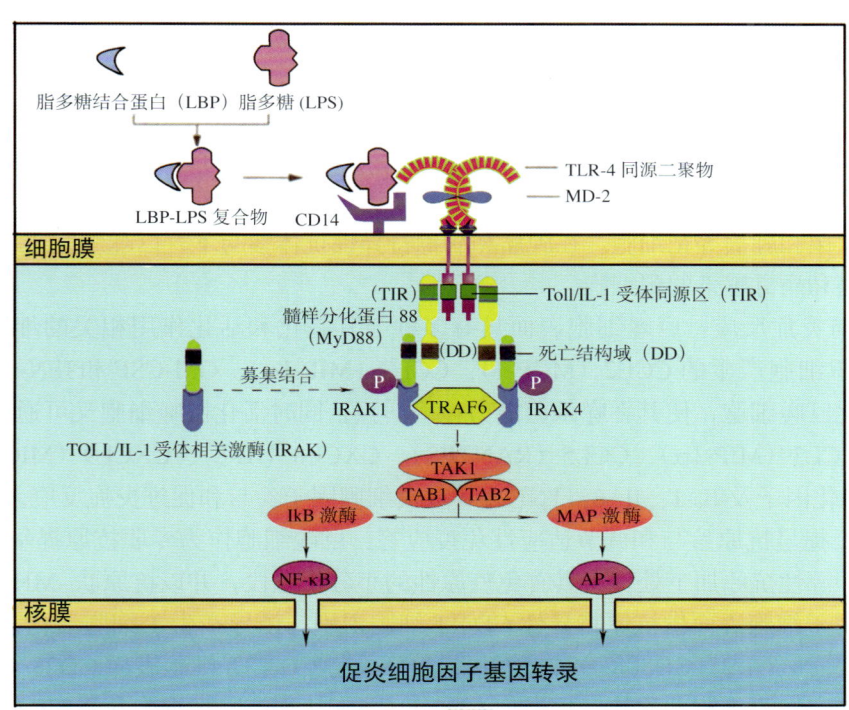

图10-2　TLR4介导的信号转导途径

注：LBP: LPS-binding protein，脂多糖结合蛋白；MyD88: myeloid differentiation protein 88，髓样分化蛋白88；TIR: Toll/interleukin-1 receptor region，Toll/IL-1受体同源区；DD: Death domain，死亡结构域；IRAK: IL-1 receptor associated kinase，IL-1受体相关激酶；TRAF6: TNF receptor associated factor 6，TNF受体相关因子6；TAK1: TGF-β activated kinase 1，TGF-β活化激酶1

（2）调理性受体：主要包括IgG Fc受体（FcγR）和补体C3b/C4b受体（C3bR/C4bR），作用简述如下：①IgG抗体通过其抗原结合部位与病原体表面相应抗原表位特异性结合，再通过其Fc段与巨噬细胞表面相应FcγR结合，可介导产生促吞噬和活化效应的调理作用。②补体裂解产物C3b/C4b通过其氨基端与病原体等抗原性异物非特异性结合，再通过其羧基端与巨噬细胞表面C3bR/C4bR结合，可介导产生促吞噬和活化效应的非特异性调理作用。

（3）趋化性受体和细胞因子受体：巨噬细胞可表达多种与其趋化和活化相关的细胞因子受体：其中趋化性受体主要包括CXCR1、2（IL-8R），CCR2（MCP-1R）和CCR7（MIP-3βR）；活化相关的细胞因子受体主要包括IFN-γR、GM-CSFR和TNF-α/βR。在上述趋化/活化性细胞因子作用下，游走巨噬细胞被吸引募集到感染或炎症部位并被活化，使其吞噬杀菌和分泌功能显著增强有效发挥抗感染免疫作用。

2.巨噬细胞的主要生物学功能　巨噬细胞具有吞噬杀菌、参与炎症反应、加工提呈抗原参与和调节适应性免疫应答等作用。

（1）杀伤清除病原体：巨噬细胞摄取病原体后可通过氧依赖和氧非依赖两种途径杀伤病原体。氧依赖性杀菌系统包括反应性氧中间物（reactive oxygen intermediate，ROI）和反应性氮中间物（reactive nitrogen intermediate，RNI）作用系统：前者是指在吞噬作用激发下，细胞膜上还原型辅酶Ⅰ/Ⅱ和分子氧活化，生成超氧阴离子（O_2^-）、游离羟基（OH^-）、过氧化氢（H_2O_2）和单态氧（$^1O_2$）发挥杀菌作用的系统；后者是指巨噬细胞活化后产生的诱导型一氧化氮合酶，在还原型辅酶Ⅱ或四氢生物蝶呤存在条件下，催化L-精氨酸与氧分子反应生成胍氨酸和一氧化氮（NO）产生杀菌和细胞毒作用的系统。

氧非依赖杀菌系统是指不需氧分子参与的杀菌系统，主要包括：①胞内糖酵解作用增强、乳酸累积pH下降形成的酸性环境对病原体具有抑杀作用；②溶酶体内溶菌酶在酸性条件下能使细菌胞壁肽聚糖破坏产生杀菌作用；③抗菌肽等阳离子蛋白和多肽可在细菌脂质双层中形成"离子通道"导致菌细胞裂解破坏。病原体及其裂解产物在吞噬溶酶体内蛋白酶、核酸酶、脂酶和磷酸酶等多种水解酶作用下可进一步消化降解。

（2）杀伤胞内寄生菌和肿瘤等靶细胞：静息巨噬细胞不能有效杀伤胞内寄生菌和肿瘤等靶细胞。它们接受Th细胞反馈刺激或被LPS或IFN-γ、GM-CSF等细胞因子激活后，可有效杀伤胞内寄生菌和肿瘤等靶细胞。在肿瘤和病毒特异性抗体参与下，巨噬细胞还可通过ADCC效应杀伤肿瘤和病毒感染的靶细胞。

（3）参与炎症反应：巨噬细胞表面具有多种与其趋化和活化作用相关的细胞因子受体。感染部位组织细胞产生的CCL2（MCP-1）、CCL3（MIP-1α）、GM-CSF和IFN-γ等细胞因子可募集并活化巨噬细胞，使其吞噬杀菌能力显著增强；同时活化巨噬细胞又可通过分泌CCL2（MCP-1）、CCL3（MIP-1α）、CCL5（RANTES）、CXCL8（IL-8）、CXCL9（MIG）、CXCL10（IP-10）等趋化因子及IL-1、IL-6、TNF-α等促炎细胞因子参与和促进炎症反应。

（4）加工提呈抗原参与和调节适应性免疫应答：巨噬细胞作为专职抗原提呈细胞（APC）可将摄入的外源性抗原加工处理为具有免疫原性的小分子肽段，并以抗原肽-MHCⅡ类分子复合物形式表达于细胞表面供抗原特异性$CD4^+T$细胞识别，诱导产生T细胞活化第一信号；巨噬细胞通过表面B7-1/2（CD80/CD86）等共刺激分子与$CD4^+Th$细胞表面CD28等共刺激分子结合，可诱导产生T细胞活化第二信号使$CD4^+Th$细胞活化；巨噬细胞在与$CD4^+Th$细胞结合相互作用过程中自身活化使其高表达CD40和B7分子，并通过分泌IL-12等细胞因子诱导活化$CD4^+Th$细胞增殖分化为效应T细胞发挥免疫作用（详见第十二章，适应性免疫应答）。此外，活化巨噬细胞产生的IL-23还可诱导记忆T细胞增殖以扩大适应性免疫应答，并通过合成分泌IFN-γ和IL-17等细胞因子发挥免疫调节作用。

巨噬细胞表面主要膜分子及其接受刺激后分泌的趋化因子和细胞因子如图 10-3 所示。

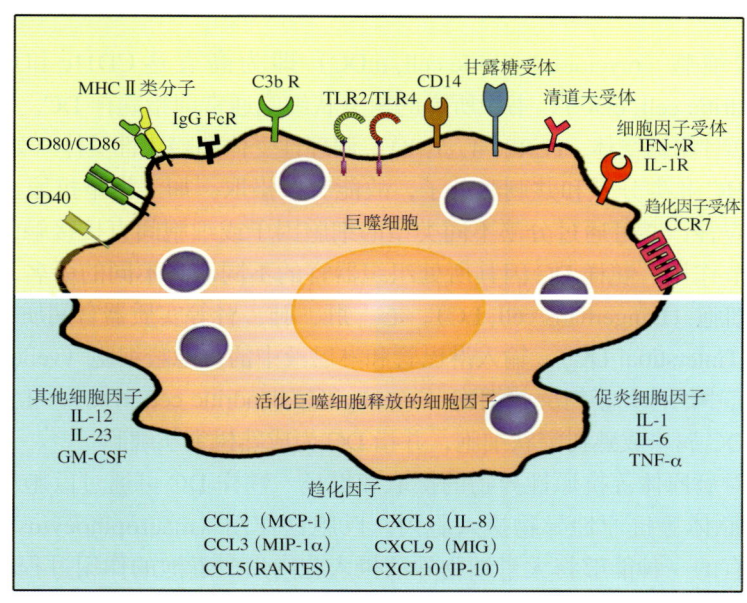

图 10-3　巨噬细胞表面膜分子及其分泌的细胞因子
注：MCP-1：单核细胞趋化蛋白 1；MIP-1α：巨噬细胞炎症蛋白 1α
　　MIG：IFN-γ 诱导的单核因子；IP-10：IFN-γ 诱导的蛋白 -10

二、中性粒细胞

中性粒细胞（neutrophil）是外周血白细胞中数量最多的一种，占白细胞总数的 60%～70%，其产生速率高（1×10⁷ 个 / 分钟），存活期仅 2～3 天。中性粒细胞内的初级和次级颗粒中不仅含有与巨噬细胞颗粒中类似的酶类和杀菌物质，如酸性磷酸酶、碱性磷酸酶、溶菌酶和防御素等；还有其特有而巨噬细胞所不具备的髓过氧化物酶（myeloperoxidase, MPO）。因此，中性粒细胞除可通过氧依赖和氧非依赖杀菌系统杀伤病原体外，还可通过由 MPO 与过氧化氢和氯化物组成的 MPO 杀菌系统对病原体产生强大杀伤作用。

中性粒细胞表面具有多种趋化性受体如 CXCR1，2（IL-8R）、C5aR，模式识别受体如甘露糖受体、清道夫受体、TLR4，调理性受体如 IgG FcR 和 C3bR。它们具有很强的趋化运动和吞噬能力，在病原体感染部位相应趋化因子作用下，可迅速穿越血管内皮细胞进入感染部位对病原体产生吞噬杀伤作用。在 C3b 和病原体特异性 IgG 抗体介导下，中性粒细胞可通过调理作用使其吞噬杀菌能力显著增强；也可通过 ADCC 作用使某些病原体感染的组织细胞溶解破坏。

第三节　树突状细胞

树突状细胞（dendritic cell, DC）主要由骨髓中髓样前体细胞和淋巴样前体细胞衍生而成，可经血液迁移至全身组织和众多器官。树突状细胞因其成熟时表面具有许多树状突起而得名。根据来源、表型和功能差异可将树突状细胞分为髓样 DC 和浆细胞样 DC；在外周免疫器官淋巴滤泡中还有一种来源尚未确定的滤泡 DC（follicular dendritic cell, FDC）。树突状细胞的主要功能是摄取、加工和提呈抗原，同时具有免疫调节作用。其中髓样 DC 是体内诱导初始 T 细胞活化能力最强的抗原提呈细胞，也是引发适应性免疫应答的始动细胞。

一、髓样树突状细胞及其主要作用

髓样树突状细胞（myeloid dendritic cell, mDC）即为高表达 CD11c 和 CD11b 的经典 DC（conventional dendritic cell, cDC），书中所说的树突状细胞通常即指髓样 DC。该类 DC 具有多种模式识别受体（如甘露糖受体、TLR2、4、5、8），调理性受体和趋化性受体（如 CCR1、2、5、6），可组成性表达 MHC Ⅱ类分子和共刺激分子，故能有效摄取、加工提呈抗原，激活初始 T 细胞启动适应性免疫应答；亦可通过分泌不同类型的细胞因子或细胞间直接接触的作用方式对其他免疫细胞产生调节作用。髓样 DC 因其所处组织器官的不同而有不同的命名，如皮肤黏膜组织中的称朗格汉斯细胞（Langerhans cell, LC），心、肝、肺、肾等实质器官间质毛细血管周围的称间质树突状细胞（interstitial DC），输入淋巴管和淋巴液中的称隐蔽细胞（veiled cell），脾和淋巴结等外周免疫器官中的称并指树突状细胞（interdigiting dendritic cell, IDC）。上述髓样 DC 中朗格汉斯细胞和间质 DC 属未成熟树突状细胞，并指 DC 为成熟树突状细胞。

1. 髓样 DC 对病原体等抗原性异物的摄取和提呈　髓样 DC 可通过巨胞饮作用和受体介导的吞噬作用将病原体等抗原性异物摄入胞内。巨胞饮作用（macropinocytosis）是树突状细胞和巨噬细胞所特有的一种能够将大量细胞外液摄入胞内形成囊泡的作用过程。髓样 DC 通过巨胞饮作用可将其周围的细菌、病毒颗粒和其他可溶性抗原摄入胞内；也可通过表面模式识别受体和调理性受体介导的吞噬作用将胞外细菌等抗原性异物有效摄入胞内。通过上述巨胞饮和吞噬作用摄入髓样 DC 胞内的病原体等抗原性异物，经加工后能以抗原肽 -MHC Ⅱ类分子复合物形式表达于细胞表面，供抗原特异性 CD4$^+$ 初始 T 细胞识别。

髓样 DC 被某些病毒感染后在其胞质中可出现病毒基因编码的蛋白，此类内源性病毒蛋白经髓样 DC 加工后能以抗原肽 -MHC Ⅰ类分子复合物形式表达于细胞表面，供抗原特异性 CD8$^+$ 初始 T 细胞识别。某些通过巨胞饮和吞噬作用摄入髓样 DC 内的病毒或颗粒性抗原也有可能通过交叉提呈途径，以抗原肽 -MHC Ⅰ类分子复合物形式表达于 DC 表面供抗原特异性 CD8$^+$ 初始 T 细胞识别。

2. 髓样 DC 的迁移成熟及其对初始 T 细胞的激活作用　朗格汉斯细胞等未成熟髓样 DC 表达多种 Toll 样受体、甘露糖受体、调理性受体和 CCR1、2、5、6 等趋化性受体。未成熟 DC 活化、迁徙及其成熟后对初始 T 细胞的激活作用如图 10-4 所示：1）在感染局部组织细胞产生的 CCL2（MCP-1）、CCL3/4（MIP-1α/β）和 CCL5（RANTES）等趋化因子作用下，周围组织中未成熟 DC 通过表面 CCR1、2、3、5 等趋化因子受体接受刺激而被招募至感染炎症部位，并通过表面 TLR 和甘露糖受体家族成员 DEC205 对病原体或其成分所共有病原相关模式分子（PAMPs）的识别结合而被激活。2）活化未成熟 DC 对摄入的病原体等抗原性异物进行加工，并表达 CCR7 为其向外周免疫器官定向迁徙作好准备；在 CCL19 和 CCL21 等趋化因子作用下，CCR7 可引导未成熟 DC 通过输入淋巴管向外周免疫器官（淋巴结）迁徙，并促进未成熟 DC 表达 MHC Ⅱ类分子和 B7 等共刺激分子。3）上述 DC 进入外周免疫器官深皮质区后发育成熟，其表型和功能发生如下改变：①低表达或不表达模式识别受体和调理性受体，故其识别摄取抗原能力微弱甚至丧失；②高表达抗原肽 -MHC Ⅱ类分子复合物和 B7 等共刺激分子及 ICAM-1、2，LFA-3 等黏附分子；③同时分泌对初始 T 细胞具有趋化作用的 CCL18，即树突状细胞来源的趋化因子 1（dendritic cell-derived chemokine 1, DC-CK1）有效募集初始 T 细胞，并将病原体或其成分加工产物以抗原肽 -MHC Ⅱ类分子复合物形式表达于成熟 DC 表面，供相应初始 T 细胞识别使之活化启动适应性免疫应答。

第十章 固有免疫细胞及其主要生物学作用

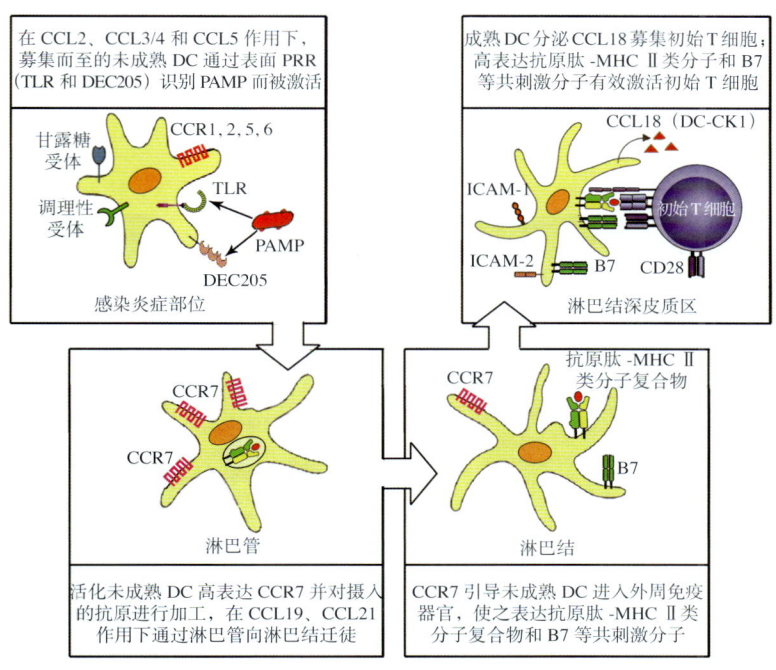

图 10-4 髓样 DC 的迁移成熟及其对初始 T 细胞的激活作用

3. 髓样 DC 的主要生物学作用　髓样 DC 主要的生物学作用是摄取、加工提呈抗原，激活初始 T 细胞启动适应性免疫应答。此外，髓样 DC 在不同微环境中接受不同病原体等抗原性异物刺激后，还可通过分泌以 IL-12 或 IL-4 为主的细胞因子发挥免疫调节作用；前者可诱导 $CD4^+$ 初始 T 细胞分化为 $CD4^+Th1$ 细胞，参与和增强细胞免疫应答；后者可诱导 $CD4^+$ 初始 T 细胞分化为 $CD4^+Th2$ 细胞，参与和增强体液免疫应答。

二、浆细胞样树突状细胞及其主要作用

浆细胞样树突状细胞（plasmacytoid dendritic cell, pDC）是近年发现的一类在静息状态下形态与浆细胞相似，活化后形态与髓样 DC 相似，但在来源、表型和功能上均与髓样 DC 有所不同的树突状细胞。pDC 低表达 CD11c、不表达 CD11b，由骨髓淋巴样前体细胞衍生而来，又称淋巴样 DC（lymphoid DC, LDC），主要分布于血液及外周免疫器官。pDC 静息状态下低表达 TLR1、TLR6、调理性受体、MHC Ⅱ类分子和 B7 等共刺激分子，故其摄取加工、提呈抗原激活初始 T 细胞能力微弱；但其胞质内体膜上高表达 TLR7 和 TLR9，可接受病毒 ssRNA 或 CpG DNA 刺激产生大量 Ⅰ型干扰素（IFN-α/β），在机体抗病毒固有免疫应答中发挥重要作用。

三、滤泡树突状细胞及其主要作用

在外周免疫器官淋巴滤泡内及局部感染或慢性炎症反应部位还有一种来源尚未确定的滤泡树突状细胞（follicular dendritic cell, FDC）。FDC 表面具有众多细长树枝样结构，高表达黏附分子、Toll 样受体（TLR2、4）和调理性受体（IgGFcR、C3dR）。它们可有效识别捕获抗原，并通过合成分泌 CXCL13，即 B 淋巴细胞趋化因子（B lymphocyte chemokine, BLC）使表面具有相应受体 CXCR5 的 B 细胞趋化募集至 FDC 周围。FDC 不表达 MHC Ⅱ类分子和 B7 等共刺激分子，没有抗原加工提呈作用。它们能够识别结合细菌裂解产物，如 G^+ 菌肽聚糖、G^- 菌脂多糖等可溶性抗原或可溶性抗原与抗体或 C3d 结合形成的免疫复合物，但不发生受体介导

的内吞作用。FDC 可将上述可溶性抗原或免疫复合物滞留于细胞表面，在电镜下呈现"串珠"样结构（图 10-5）；此种"串珠"状结构也可从 FDC 上脱落而被募集至淋巴滤泡中的 B 细胞识别结合。上述 FDC 表型和特征有助于 B 细胞与之密切接触和对相应抗原的识别，从而启动 B 细胞介导的体液免疫应答和诱导/维持 B 细胞免疫记忆。

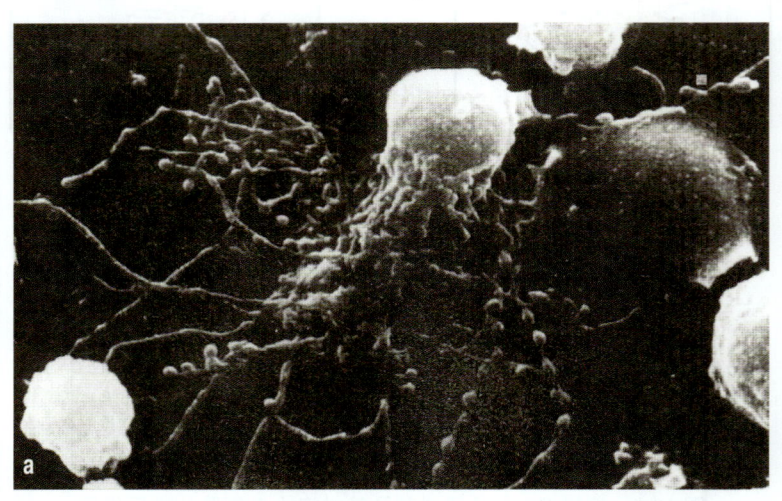

图 10-5　免疫复合物在 FDC 树状分支表面形成的"串珠"状结构扫描电镜图

第四节　自然杀伤（NK）细胞

自然杀伤细胞（natural killer cell, NK）来源于骨髓淋巴样干细胞，其分化、发育依赖于骨髓微环境，主要分布于骨髓、外周血、肝、脾、肺和淋巴结。目前将人 TCR$^-$、mIg$^-$、CD56$^+$、CD16$^+$ 淋巴样细胞鉴定为 NK 细胞；NK1.1 和 Ly49 是小鼠 NK 细胞表面特征性标志。

NK 细胞不表达特异性抗原识别受体，可通过表面杀伤活化受体和杀伤抑制受体对"自身"与"非己"识别方式直接杀伤某些肿瘤和病毒感染的靶细胞。NK 细胞表面具有 IgG Fc 受体，也可通过 ADCC 作用杀伤肿瘤和病毒感染等靶细胞。NK 细胞表达多种与其趋化和活化相关的细胞因子受体，可被招募到肿瘤和病毒感染部位；并在 IFN-γ 和 IL-12 等细胞因子作用下活化，使其抗肿瘤、抗病毒作用显著增强。活化 NK 细胞还可通过分泌 IFN-γ 和 TNF-α 等细胞因子发挥免疫调节作用。

一、NK 细胞杀伤活化受体和杀伤抑制受体

NK 细胞表面具有两类功能截然不同的受体：一类受体与靶细胞表面相应配体结合后，可激发 NK 细胞产生杀伤作用，称为杀伤细胞活化受体；另一类受体与靶细胞表面相应配体结合后，可抑制 NK 细胞产生杀伤作用，称为杀伤细胞抑制受体。

1. 识别 HLA Ⅰ 类分子的活化或抑制性受体　NK 细胞表达多种以经典/非经典 HLA Ⅰ 类分子为配体的受体，包括以下两种结构不同的分子家族。

（1）杀伤细胞免疫球蛋白样受体（killer immunoglobulin-like receptor, KIR）：是免疫球蛋白超家族成员，其胞外区含有两个或 3 个能与 HLA Ⅰ 类分子结合的 Ig 样结构域，据此可将 KIR 分为 KIR2D 和 KIR3D 两个亚类。上述亚类中（图 10-6），胞质区氨基酸序列较长的称为 KIR2DL 和 KIR3DL，其胞质区所含的免疫受体酪氨酸抑制基序（ITIM）可转导活化抑制信号，是 NK 细胞表面的抑制性受体；胞质区氨基酸序列较短的称为 KIR2DS 和 KIR3DS，其本

身不具信号转导功能,但可通过跨膜区带正电荷的氨基酸与跨膜区带负电荷氨基酸、胞质区含免疫受体酪氨酸活化基序(ITAM)的 DAP-12 同源二聚体分子非共价结合而获得转导活化信号的能力,因此是 NK 细胞表面的活化性受体。

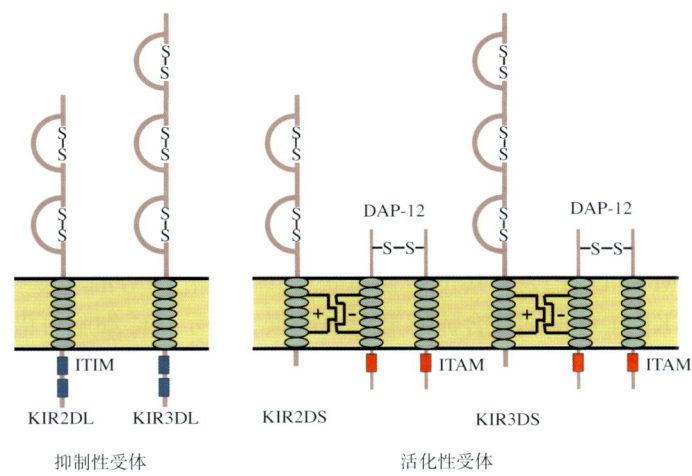

图 10-6　KIR 家族中抑制性受体和活化性受体结构示意图

(2)杀伤细胞凝集素样受体(killer lectin-like receptor, KLR):是由 C 型凝集素家族成员 CD94 与不同 C 型凝集素 NKG2 家族成员经二硫键共价结合组成的异二聚体。CD94 和 NKG2 胞外区均有能与 HLA Ⅰ 类分子结合的结构域:CD94 胞浆区短小,没有信号转导功能;NKG2A 胞浆区较长,含 ITIM 基序;二者共价结合组成的 CD94/NKG2A 异二聚体是 NK 细胞表面的抑制性受体(图 10-7)。CD94 和 NKG2C 胞浆区氨基酸序列短小,二者共价结合组成的 CD94/NKG2C 异二聚体不具信号转导功能。但它们能与胞浆区含 ITAM 的 DAP12 非共价结合而获得转导活化信号的功能,因此是 NK 细胞表面的活化性受体(图 10-7)。

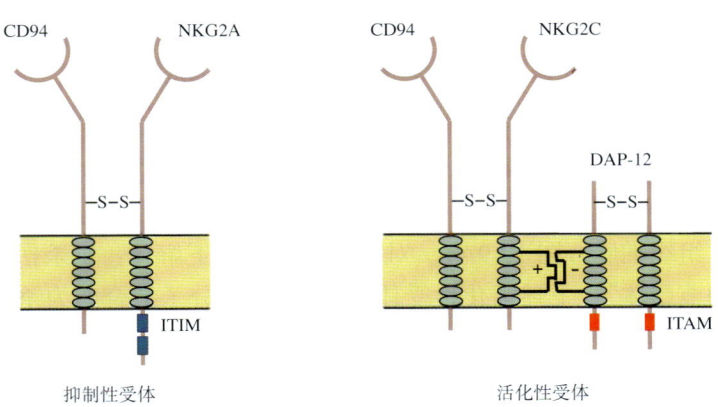

图 10-7　KLR 家族中抑制性受体和活化性受体结构示意图

2. NK 细胞表面识别非 HLA Ⅰ 类分子配体的杀伤活化受体　包括 NKG2D 和自然细胞毒性受体(natural cytotoxicity receptor, NCR),上述杀伤活化受体识别的配体通常是在某些肿瘤和病毒感染细胞表面异常或高表达,而在正常组织细胞表面缺失或表达低下的膜分子。NK 细胞可通过此类杀伤活化受体选择性攻击杀伤某些肿瘤和病毒感染的靶细胞,而不攻击杀伤正常组织细胞。

（1）NKG2D：是 NKG2 家族成员，但与该家族中其他成员的同源性较低，也不与 CD94 结合。NKG2D 胞质区氨基酸不具信号转导功能，它们能与胞质区含 ITAM 的 DAP-10 非共价结合而获得转导活化信号的能力（图 10-8）。NKG2D 可识别 MHC Ⅰ类链相关分子（MICA 和 MICB 分子）；上述配体分子在乳腺癌、卵巢癌、结肠癌、胃癌和肺癌等肿瘤上皮细胞表面高表达，而在正常组织细胞表面缺失或表达低下。

（2）自然细胞毒性受体（NCR）：是 NK 细胞特有的表面标志，也是 NK 细胞表面主要的活化性受体，但其识别的配体目前还不十分清楚。NCR 包括 NKp46、NKp30 和 NKp44，其中 NKp46 和 NKp30 表达于不同分化阶段的 NK 细胞表面，其胞质区不含 ITAM 基序；但它们能与胞质区含 ITAM 基序的 CD3ζζ 同源二聚体非共价结合而获得转导活化信号的能力（图 10-8）。NKp44 是活化 NK 细胞的特异性标志，其胞质区氨基酸不具信号转导功能；但它们能与胞浆区含 ITAM 的 DAP12 非共价结合而获得转导活化信号的功能（图 10-8）。近来研究发现，NKp46 和 NKp44 可识别结合流感病毒血凝素，提示 NK 细胞可借此攻击杀伤流感病毒感染的靶细胞。

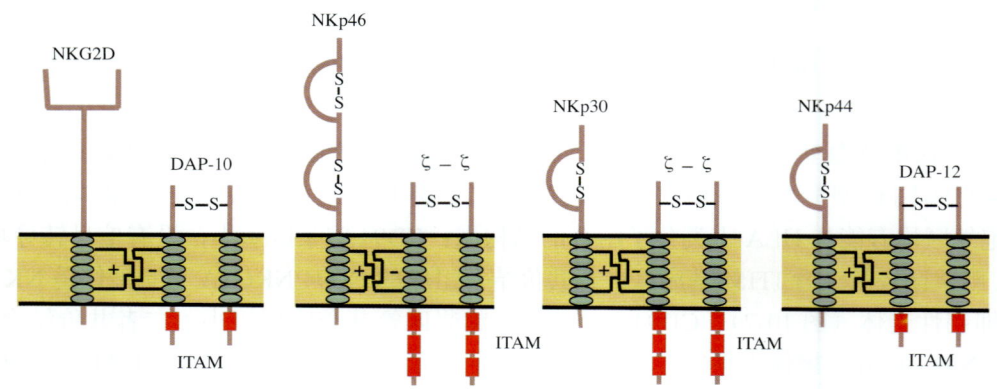

图 10-8　活化性受体 NKG2D 和 NCR 结构示意图

二、NK 细胞对肿瘤或病毒感染靶细胞的识别和杀伤作用

活化性 KIR/KLR 和抑制性 KIR/KLR 共表达于 NK 细胞表面，二者均可识别结合表达于正常自身组织细胞表面的经典/非经典 HCA Ⅰ类分子。在生理条件即自身组织细胞表面 HCA Ⅰ类分子正常表达情况下，NK 细胞表面杀伤抑制性受体的作用占主导地位，表现为 NK 细胞不能杀伤自身正常组织细胞（图 10-9A）。对上述表现有如下解释：①杀伤活化性受体是杀伤抑制性受体的"调节受体"，上述活化性受体与 HLA Ⅰ类分子结合能为杀伤抑制性受体胞质区 ITIM 磷酸化提供必需的磷酸根，即杀伤抑制性受体发挥作用是在杀伤活化性受体作用基础上产生的。②杀伤抑制性受体与 HLA Ⅰ类分子之间的亲和力高于杀伤活化性受体，导致抑制性受体介导产生的信号占优势。在适应性免疫压力等因素作用下，某些病毒感染细胞和肿瘤细胞表面 MHC Ⅰ类分子缺失或下调表达；同时其表面某些可被 NK 细胞识别的非 MHC Ⅰ类分子配体异常或上调表达（图 10-9B）。此时，NK 细胞可因靶细胞表面丧失正常表达的自身 MHC Ⅰ类分子，而使其表面 KIR 和 KLR 丧失识别"自我"的能力。在此种情况下，组成性表达于 NK 细胞表面的 NKG2D 和 NCR 即可通过与病毒感染或肿瘤靶细胞表面异常或上调表达的相应配体分子结合，并通过释放穿孔素、颗粒酶、TNF-α 和高表达 FasL 等作用方式杀伤病毒感染和肿瘤等靶细胞。

第十章 固有免疫细胞及其主要生物学作用

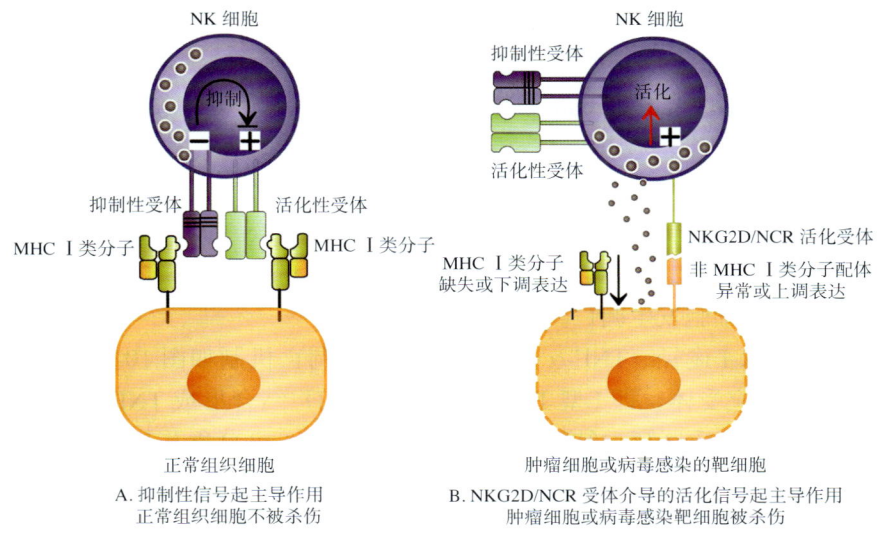

图 10-9 NK 细胞对正常组织细胞和肿瘤/病毒感染靶细胞的识别及其杀伤作用示意图

三、NK 细胞对肿瘤和病毒感染靶细胞的杀伤机制

NK 细胞与肿瘤或病毒感染靶细胞密切接触活化后，可通过释放穿孔素、颗粒酶、TNF-α 和高表达 FasL 等细胞毒性介质使靶细胞溶解破坏和发生凋亡。

1. 穿孔素/颗粒酶途径　穿孔素储存于胞浆颗粒内，其生物学效应与补体攻膜复合物类似。在钙离子存在条件下，多聚穿孔素可在靶细胞膜上形成内径约为 16nm 的"孔道"，使水和电解质迅速进入胞内导致靶细胞崩解破坏。颗粒酶（丝氨酸蛋白酶）可通过破坏细胞膜使靶细胞溶解破坏；或循多聚穿孔素在靶细胞膜上形成的"孔道"进入胞内，激活凋亡相关的酶系统导致靶细胞凋亡。

2. Fas 与 FasL 途径　FasL 介导产生的细胞凋亡机制如图 10-10 所示：① FasL 三聚体与

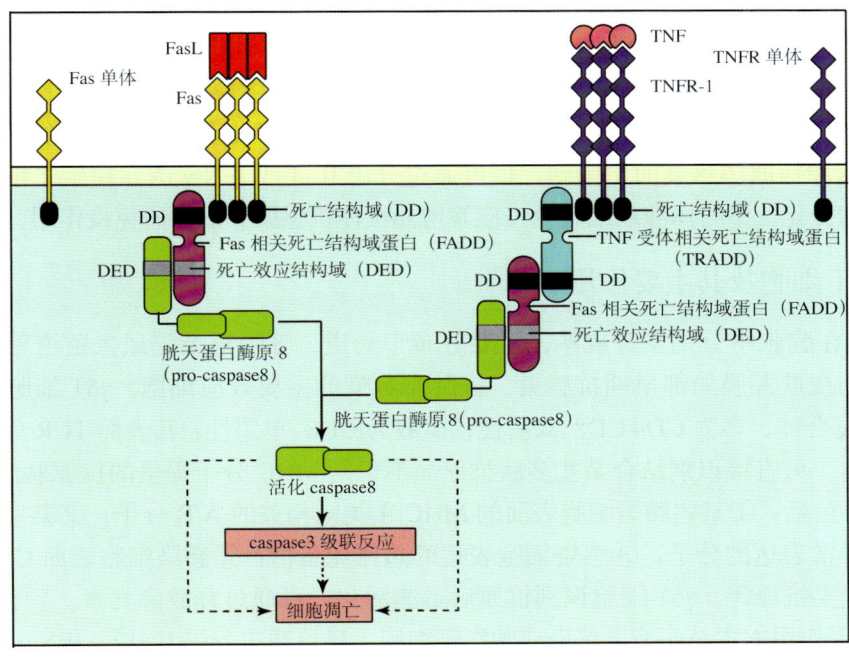

图 10-10 Fas 和 TNF 受体介导的细胞凋亡示意图

靶细胞表面相应受体即 Fas（CD95）结合形成 Fas 三聚体而使其活化。②活化 Fas 三聚体胞质区死亡结构域（death domain，DD）相聚成簇，可招募胞质内接头蛋白，即 Fas 相关死亡结构域蛋白（Fas-associated death domain protein，FADD），并与其死亡结构域（DD）结合；继而 FADD 通过其死亡效应结构域（death effector domain，DED）募集并与胱天蛋白酶原 8（pro-caspase 8）结合。③胱天蛋白酶原 8 具有微弱催化活性，可通过自我剪接而活化；活化胱天蛋白酶 8（活化 caspase 8）释放至胞浆可激活下游效应 caspase 3 导致细胞发生凋亡。④活化 caspase 8 亦可通过激活 BCL-2 家族中的促凋亡因子 BID（binding interface database），扩大和促进凋亡信号转导使靶细胞发生凋亡。

3. TNF-α 与 TNFR-I 途径　TNF-α 介导产生的细胞凋亡机制如图 10-10 所示：① TNF 三聚体与靶细胞表面相应受体，即 I 型 TNF 受体（TNFR-I）结合形成 TNF 受体三聚体而使其活化。②活化 TNFR-I 胞质区死亡结构域（DD）相聚成簇，可募集并与胞质内接头蛋白，即 TNF 受体相关死亡结构域蛋白（TNF receptor-associated death domain protein，TRADD）结合；再通过 TRADD 死亡结构域与另一接头蛋白，即 Fas 相关死亡结构域蛋白（FADD）结合，进而激活胱天蛋白酶原 8 引发 caspase3 级联反应导致细胞凋亡。

第五节　固有样淋巴细胞

NKT 细胞、γδT 细胞和 B1 细胞是一类介于适应性免疫细胞和固有免疫细胞之间的固有样淋巴细胞（innate-like lymphocytes，ILLs）。此类淋巴细胞存在于机体某些特殊部位，其抗原受体（TCR 或 BCR）较少多样性，可直接识别某些靶细胞或病原体所共有的特定表位分子，并在未经克隆扩增条件下，通过趋化募集并迅速活化产生免疫效应。

一、自然杀伤 T 细胞及其主要作用

自然杀伤 T 细胞（NKT）是指既表达 NK 细胞表面标志 CD56（小鼠 NK1.1）又表达 T 细胞表面标志 TCRαβ-CD3 复合体的固有样淋巴细胞。NKT 细胞在胸腺或胚肝分化发育，主要分布于骨髓、肝和胸腺，在脾、淋巴结和外周血中也有少量存在。NKT 细胞绝大多数为 $CD4^-CD8^-$ 双阴性，少数为 $CD4^+$ 单阳性，其表面 TCR 为有限多样性抗原识别受体。它们可直接识别靶细胞表面 CD1 提呈的磷脂和糖脂类抗原，并迅速活化产生应答；也可被 IL-12 和 IFN-γ 等细胞因子激活并迅速产生应答。活化 NK T 细胞可通过分泌穿孔素、颗粒酶或经 Fas/FasL 途径杀伤某些肿瘤和病原体感染的靶细胞；也可通过分泌 IL-4 或 IFN-γ 诱导初始 T 细胞向 Th2 细胞或 Th1 细胞分化，参与体液或细胞免疫应答增强机体抗感染和抗肿瘤免疫作用。

二、γδT 细胞及其主要作用

γδT 细胞在胸腺中分化发育成熟，主要分布于肠道、呼吸道及泌尿生殖道等黏膜和皮下组织，是参与皮肤黏膜局部早期抗感染、抗肿瘤免疫的主要效应细胞。γδT 细胞组成性表达 TCRγδ-CD3 复合体，多为 $CD4^-CD8^-$ 双阴性，少数为 $CD8^+$ 单阳性；其表面 TCR 为有限多样性抗原识别受体，可直接识别结合某些多肽抗原而不识别 MHC 分子提呈的抗原肽。γδT 细胞识别的抗原主要包括：①某些肿瘤细胞表面的 MHC Ⅰ 类链相关的 A/B 分子；②某些病毒感染后诱导靶细胞异常表达的分子；③感染细胞表达的热休克蛋白；④感染细胞表面 CD1 分子提呈的糖脂或磷脂类抗原等。γδT 细胞识别抗原后迅速活化，可通过释放穿孔素、颗粒酶、TNF-β 和表达 FasL 等作用方式杀伤病毒感染或肿瘤靶细胞；还可通过分泌 IL-17、IFN-γ 和 TNF-α 等细胞因子介导炎症反应或发挥免疫调节作用。

三、B1细胞及其主要作用

B1细胞分化发育与胚肝密切相关,也可由成人骨髓产生;主要分布于胸膜腔、腹膜腔和肠道固有层中,是具有自我更新能力的$CD5^+$、$mIgM^+$ B细胞。B1细胞表面BCR缺乏多样性,可直接识别多种病原体或某些变性自身成分所共有的抗原表位分子,并迅速活化产生泛特异性抗体,发挥抗感染或清除变性自身抗原等免疫效应。

B1细胞识别的抗原种类有限,但其分布广泛,主要包括:①某些细菌表面共有的多糖类TI抗原,如细菌脂多糖、肺炎链球菌荚膜多糖和葡聚糖等;②某些变性自身抗原,如变性Ig和变性单股DNA等。TI抗原与TD抗原不同,可在没有Th细胞参与下直接刺激B细胞产生抗体。TI抗原根据其结构特征可分为TI-1和TI-2两种类型。TI-1型抗原,如细菌脂多糖(LPS)具有以下两种不同结构:一种是可被B细胞表面抗原受体(BCR)识别结合的抗原表位;另一种是可被B细胞表面丝裂原受体识别结合的丝裂原。研究证实:①高浓度TI-1型抗原可通过表面丝裂原诱导多克隆B1和B2细胞增殖分化,产生多克隆抗体(图10-11A);②低浓度TI-1型抗原可通过表面抗原表位和丝裂原诱导具有相应受体的B1细胞增殖分化,产生某种泛特异性抗体(图10-11B)。

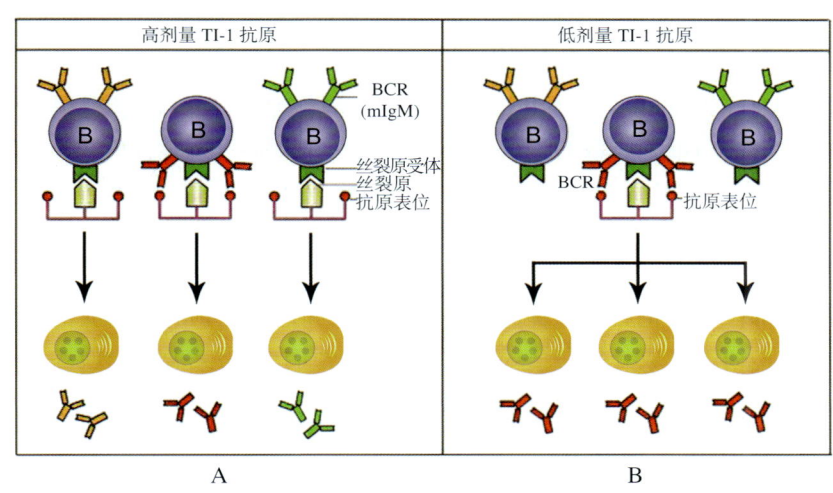

图10-11 B细胞对不同浓度TI-1抗原的识别和应答

TI-2型抗原是由众多相同抗原表位构成的抗原分子,主要包括葡聚糖、聚合鞭毛素和细菌荚膜多糖。上述TI-2型抗原可通过表面多个重复抗原表位与B1细胞表面数个相应抗原受体交联结合而使B1细胞活化,进而增殖分化为浆细胞后产生某种IgM类泛特异性抗体(图10-12)。

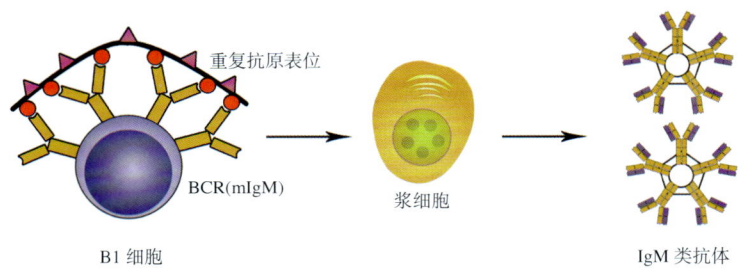

图10-12 B细胞对TI-2抗原的识别和应答

B1 细胞介导的体液免疫应答具有以下特点：①接受细菌多糖类抗原或变性自身抗原刺激后 48h 内即可产生以 IgM 为主的低亲和力抗体，对机体早期抗感染免疫和清除变性自身抗原具有重要意义；②增殖分化过程中一般不发生 Ig 类别转换；③不能产生免疫记忆细胞，机体再次接受相同抗原刺激后，其抗体效价与初次应答无明显差别。

第六节　其他固有免疫细胞

一、嗜碱性粒细胞及其主要作用

嗜碱性粒细胞（basophil）主要分布于外周血中，其数量约为白细胞总数的 0.2%。嗜碱性粒细胞是参与 I 型超敏反应的主要效应细胞，其表面具有 CXCR1.2（IL-8R）可被 CXCL8（IL-8）等趋化因子招募到 I 型超敏反应部位发挥作用。嗜碱性粒细胞表面具有高亲和力 IgE Fc 受体（FcεR），其胞质中嗜碱性颗粒内含组胺和酶类物质等多种生物活性介质。变应原特异性 IgE 抗体与嗜碱性粒细胞表面 FcεR 结合后可使之处于致敏状态；变应原与上述致敏靶细胞表面相应 IgE 抗体桥联结合，可使其脱颗粒释放组胺、酶类物质，同时合成分泌白三烯、前列腺素 D2、血小板活化因子（PAF）和细胞因子等生物活性介质引发 I 型超敏反应。

二、嗜酸性粒细胞及其主要作用

嗜酸性粒细胞（eosinophil）主要分布于呼吸道、消化道和泌尿生殖道黏膜下结缔组织中；外周血中数量较少，占白细胞总数的 1%～3%。嗜酸性粒细胞表面具有嗜酸性粒细胞趋化因子受体（ECF-R/CCR3）、IL-5R 和 PAF-R 等多种与其趋化或活化相关的受体；其胞质颗粒内含主要碱性蛋白、过氧化物酶和胶原酶等多种对寄生虫具有毒杀作用的物质。在寄生虫感染和 I 型超敏反应发生部位 CCL11、CCL5、CCL7 等趋化因子及 IL-5 和 PAF 等介质作用下，嗜酸性粒细胞被招募到上述部位，活化后通过释放主要碱性蛋白和过氧化物酶等物质对寄生虫和某些病原体产生毒杀作用；通过合成分泌白三烯和血小板活化因子等脂类炎性介质参与和促进过敏性炎症反应。

三、肥大细胞及其主要作用

肥大细胞（mast cell）主要分布于皮肤、呼吸道、胃肠道黏膜下结缔组织和血管壁周围结缔组织中。肥大细胞是参与局部炎症反应和 I 型超敏反应的主要效应细胞，胞内类胰蛋白酶（tryptase）是其特征性标志；其表面具有模式识别受体（如 TLR）、趋化性受体（CXCR1、CXCR2）、过敏毒素受体（C3aR/C5aR）和高亲和力 IgE Fc 受体；其胞质颗粒内含组胺和酶类物质等生物活性介质。肥大细胞不能直接吞噬杀伤侵入体内的病原体，但可通过上述识别受体对病原体表面病原相关模式分子、C3a/C5a 或特异性 IgE 抗体的识别结合而被激活或处于致敏状态。活化肥大细胞通过释放组胺、白三烯等炎性介质和 IL-1、IL-4、IL-8、TNF 等细胞因子，引发炎症反应和发挥免疫调节作用。致敏肥大细胞通过表面特异性 IgE 抗体与相应变应原交联结合后，可通过脱颗粒释放组胺、白三烯和血小板活化因子等炎性介质引发 I 型超敏反应。

（李蕴　安云庆）

第十一章 抗原提呈细胞及其主要生物学作用

抗原提呈细胞（antigen presenting cell, APC）泛指能够摄取、加工抗原，并将抗原降解产物以抗原肽-MHC分子复合物形式提呈给T淋巴细胞，启动适应性免疫应答和参与免疫调节作用的一类免疫细胞。抗原提呈细胞分为专职抗原提呈细胞和非专职抗原提呈细胞两类。

专职抗原提呈细胞（professional antigen presenting cell）通常是指能够组成性表达MHC Ⅱ类分子、黏附分子和B7等共刺激分子，具有较强摄取加工抗原能力，并能将抗原降解产物以抗原肽-MHC Ⅱ类分子复合物形式提呈给CD4$^+$T细胞，启动适应性免疫应答的一组异质性细胞，主要包括树突状细胞、巨噬细胞和B细胞。

非专职抗原提呈细胞（non-professional antigen presenting cell）主要包括以下两类：一类是指通常不表达MHC Ⅱ类分子，但在炎症反应或某些细胞因子诱导作用下可表达非己/自身抗原肽-MHC Ⅱ类分子复合物和B7等共刺激分子的内皮细胞、上皮细胞和某些具有器官特异性自身抗原的组织细胞等。但上述非专职APC加工提呈抗原能力较专职APC显著减弱。另一类是指能够将内源性蛋白抗原降解为抗原性短肽，并以抗原肽-MHC Ⅰ类分子复合物的形式表达于细胞表面供CD8$^+$CTL识别结合的病毒感染和肿瘤等靶细胞。上述靶细胞作为非专职APC可有效激活相应CD8$^+$CTL，使之增殖分化为对上述病毒感染和肿瘤靶细胞具有特异性杀伤作用的效应CTL。

第一节 三类专职抗原提呈细胞及其主要特征和作用特点

一、树突状细胞及其表型特征和作用特点

树突状细胞（dendritic cell, DC）广泛分布于全身组织和器官，包括髓样DC、浆细胞样DC和滤泡DC；其中髓样DC是体内诱导初始T细胞活化能力最强的抗原提呈细胞，也是引发适应性免疫应答的始动细胞。书中所说的树突状细胞通常即指髓样DC，又称经典DC。此类DC包括未成熟和成熟两种类型：其中位于皮肤黏膜组织中的朗格汉斯细胞和分布于心、肝、肺、肾等实质器官间质毛细血管周围的间质DC属未成熟DC；位于外周免疫器官中的并指状DC为成熟DC。

未成熟DC高表达模式识别受体（如甘露糖受体、Toll样受体）、调理受体（IgGFcR、C3b/dR）、趋化性受体（CCR1、2、3、5）而低表达MHC Ⅱ类分子和B7等共刺激分子，故能有效识别结合病原体等抗原性异物和具有较强迁徙潜能，但其提呈抗原、激活初始T细胞启动适应性免疫应答能力微弱。未成熟DC在病原体感染局部微环境中摄取病原体等抗原性异物或接受局部促炎细胞因子和趋化因子刺激后被激活并开始迁徙，当它们经血流或淋巴循环进入外周免疫器官后发育成熟。成熟DC丧失摄取加工抗原的能力，但高表达抗原肽-MHC Ⅱ类分子复合物及包括B7等共刺激分子在内的多种黏附分子；同时分泌对初始T细胞具有趋化作用的CCL18，即树突状细胞来源的趋化因子1（DC-CK1），故能有效募集、活化CD4$^+$初始T细胞，并在所处微环境影响下使之增殖分化为不同类型的CD4$^+$Th细胞亚群参适应性免疫应答，也为巨噬细胞和B细胞启动的适应性免疫应答奠定了基础。

第十一章　抗原提呈细胞及其主要生物学作用

某些被病毒感染的树突状细胞也可将病毒基因编码的病毒蛋白（内源性抗原）降解为抗原性短肽，并以病毒抗原肽-MHC Ⅰ类分子复合物形式表达于细胞表面，供抗原特异性 $CD8^+$ 初始 T 细胞（CTL）识别启动适应性细胞免疫应答。某些通过巨胞饮和吞噬作用摄入树突状细胞内的病毒或颗粒性抗原也可通过交叉提呈途径，以抗原肽-MHC Ⅰ类分子复合物形式表达于 DC 表面，供抗原特异性 $CD8^+$ 初始 T 细胞识别启动适应性细胞免疫应答。

外周免疫器官淋巴滤泡中的滤泡树突状细胞（FDC）高表达黏附分子、调理性受体（FcγR、C3dR）、Toll 样受体（TLR2、4）而不表达 MHC Ⅱ类分子和 B7 等共刺激分子。它们能够识别结合可溶性抗原与 IgG 抗体或 C3d 结合形成的免疫复合物或细菌裂解产物等可溶性抗原，并使其长期滞留于树状分枝表面供抗原特异性 B 细胞识别结合。FDC 分泌的 CXCL13，即 B 淋巴细胞趋化因子（BLC）可有效趋化募集表面具有相应受体 CXCR5 的 B 细胞使其迁移至 FDC 存在部位，并通过 BCR 介导的内吞作用将上述免疫复合物或可溶性抗原摄入胞内，经加工处理后以抗原肽-MHC Ⅱ类分子复合物形式表达于细胞表面，供抗原特异性 Th2 细胞识别启动适应性体液免疫应答。

二、巨噬细胞及其表型特征和作用特点

巨噬细胞广泛分布于淋巴组织、结缔组织和多种组织器官，除具有吞噬杀菌、介导炎症反应和免疫调节作用外，作为专职 APC 还具有摄取、加工、提呈抗原启动适应性免疫应答的能力。正常情况下组织和外周免疫器官中静息巨噬细胞高表达模式识别受体（甘露糖受体、清道夫受体、多种 Toll 样受体）、调理性受体（IgGFcR、C3b/dR）而低表达或不表达 MHC Ⅱ类分子和 B7 等共刺激分子，故其摄取抗原能力强而提呈抗原启动适应性免疫应答能力弱。巨噬细胞接受病原体、免疫复合物或 IFN-γ 等细胞因子刺激后可被激活；活化巨噬细胞高表达 MHC Ⅱ类分子和 B7 等共刺激分子，对病原菌等颗粒性抗原的加工提呈能力显著增强，可有效激活抗原特异性 $CD4^+$Th 细胞启动适应性免疫应答。目前认为活化巨噬细胞作为专职 APC，其主要作用是扩大树突状细胞引发的初次和再次免疫应答。据此推断，活化巨噬细胞主要激活的 T 细胞是 $CD4^+$Th 细胞和记忆 T 细胞，而不是 $CD4^+$ 初始 T 细胞。此外病原菌等颗粒性抗原被巨噬细胞摄取、消化降解后产生的某些裂解产物（可溶性抗原）经胞吐作用排出胞外后，可被 FDC 捕获滞留于细长树枝状结构表面，供抗原特异性 B 细胞识别结合启动适应性体液免疫应答。

三、B 细胞及其表型特征和作用特点

B 细胞主要分布于淋巴组织和外周血，可组成性表达 B 细胞抗原受体（BCR）、Toll 样受体（TLR2、TLR4）和 MHC Ⅱ类分子。B 细胞是具有摄取、加工提呈抗原作用的专职 APC，也是参与适应性体液免疫应答的淋巴细胞。体外实验证实：①静息 B 细胞通过表面 BCR 将细菌毒素和病毒等可溶性蛋白抗原摄入胞内加工处理后，可将抗原裂解片段以抗原肽-MHC Ⅱ类分子复合物形式高密度表达于细胞表面，供相应 $CD4^+$Th2 细胞识别并与之密切结合相互作用导致产生 B 细胞活化第一信号；同时高表达 B7 和 CD40 等共刺激分子，从而有效激活上述 $CD4^+$Th2 细胞。②某些微生物或其成分如细菌脂多糖等作为 B 细胞有丝分裂原，也可诱导多克隆 B 细胞高表达 B7 等共刺激分子和其他黏附分子，使其能够有效发挥专职 APC 对 $CD4^+$Th2 细胞的激活作用。体内实验发现：①单独注射卵白蛋白等可溶性蛋白抗原不能诱导 B 细胞产生相应特异性抗体；②将卵白蛋白与细菌脂多糖一起注射则可诱导 B 细胞产生卵白蛋白特异性抗体。上述实验结果表明：细菌脂多糖也能激活体内包括卵白蛋白特异性 B 细胞在内的多克隆 B 细胞，使其高表达 B7 等共刺激分子和其他黏附分子，从而有效激活抗原特

异性 CD4⁺Th2 细胞；同时在活化 CD4⁺Th2 细胞表面 CD40L 等共刺激分子及其释放的细胞因子作用下，卵白蛋白特异性 B 细胞作为免疫应答细胞被激活，进而增殖分化为浆细胞后通过合成分泌卵白蛋白特异性抗体发挥体液免疫效应。三类专职 APC 主要表型特征和分布如表 11-1 所示。

表11-1 三类专职APC主要表型特征和分布

专职APC	树突状细胞（DC）	巨噬细胞	B细胞
抗原摄取方式	巨胞饮作用； 模式识别和调理性受体介导的吞噬作用； 病毒感染	巨胞饮作用； 模式识别和调理性受体介导的吞噬作用	抗原识别受体（BCR）介导的内吞作用； Toll样受体（TLR2、4）介导的内吞作用
摄取提呈的抗原	病原体等颗粒性抗原； 病毒等可溶性抗原； 病毒基因编码产物； 过敏原和免疫复合物	病原体等颗粒性抗原； 抗原-抗体复合物； 抗原-C3b等免疫复合物	细菌毒素、昆虫毒素，病毒； 病原体降解产物等可溶性抗原
MHC Ⅱ类分子	未成熟DC低表达； 成熟DC高表达（++++）	静息巨噬细胞低/不表达； 某些细菌或细胞因子诱导后高表达（+++）	静息B细胞高表达（+++）； 活化B细胞表达增加（++++）
共刺激分子	未成熟DC低/不表达； 成熟DC高表达（++++）	静息巨噬细胞低/不表达； 某些细菌或细胞因子诱导后高表达（+++）	静息B细胞不表达； 某些微生物或其成分诱导后高表达（+++）
体内分布	全身组织和器官	淋巴结缔组织 某些组织器官	淋巴组织 外周血

四、三种专职 APC 对不同类型 T 细胞或其亚群的激活作用

三种专职 APC 作用的 T 细胞及其介导产生的主要生物学效应有所不同（图 11-1），简述如下：①树突状细胞可有效激活初始 T 细胞，使之增殖分化为 CD4⁺Th1、Th2、Th17、Tfh 细胞和 CD8⁺CTL 等细胞，参与 CD4⁺ 和 CD8⁺T 细胞介导的适应性免疫应答；同时为巨噬细胞和 B 细胞启动的适应性免疫应答奠定了基础。②巨噬细胞可有效激活 CD4⁺Th1、Th17 细胞和相应 CD4⁺ 记忆 T 细胞启动适应性细胞免疫应答；在上述活化 CD4⁺Th 细胞及其释放的细胞因子作用下，巨噬细胞活化，使其吞噬杀伤能力显著增强可有效杀伤胞内寄生菌。③B 细胞可有效激活 CD4⁺Th2 细胞、CD4⁺Tfh 细胞和相应 CD4⁺ 记忆 T 细胞；在活化 CD4⁺Th2 细胞或 CD4⁺Tfh 细胞及其释放的细胞因子作用下，B 细胞活化、进而增殖分化为浆细胞后通过合成分泌抗体产生特异性体液免疫效应。

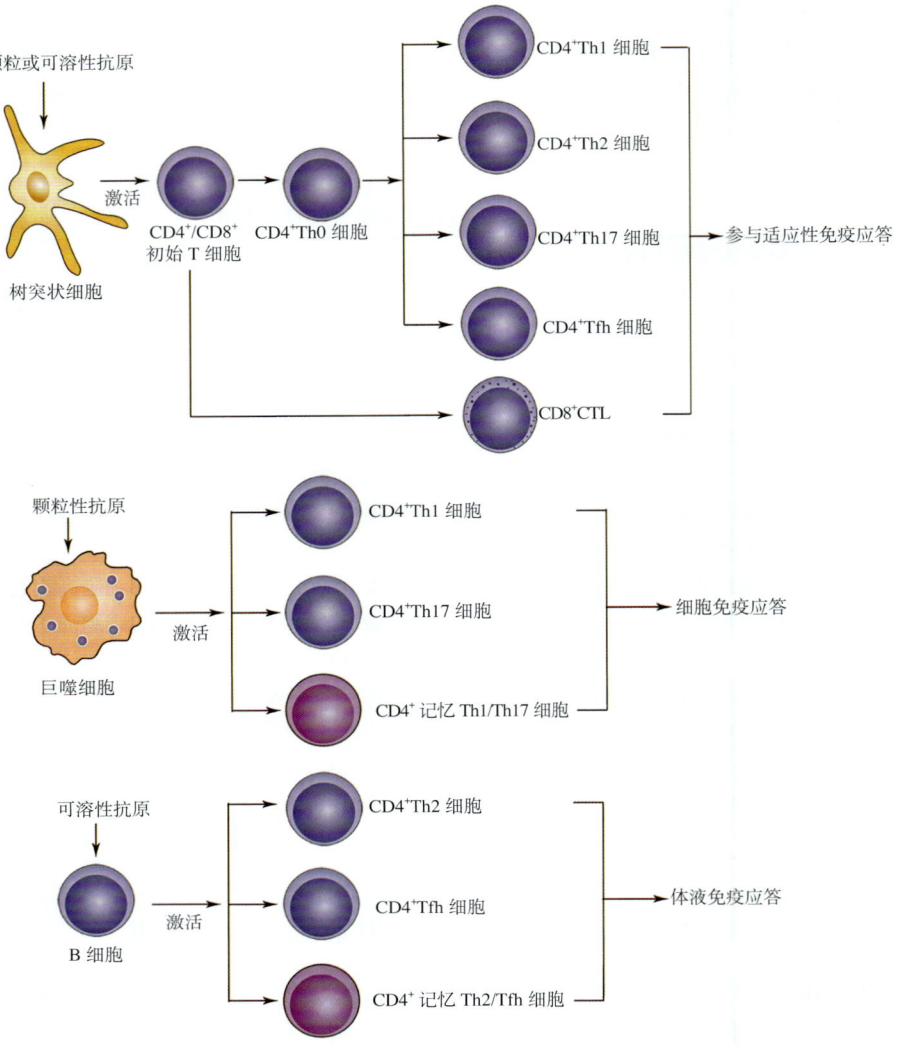

图 11-1　三种专职 APC 对不同类型 T 细胞或其亚群激活作用示意图

第二节　抗原提呈细胞对抗原的加工提呈及其对 T 细胞的激活作用

抗原提呈细胞（APC）加工提呈的抗原主要分为以下两类：一类是通过巨胞饮、吞噬或吞饮等作用被 APC 从细胞外摄入胞内的抗原，如细菌和某些可溶性蛋白等称之为外源性抗原（exogenous antigen）；另一类是在细胞内产生的抗原，如病毒感染细胞内产生的病毒衣壳蛋白和肿瘤细胞内产生的肿瘤抗原等称之为内源性抗原 (endogenous antigen)。根据抗原来源和性质的不同，可将 APC 对抗原的加工提呈途径分为以下四种：内源性抗原加工提呈途径（经典 MHC Ⅰ 类分子途径）、外源性抗原加工提呈途径（经典 MHC Ⅱ 类分子途径）、MHC 分子对抗原的交叉提呈途径（非经典 MHC 分子途径）和 CD1 分子对脂类抗原的提呈途径。

一、内源性抗原的加工提呈过程

内源性抗原加工提呈途径简称内源性途径（endogenous pathway），又称胞质溶胶途径（cytosolic pathway）或经典 MHC Ⅰ 类途径。抗原提呈细胞对内源性抗原的加工和提呈过程如图 11-2 所示，简述如下：①细胞内合成的内源性蛋白抗原在胞质内首先与泛素结合形成泛素化蛋白，在泛素作用下线性化内源性蛋白抗原进入蛋白酶体。②蛋白酶体（proteasome）是胞质内一种内含多种蛋白水解酶的大分子蛋白水解酶复合体，其中蛋白酶体 β 亚单位 8 和 9（proteasome subunit beta type8/9, PSMB8/9）是蛋白酶体中具有重要酶活性的组分，线性化内源性抗原被其降解后可成为有助于 MHC Ⅰ类分子识别结合的多肽片段即内源性抗原肽。③上述内源性抗原肽能与内质网膜上抗原加工相关转运体 -1 和 2（transporter associated with antigen processing-1/2, TAP-1/2）组成的异二聚体结合，并以 ATP 依赖的方式主动运输到内质网腔内。④ MHC Ⅰ类分子的 α 链和 $β_2$ 微球蛋白（$β_2$m）在内质网中生成：α 链产生后立即与钙联素（calnexin）结合，使其不被降解而与 $β_2$ 微球蛋白结合，并在形成完整 MHC Ⅰ类分子后与钙联素分离。⑤内质网中空载 MHC Ⅰ类分子首先与伴侣蛋白复合体，即由钙网素（calreticulin）、内质网蛋白 57（ERp57）和 TAP 相关蛋白（tapasin）组成的复合体结合，并通过 TAP 相关蛋白与 TAP 异二聚体结合而使空载 MHC Ⅰ类分子驻留在内质网抗原肽入口处。⑥胞质中抗原肽通过 TAP 异二聚体进入内质网后首先被内质网氨肽酶（ER aminopeptidase, ERAP）加工，使之成为适合于 MHC Ⅰ类分子抗原肽结合槽识别结合的由 8～10 个氨基酸组成的抗原肽；同时使 MHC Ⅰ类分子抗原肽结合槽暴露并与上述抗原肽结合形成内源性抗原肽 -MHC Ⅰ类分子复合物。⑦上述内源性抗原肽 -MHC Ⅰ类分子复合物以分泌囊泡形式进入高尔基体，经糖基化修饰后转运至 APC 表面供 $CD8^+T$ 细胞识别启动适应性细胞免疫应答。

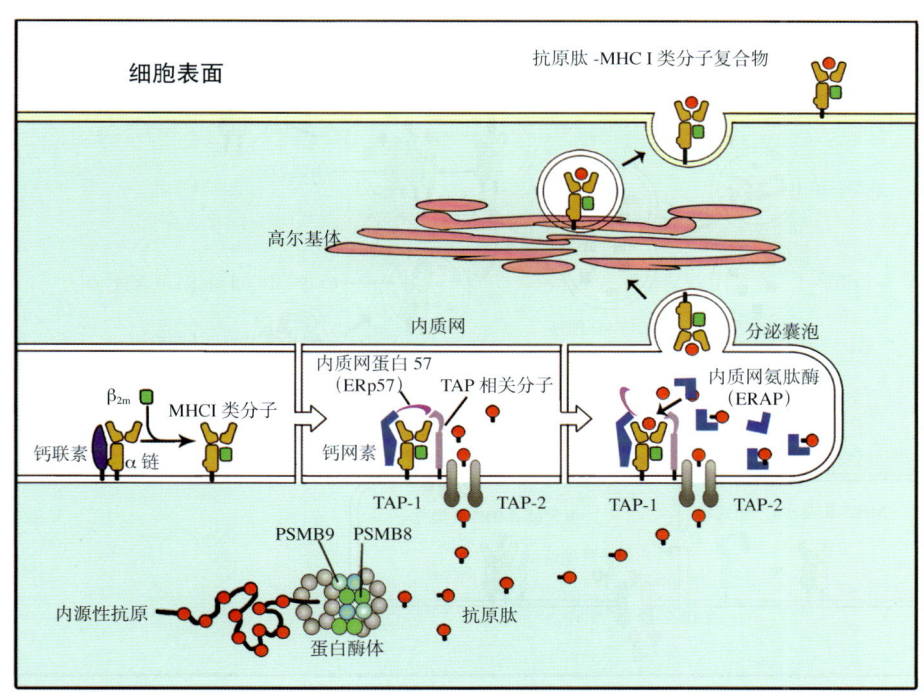

图 11-2　内源性抗原的加工提呈示意图

二、外源性抗原的加工提呈过程

外源性抗原加工提呈途径简称外源性途径（exogenous pathway），又称溶酶体途径（lysosome pathway）或经典 MHC Ⅱ类途径。抗原提呈细胞（APC）对外源性抗原的加工和提呈过程如图 11-3 所示，简述如下：①外源性蛋白抗原被 APC 摄入胞内最初形成的囊泡称为早期内体(early endosome);早期内体在向胞质深处移动过程中逐渐发育成熟为晚期内体(later endosome),此时囊泡内pH值降低呈酸性导致其内蛋白酶活化,将外源性蛋白抗原初步降解为较大多肽片段。②晚期内体与溶酶体(lysosome)融合形成内体/溶酶体,在其内酸性环境中多种蛋白水解酶作用下,上述蛋白裂解片段进一步降解为适合于MHCⅡ类分子结合的由13~17个氨基酸组成的抗原肽。③MHCⅡ类分子和Ia相关恒定链(Ia-associated invariant chain, Ii)在内质网中生成:恒定链能与MHCⅡ类分子抗原肽结合槽结合,从而有效阻止进入内质网中的内源性抗原肽与MHCⅡ类分子结合;并引导MHCⅡ类分子进入高尔基体,形成一种内含恒定链-MHCⅡ类分子复合物和相关酶类物质的酸化内噬囊泡(acidified endolytic vesicle)。④上述内噬囊泡在向内体/溶酶体移动过程中,其内恒定链逐级降解而将Ⅱ类相关恒定链肽(classⅡ-associated invariant chain peptide, CLIP)滞留在MHCⅡ类分子抗原肽结合槽内,形成CLIP-MHCⅡ类分子复合物。⑤此种内噬囊泡与内体/溶酶体融合后,在胞质内形成一种称之为MHCⅡ类器室(MHC classⅡ compartment)的特化胞内囊泡。⑥在MHCⅡ类器室内HLA-DM分子协助下首先将CLIP与MHCⅡ类分子解离;然后使外源性抗原肽与空载MHCⅡ类分子结合形成抗原肽-MHCⅡ类分子复合物,并将其转运至APC表面供CD4$^+$Th细胞识别启动适应性免疫应答。

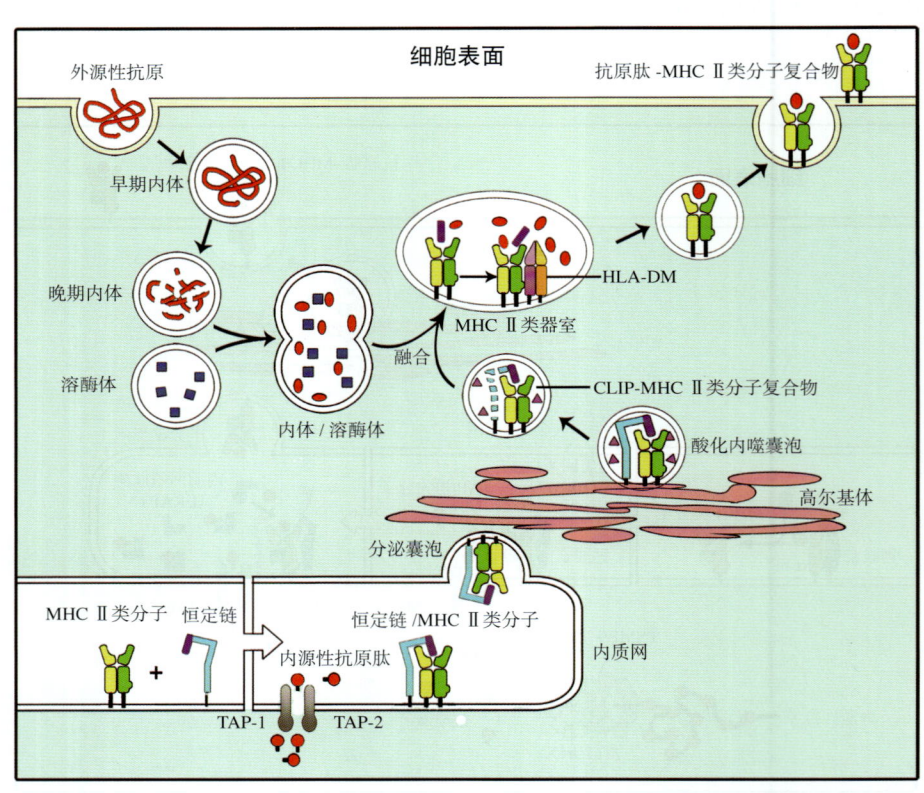

图11-3 外源性抗原的加工提呈示意图

内源性抗原和外源性抗原加工提呈途径的主要特点及其差异如表 11-2 所示。

表11-2 内源性抗原和外源性抗原加工提呈途径比较

比较项目	内源性途径	外源性途径
抗原主要来源	胞内合成的肿瘤或病毒蛋白	胞外摄入的病原体或其产物
抗原降解部位	蛋白酶体	内体/溶酶体
提呈抗原的MHC	MHC Ⅰ类分子	MHC Ⅱ类分子
抗原肽与MHC结合部位	内质网	MHC Ⅱ类器室
抗原加工相关分子或成分	抗原加工相关转运体-1、2（TAP-1/ TAP-2异二聚体）伴侣蛋白复合体（钙网素-ERp57-TAP相关蛋白）内质网氨肽酶（ERAP）	Ia相关恒定链（Ii）酸化内噬囊泡中酶类物质 HLA-DM分子
加工提呈抗原的细胞	非专职APC，病毒感染的专职APC	专职APC
识别应答的T细胞	CD8⁺T细胞（CTL）	CD4⁺Th细胞

三、MHC 分子对抗原的交叉提呈

抗原交叉提呈途径是指 APC 将摄入胞内的外源性抗原通过 MHC Ⅰ 类分子提呈给 CD8⁺T 细胞或将内源性抗原通过 MHC Ⅱ 类分子提呈给 CD4⁺T 细胞的抗原加工提呈途径。上述抗原交叉提呈途径不是抗原加工提呈的主要方式。目前对抗原交叉提呈的作用机制还不十分清楚，摘要介绍以下几种观点：

（1）外源性抗原的交叉提呈：①某些被 APC 摄入的外源性抗原可从内体或内体/溶酶体中逸出进入胞质，从而导致上述外源性蛋白抗原能以内源性抗原加工提呈方式表达于 APC 表面，供 CD8⁺T 细胞（CD8⁺CTL）识别；②内体/溶酶体中形成的抗原肽通过胞吐作用被排出细胞外后，可直接与 APC 表面空载 MHC Ⅰ 类分子结合形成外源性抗原肽 -MHC Ⅰ 类分子复合物，供 CD8⁺CTL 识别启动适应性细胞免疫应答。

（2）内源性抗原的交叉提呈：①在应激情况下，胞质内某些蛋白（内源性抗原）可形成自噬体（autophagosome），后者与内体/溶酶体融合可使上述内源性抗原进入外源性抗原加工提呈途径；②内质网中 Ii 链发生突变不能有效封闭 MHC Ⅱ 类分子抗原肽结合槽，而使进入内质网腔中的内源性抗原肽与 MHC Ⅱ 类分子结合形成内源性抗原肽 -MHC Ⅱ 类分子复合物，后者转运至 APC 表面可被 CD4⁺T 细胞识别启动适应性免疫应答。

四、CD1 分子对脂类抗原的提呈

经典 MHC 分子主要提呈蛋白质抗原而不提呈脂类抗原。CD1 分子不是经典 MHC 基因编码产物，较少多样性；但其结构与经典 MHC Ⅰ 类分子类似，也是由一条重链（α 链）和一条轻链（β2m）通过非共价键连接组成，又称 MHC Ⅰ 类样分子。CD1 分子在 APC 内质网中产生，其主要功能是识别结合外源性或自身脂类抗原，并以脂类抗原 -CD1 分子复合物形式表达于 APC 表面供 NK T 和 γδT 等淋巴细胞识别，使之活化产生细胞毒作用和分泌 IL-4 或 IFN-γ 等细胞因子发挥免疫调节作用。

CD1 分子对脂类抗原的加工和提呈过程还不十分清楚。目前研究发现 CD1 分子在结构上与经典 MHC Ⅰ 类分子类似；但其对病原体脂类抗原的加工提呈方式却与经典 MHC Ⅱ 类分子类似，即富含脂类抗原的病原体被 APC 摄取降解后产生的脂类抗原是在 MHC Ⅱ 类器室中与

空载 CD1 分子结合组成脂类抗原 -CD1 分子复合物，然后将上述复合物转运至 APC 表面供 NK T 和 γδT 细胞识别。

五、专职抗原提呈细胞对 CD4⁺T 细胞或 CD8⁺T 细胞的激活作用

外周免疫器官是免疫应答发生的场所。CD4⁺T 细胞或 CD8⁺T 细胞进入外周免疫器官后，首先通过表面黏附分子与 APC 表面相应黏附分子发生非特异可逆性结合，从而为上述 T 细胞表面 TCR-CD3 复合受体与 APC 表面相应抗原肽 -MHC Ⅱ / Ⅰ类分子复合物的特异性结合创造了条件。在 CD4⁺T 细胞或 CD8⁺T 细胞与 APC 短暂密切的接触过程中，上述 T 细胞通过表面 TCR-CD3 复合受体分子从 APC 表面众多抗原肽 -MHC Ⅱ / Ⅰ类分子复合物中挑选出相应的抗原肽 -MHC Ⅱ / Ⅰ类分子复合物，并在与之特异性结合后启动适应性免疫应答。

1. 树突状细胞和巨噬细胞对 CD4⁺T 细胞或 CD8⁺T 细胞的激活作用　上述专职 APC 对 CD4⁺T 细胞或 CD8⁺T 细胞的激活作用如图 11-4A/B 所示：CD4⁺Th 细胞或 CD8⁺CTL 通过表面 TCR-CD3 复合受体与上述 APC 表面相应抗原肽 -MHC Ⅱ / Ⅰ类分子复合物特异性结合后，可通过 CD3 分子将抗原刺激信号传至胞内诱导产生 T 细胞活化第一信号；CD4 和 CD8 分子作为 TCR 辅助受体能与上述 APC 表面提呈抗原肽的 MHC Ⅱ / Ⅰ类分子的 β2/α3 结构域结合，从而增强 CD4⁺Th 细胞或 CD8⁺CTL 表面 TCR-CD3 复合受体与 APC 表面相应抗原肽 -MHC Ⅱ / Ⅰ类分子复合物（pMHC）的结合力度，并使细胞表面 TCR-CD3 复合受体与 CD4 或 CD8 辅助受体分子胞质区尾肽聚集，导致与尾肽相关的 Lck 蛋白酪氨酸激酶活化有效促进 T 细胞活化第一信号的产生。

在 T 细胞与 APC 结合相互作用产生活化第一信号基础上，二者表面某些黏附分子相互结合聚集在一组 TCR-pMHC 周围，使其构象改变形成免疫突触（immunological synapse），从而导致 T 细胞与 APC 间的结合力度/作用时间显著增强/延长，并使某些胞膜相关分子发生变化成为诱导产生 T 细胞活化第二信号的共刺激分子。综上所述 CD4⁺Th 细胞或 CD8⁺CTL 在产生活化第一信号基础上，通过表面 CD28、LFA-2、LFA-1 等共刺激分子分别与 APC 细胞表面相应 B7、LFA-3、ICAM-1 等共刺激分子结合相互作用可诱导产生 T 细胞活化第二信号，使 CD4⁺Th 细胞或 CD8⁺CTL 活化。

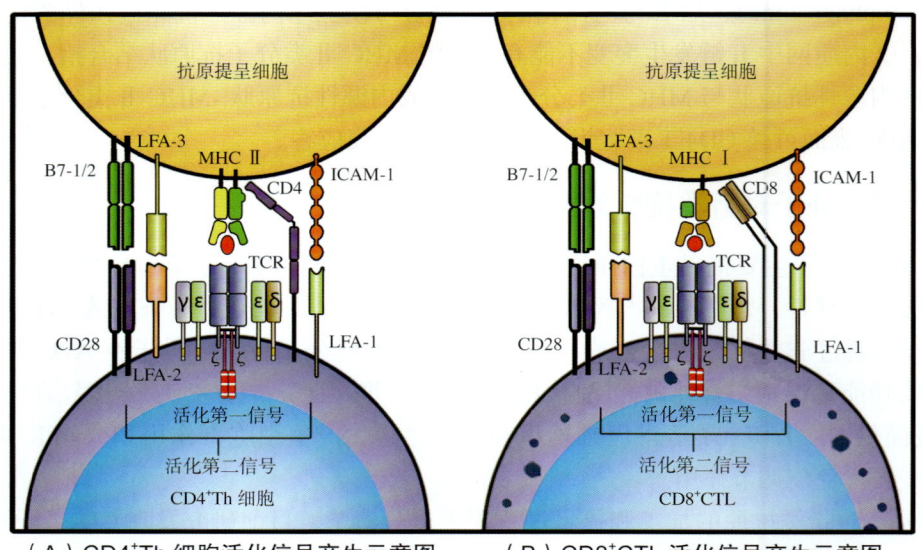

（A）CD4⁺Th 细胞活化信号产生示意图　　（B）CD8⁺CTL 活化信号产生示意图

图 11-4　T 细胞活化双信号示意图

2. B 细胞对 CD4⁺Th2 细胞的激活和二者间的相互作用

B 细胞是具有抗原加工提呈能力和执行特异性体液免疫应答的免疫细胞。B 细胞作为专职 APC 通过表面 BCR-Igα/Igβ 复合受体识别摄取抗原后，可经外源性抗原加工途径将 T 细胞识别的线性抗原表位，以抗原肽 -MHC Ⅱ 类分子复合物形式表达于细胞表面供抗原特异性 CD4⁺Th2 细胞识别。B 细胞对 CD4⁺Th2 细胞的激活作用如图 11-5 所示：CD4⁺Th2 细胞通过表面 TCR-CD3 复合受体和 CD4 辅助受体与 B 细胞提呈的抗原肽 -MHC Ⅱ 类分子复合物特异性结合，可诱导产生 T 细胞活化第一信号；通过表面 CD28 和 LFA-1 等共刺激分子与 B 细胞表面相应 B7 和 ICAM-1 等共刺激分子结合，可诱导产生 T 细胞活化第二信号导致 CD4⁺Th2 细胞活化。活化 Th2 细胞表达 CD40L 和 IL-2R 等多种细胞因子受体，同时分泌 IL-4、IL-5、IL-6 和 IL-13 等 Th2 型细胞因子为诱导 B 细胞活化和进一步增殖分化奠定了基础。

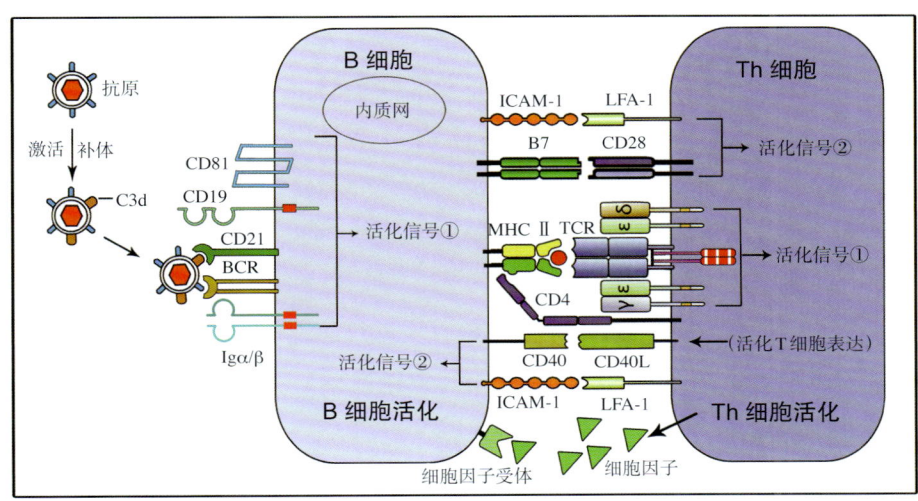

图 11-5　B 细胞与 Th2 细胞的相互作用及其活化信号产生示意图

B 细胞作为参与执行体液免疫应答的适应性免疫细胞，通过表面 BCR-Igα/Igβ 复合受体和 BCR 辅助受体（CD19-CD21-CD81 复合体）识别结合抗原 -C3d 复合物后，可诱导产生 B 细胞活化第一信号；通过表面 CD40 和 ICAM-1 等共刺激分子与活化 CD4⁺Th 细胞表面 CD40L 和 LFA-1 等共刺激分子结合，可诱导产生 B 细胞活化第二信号导致 B 细胞活化（图 11-5）。活化 B 细胞表达 IL-4R、IL-5R 和 IL-6R 等多种细胞因子受体，它们与活化 Th2 细胞分泌的相应细胞因子结合后可增殖分化为浆细胞，并通过合成分泌特异性抗体介导产生体液免疫效应（详见第十二章适应性免疫应答）。

（孔庆利　安云庆）

第十二章 适应性免疫应答

第一节 适应性免疫应答概述

一、适应性免疫应答的概念

适应性免疫应答（adaptive immune response）是指体内抗原特异性 T、B 淋巴细胞被相应抗原激活，增殖分化为效应 T 细胞和浆细胞后，通过释放细胞因子、细胞毒性介质和分泌抗体产生一系列生物学效应的全过程，又称特异性免疫应答（specific immune response）。免疫应答的重要生物学意义是通过识别"自身"与"非己"有效清除体内"非己"抗原性异物，以保持机体内环境的相对稳定。在某些情况下，免疫应答异常也可对机体造成损伤引起超敏反应或其他免疫性疾病，即发生病理性免疫应答。

二、适应性免疫应答的类型及其参与的免疫细胞

根据参与免疫应答细胞种类及其效应机制的不同，可将适应性免疫应答分为 T 细胞介导的细胞免疫应答（cellular immune response）和 B 细胞介导的体液免疫应答（humoral immune response）两种类型。

参与和执行适应性细胞免疫应答的细胞主要包括髓样 DC、巨噬细胞、$CD4^+$ 初始 T 细胞、$CD4^+$Th1 细胞、$CD4^+$Th17 细胞和 $CD8^+$CTL。上述抗原特异性 T 细胞被相应抗原激活、增殖分化为 $CD4^+$ 效应 Th1 细胞、$CD4^+$ 效应 Th17 细胞和 $CD8^+$ 效应 CTL 后，再次与上述抗原相遇可通过释放 Th1 型细胞因子、促炎细胞因子和细胞毒性介质介导产生免疫效应。在某些特定条件下，机体免疫系统也可对某些抗原产生特异性不应答状态，即形成免疫耐受。

参与和执行适应性体液免疫应答的细胞主要包括滤泡 DC、$CD4^+$Th2 细胞、$CD4^+$Tfh 细胞和 B 细胞；其中滤泡 DC 可将捕获的可溶性抗原或抗原 -C3d 复合物滞留于表面供抗原特异性 B 细胞识别摄取，并将加工后形成的抗原肽提呈给具有相应抗原识别受体的 $CD4^+$Th2 细胞或 $CD4^+$Tfh 细胞，使之活化启动适应性体液免疫应答。

三、适应性免疫应答的发生场所和启动过程

淋巴结、脾和黏膜相关淋巴组织是抗原特异性 T、B 淋巴细胞寄居和接受抗原刺激后发生免疫应答的主要场所。感染和肿瘤局部组织中未成熟 DC 摄取病原体等抗原性异物后开始迁徙并对抗原进行加工处理，当它们经血液或淋巴循环到达外周免疫器官后发育分化成熟。此种成熟 DC 高表达非己抗原肽 -MHC 分子复合物和 B7 等共刺激分子，可有效激活抗原特异性初始 T 细胞，并在局部微环境中不同类型细胞因子诱导下使之发育分化为 $CD4^+$Th1、Th2、Tfh、Th17 等细胞亚群或 $CD8^+$CTL。上述 T 细胞是参与 / 执行适应性细胞或体液免疫应答的淋巴细胞。

通过血流或淋巴循环进入外周免疫器官的病原体等抗原性异物也可被局部巨噬细胞摄取，经加工处理后以抗原肽 -MHC Ⅱ 类分子复合物的形式表达于细胞表面，供抗原特异性 $CD4^+$Th1

细胞或 CD4⁺Th17 细胞识别启动适应性细胞免疫应答。某些可溶性抗原及其与 C3d 或抗体结合形成的免疫复合物则可被外周免疫器官中滤泡 DC 捕获滞留于表面供抗原特异性 B 细胞识别摄取，并将抗原加工产物以抗原肽 -MHC Ⅱ类分子复合物形式提呈给相应 CD4⁺Th2 细胞或 CD4⁺Tfh 细胞介导产生适应性体液免疫应答。

四、T 细胞对抗原的识别

T 细胞不能直接识别结合游离的抗原分子，只能识别结合表达于抗原提呈细胞（APC）表面的抗原肽 -MHC 分子复合物，即 T 细胞抗原受体不仅识别 APC 表面 MHC 分子提呈的抗原肽；同时还要识别 APC 表面提呈抗原肽的自身 MHC 分子肽结合区部分多肽序列。上述 T 细胞对 APC 表面抗原肽 -MHC 分子复合物的识别具有高度特异性和 MHC 限制性。

外周免疫器官是免疫应答发生的场所，T 细胞通过表面 LFA-1 和 LFA-2 等黏附分子与 APC 表面 ICAM-1 和 LFA-3 等相应黏附分子间发生的非特异可逆性结合，为 T 细胞表面 TCR-CD3 复合体与 APC 表面相应抗原肽 -MHC 分子复合物的特异性结合创造了条件。在上述 T 细胞与 APC 短暂密切接触过程中，T 细胞通过表面 TCR-CD3 复合体从 APC 表面众多抗原肽 -MHC 分子复合物中挑选出相应的抗原肽 -MHC 分子复合物并与之特异性结合后，可通过 CD3 分子将抗原刺激信号传至胞内诱导产生 T 细胞活化第一信号启动适应性免疫应答。

五、适应性免疫应答的基本过程

适应性免疫应答分为以下三个阶段：①识别活化阶段：是指抗原提呈细胞（APC）摄取、加工抗原使其降解产物，以抗原肽 -MHC Ⅱ/Ⅰ类分子复合物形式表达于细胞表面，被具有相应抗原识别受体的 T 细胞识别结合启动抗原特异性 T、B 淋巴细胞活化的阶段。②增殖分化阶段：是指抗原特异性 T、B 淋巴细胞被相应抗原激活后，在不同类型细胞因子作用下增殖分化为免疫效应细胞，即 CD4⁺ 效应 Th1 细胞、CD4⁺ 效应 Th17 细胞、CD8⁺ 效应 CTL 和浆细胞的阶段。在此阶段，有部分 T、B 淋巴细胞中途停止分化成为静息状态的长寿记忆 T、B 细胞；当机体再次接受相同抗原刺激时，上述记忆 T、B 淋巴细胞可迅速增殖分化为免疫效应细胞。③效应阶段：是 CD4⁺ 效应 Th1 细胞、CD4⁺ 效应 Th17 细胞释放细胞因子和浆细胞合成分泌抗体，同时在某些固有免疫细胞和分子参与下产生炎症反应和免疫效应的阶段；也是 CD8⁺ 效应 CTL 与肿瘤或病毒感染靶细胞特异性结合后，通过释放细胞毒性介质使上述靶细胞溶解破坏和发生凋亡的阶段。

第二节　T 细胞介导的适应性细胞免疫应答

T 细胞介导的细胞免疫应答由胸腺依赖性抗原（TD-Ag）引起，参与和执行适应性细胞免疫应答的细胞主要包括髓样 DC、某些非专职 APC 如肿瘤/病毒感染靶细胞、初始 T 细胞、CD4⁺Th1 细胞、CD4⁺Th17 细胞和 CD8⁺CTL。本节主要介绍 CD4⁺Th1 细胞和 CD8⁺CTL 介导的适应性细胞免疫应答。

一、CD4⁺Th1 细胞介导的细胞免疫应答

Th1 细胞是执行适应性细胞免疫应答的免疫细胞，其主要作用是抵御胞内病原体感染；同时具有免疫调节作用，在诱导 CD8⁺CTL 活化、增殖分化过程中也发挥重要作用。

（一）CD4⁺初始T细胞活化和CD4⁺Th1细胞形成

CD4⁺ 初始 T 细胞活化如图 12-1 所示：①通过表面 TCR-CD3 复合体和 CD4 辅助受体与

髓样 DC 表面相应抗原肽 -MHC Ⅱ 类分子复合物结合相互作用，可获得 T 细胞活化第一信号；②通过细胞表面 CD28 和 LFA-1 等共刺激分子与髓样 DC 表面相应 B7 和 ICAM-1 等共刺激分子结合相互作用，可获得 T 细胞活化第二信号；③在上述双信号刺激下，初始 T 细胞活化，增殖分化为 CD4⁺Th0 细胞。

CD4⁺Th1 细胞形成如图 12-1 所示：① CD4⁺Th0 细胞可表达 CD40L 和 IL-2R、IL-4R、IL-12R、IFN-γR 等多种细胞因子受体；同时合成分泌 IL-2、3、4 和 IFN-γ 等多种细胞因子参与免疫应答的调节。②髓样 DC 在与初始 T 细胞结合相互作用后被激活；活化髓样 DC 高表达 CD40，同时分泌 IL-12、IL-2 或 IL-4、IL-5 等不同类型的细胞因子参与免疫应答的调节。③ Th0 细胞通过表面 CD40L、IL-12R 和 IFN-γR 接受活化髓样 DC 表面 CD40 及其分泌的 IL-12 和其自身分泌的 IFN-γ 刺激后，可分化为 CD4⁺Th1 细胞。

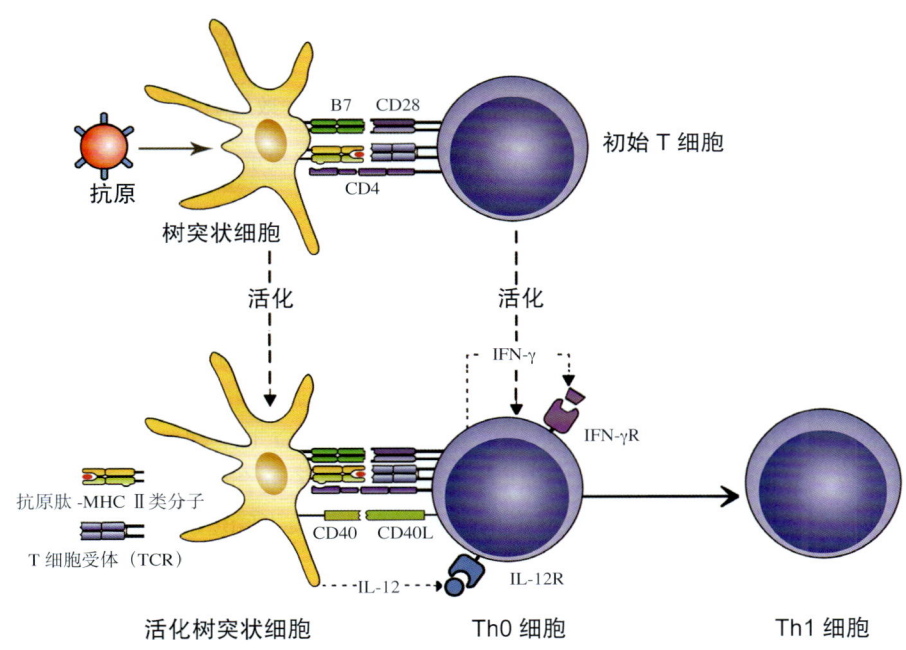

图 12-1　初始 T 细胞活化和 Th1 细胞形成示意图

（二）CD4⁺Th1 细胞活化和效应 Th1 细胞形成

Th1 细胞活化和效应 Th1 细胞形成如图 12-2 所示：① Th1 细胞通过表面 TCR-CD3 复合体和 CD4 辅助受体与专职 APC（树实状细胞或巨噬细胞）表面相应抗原肽 -MHC Ⅱ 类分子复合物特异性结合，可诱导产生 T 细胞活化第一信号。②通过表面 CD28 等共刺激分子与上述 APC 细胞表面 B7 等共刺激分子结合，可诱导产生 T 细胞活化第二信号。③在上述双信号刺激下，Th1 细胞活化高表达 CD40L 及 IL-2R、IFN-γR 等细胞因子受体，同时分泌 IL-2 和 IFN-γ 等细胞因子。④上述专职 APC 与 Th1 细胞结合相互作用而被激活；活化 APC 高表达 CD40 等共刺激分子，同时分泌 IL-2、IL-12 或 IL-4、IL-5 等多种不同类型的细胞因子参与免疫调节。⑤活化 Th1 细胞通过表面 CD40L 和 IL-2R 接受活化 APC 表面 CD40 及其分泌的 IL-2 和其自身分泌的 IL-2 等细胞因子刺激后，可增殖分化为抗原特异性 CD4⁺ 效应 Th1 细胞克隆。

在 Th1 细胞增殖分化过程中，有部分 Th1 细胞停止分化成为具有免疫记忆能力的长寿 T 细胞，即 CD4⁺ CD45RO⁺ 记忆 T 细胞。此类记忆 T 细胞参与淋巴细胞再循环，再次接受相同抗原刺激后可迅速增殖分化为效应 Th1 细胞和产生新的记忆 T 细胞。

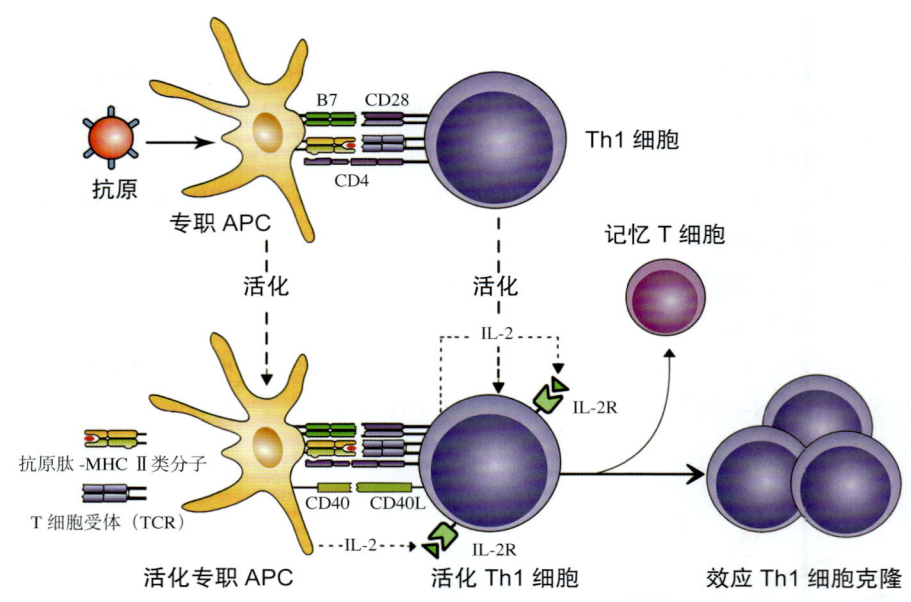

图 12-2　CD4⁺Th1 细胞活化和效应 Th1 细胞形成示意图

（三）CD4⁺效应Th1细胞介导产生的细胞免疫效应和免疫调节作用

效应 Th1 细胞通过表面 TCR-CD3 复合体和 CD40L 等共刺激分子与 APC 表面相应抗原肽 -MHC Ⅱ类分子复合物和 CD40 等共刺激分子结合相互作用后，可通过释放 IL-2、IFN-γ 和 TNF-α/β 等细胞因子介导产生细胞免疫效应、炎症反应和免疫调节作用。

1. CD4⁺ 效应 Th1 细胞抗胞内病原体感染的免疫作用　效应 Th1 细胞通过表面 TCR-CD3 复合体与感染部位巨噬细胞表面病原体抗原肽 -MHC Ⅱ类分子复合物结合，可通过以下作用机制（图 12-3）介导产生抗胞内病原体感染的细胞免疫作用：①诱导效应 Th1 细胞高表达 CD40L，同时合成分泌 IFN-γ 和 TNF-α/β 等 Th1 型细胞因子；②反馈刺激感染部位巨噬细胞，使之高表达 CD40 及 IFN-γR 和 TNFR-1；③感染部位巨噬细胞通过表面 CD40 和 IFN-γR 与上述效应 Th1 细胞表面 CD40L 及其分泌的 IFN-γ 结合而被激活，使其杀伤能力显著增强从而导致胞内寄生菌或摄入后尚未杀灭的病原体被彻底清除，有效发挥抗感染细胞免疫效应；④有些效应 Th1 细胞也可通过表达 FasL 和产生大量 TNF-α/β 诱导慢性感染所致丧失胞内杀菌能力的巨噬细胞发生凋亡，使其胞内病原菌释放并被其他吞噬细胞吞噬杀伤有效清除产生抗感染免疫作用。

2. Th1 型细胞因子介导产生的免疫调节作用　效应 Th1 细胞释放的 IL-2、TNF-α/β、IFN-γ 等 Th1 型细胞因子具有多种免疫调节作用，摘要简介如下。

（1）IL-2 的主要生物学作用：①诱导非专职 APC 表达或使某些专职 APC 高表达 B7 等共刺激分子，为 CD8⁺CTL 活化提供第二信号；②诱导或促进活化 CD8⁻CTL 增殖分化为效应 CTL；③促进 Th1 细胞增殖分化，合成分泌 IL-2 等 Th1 型细胞因子扩大细胞免疫效应。

（2）TNF-α/β 的主要生物学作用：①活化血管内皮细胞，使之表达多种能与血液中性粒细胞、淋巴细胞和单核细胞相结合的黏附分子；同时刺激血管内皮细胞分泌 IL-8 和 MCP-1 等趋化性细胞因子，吸引上述免疫细胞外渗进入局部组织引起炎症反应；②激活中性粒细胞，使其吞噬杀菌能力显著增强；③高浓度 TNF-α/β 可使正常组织细胞损伤破坏。

（3）IFN-γ 的主要生物学作用：①直接抑制病毒复制，活化 NK 细胞使其杀瘤和抗病毒作用显著增强；②促进专职/非专职 APC 表达 MHC Ⅱ类分子提高抗原提呈能力；③诱导树突状细胞和巨噬细胞分泌 IL-12,并与 IFN-γ 协同作用促进 Th0 细胞向 Th1 细胞分化、扩大 Th1 细胞介导的免疫效应;④激活巨噬细胞使之获得杀伤胞内寄生菌或肿瘤细胞的能力;⑤激活单核-巨噬细胞使之分泌 IL-1、IL-6 等促炎细胞因子和其他炎性介质,产生对机体有益的免疫效应或对机体有害的病理性免疫损伤。

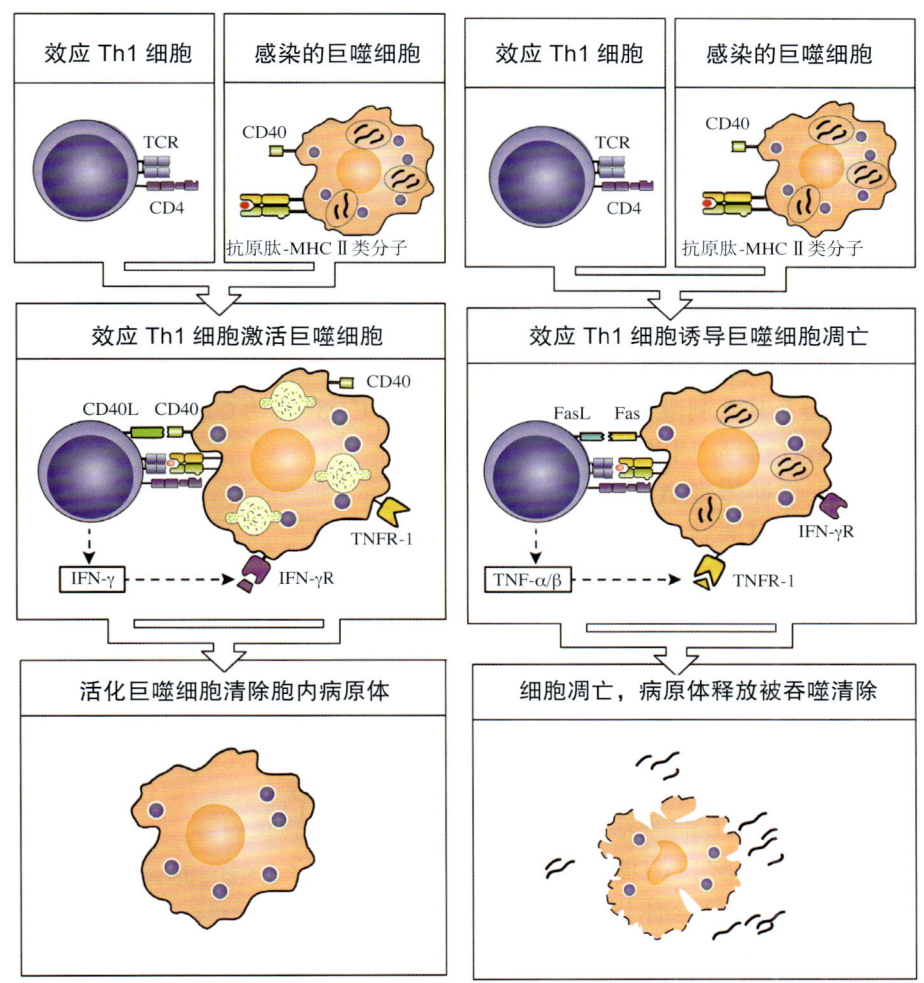

图 12-3 CD4⁺ 效应 Th1 细胞抗胞内病原体感染的免疫作用

二、CD8⁺ 细胞毒性 T 细胞介导的细胞免疫应答

CD8⁺ 细胞毒性 T 细胞 (CTL) 是执行适应性细胞免疫应答的免疫细胞,对病毒感染/肿瘤靶细胞具有特异性杀伤作用。初始 CTL 不能发挥细胞毒作用,只有被相应抗原激活、增殖分化为效应 CTL 时才能对上述靶细胞产生细胞毒作用。初始 CTL 活化主要包括 Th1 细胞非依赖和 Th1 细胞依赖两种方式。

(一) Th1 细胞非依赖性 CD8⁺ 初始 CTL 的活化

CD8⁺ 初始 CTL 在与病毒感染后高表达 B7 等共刺激分子的髓样 DC 结合相互作用时,其活化无需 Th1 细胞协助。初始 CTL 活化如图 12-4 所示:①病毒特异性初始 CTL 通过表面 TCR-CD3 复合体和 CD8 辅助受体与髓样 DC 表面病毒抗原肽-MHC I 类分子复合物特异性结合,可诱导产生 T 细胞活化第一信号;②通过表面 CD28 等共刺激分子与上述病毒感染髓样 DC 表面 B7 等共刺激分子结合,可诱导产生 T 细胞活化第二信号;③在上述双信号刺激下,病毒特异性 CD8+ CTL 活化、高表达 IL-2R 和 IFN-γR 等细胞因子受体，同时分泌 IL-2、IFN-γ 或 IL-4、IL-5 等不同类型的细胞因子参与免疫应答的调节。

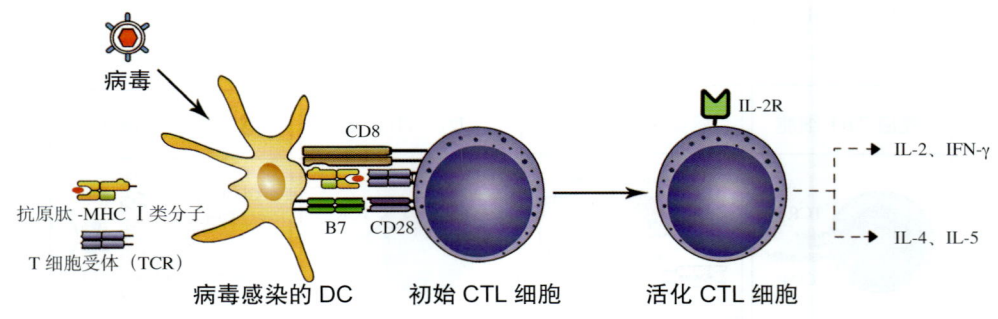

图 12-4　Th1 非依赖性 CD8+ 初始 CTL 活化示意图

（二）Th1细胞依赖性CD8+初始CTL的活化

根据 APC 种类及其共刺激分子的表达情况，可将 CD8+ 初始 CTL 活化分为 Th1 细胞依赖性专职和非专职 APC 诱导产生两种方式。

1. Th1 细胞依赖性专职 APC 对 CD8+ 初始 CTL 的激活作用　低表达共刺激分子的专职 APC 激活初始 CTL 需要 Th1 细胞协助。研究证实：初始 CTL 活化所需第二信号的刺激强度明显高于 Th1 细胞，因此低表达 B7 等共刺激分子的专职 APC 能够激活 CD4+Th1 细胞，而不能为 CD8+ 初始 CTL 活化提供有效的共刺激信号（图 12-5A）。

专职 APC 对初始 CTL 的激活作用如图 12-5B 所示：CD4+Th1 细胞和 CD8+ 初始 CTL 通过各自表面 TCR-CD3 复合体识别结合同一 APC 表面相应抗原肽-MHC Ⅱ/Ⅰ类分子复合物后均可诱导产生 T 细胞活化第一信号。在此种情况下：①Th1 细胞通过表面 CD28 等共刺激分子与专职 APC 表面低表达 B7 等共刺激分子结合可诱导产生共刺激信号，使 Th1 细胞活化高表达 CD40 配体（CD40L），同时反馈激活专职 APC 使之高表达 CD40 分子；②活化 Th1 细胞通过表面 CD40L 与上述 APC 表面 CD40 分子结合，可诱导专职 APC 高表达 B7 等共刺激分子；③初始 CTL 通过表面 CD28 等共刺激分子与上述 APC 表面高表达的 B7 等共刺激分子结合，可产生强度足够的共刺激信号诱导抗原特异性 CD8+CTL 活化。

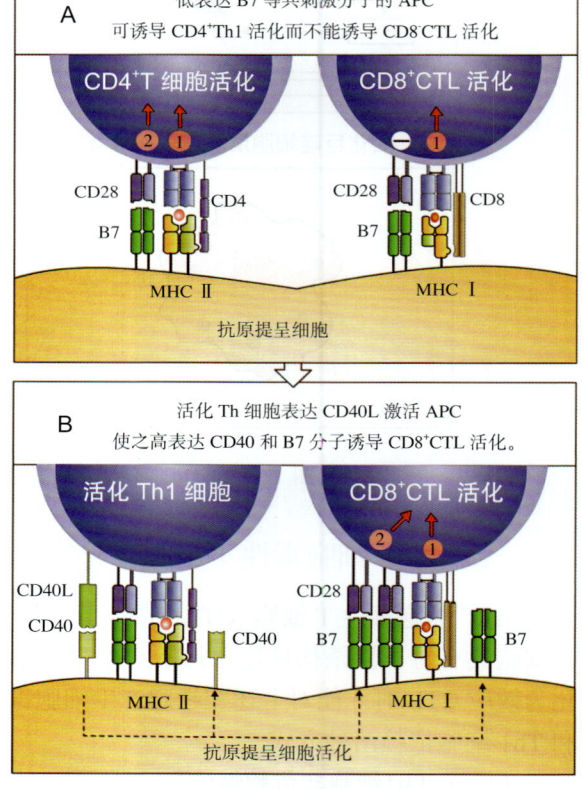

图 12-5　Th1 细胞依赖性专职 APC 对 CD8+ 初始 CTL 的激活作用

2. Th1 细胞依赖性非专职 APC 对 CD8+ 初始 CTL 的激活作用　非专职 APC 如病毒感染/肿瘤靶细胞不表达共刺激分子，它们激活初始 CTL 需要 Th1 细胞协助。上述非专职 APC 对初始 CTL 的激活作用如图 12-6 所示：病毒 / 肿瘤抗原特异性初始 CTL 通过表面 TCR-CD3 复合体和 CD8 辅助受体与上述非专职 APC 表面相应抗原肽 -MHC Ⅰ类分子复合物结合可获得活化第一信号；同时反馈刺激非专职 APC 使之高表达 IL-2R 和 IFN-γR，为其接受 IL-2 和 IFN-γ 刺激后高表达 B7 等共刺激分子奠定了基础。

上述初始 CTL 因缺乏细胞间共刺激分子的相互作用而不能获得活化第二信号。在此种情况下，某些病毒 / 肿瘤成分作为外源性抗原被髓样 DC 等专职 APC 摄取加工后能以 MHC Ⅱ类分子提呈途径诱导病毒 / 肿瘤抗原特异性 Th1 细胞活化，进而增殖分化为效应 Th1 细胞克隆后通过合成分泌大量 Th1 型细胞因子发挥免疫调节作用：①其中 IL-2 和 IFN-γ 与上述病毒感染或肿瘤等非专职 APC 表面 IL-2R 和 IFN-γR 结合，可使其活化高表达 B7 等共刺激分子；②接受抗原刺激获得活化第一信号的初始 CTL 通过表面 CD28 等共刺激分子与上述非专职 APC 表面 B7 等共刺激分子结合相互作用，可诱导产生 T 细胞活化第二信号；③在上述双信号作用下抗原特异性初始 CTL 活化高表达 IL-2R，同时合成分泌 IL-2、IFN-γ 或 IL-4、IL-5 等不同类型的细胞因子参与免疫应答的调节。

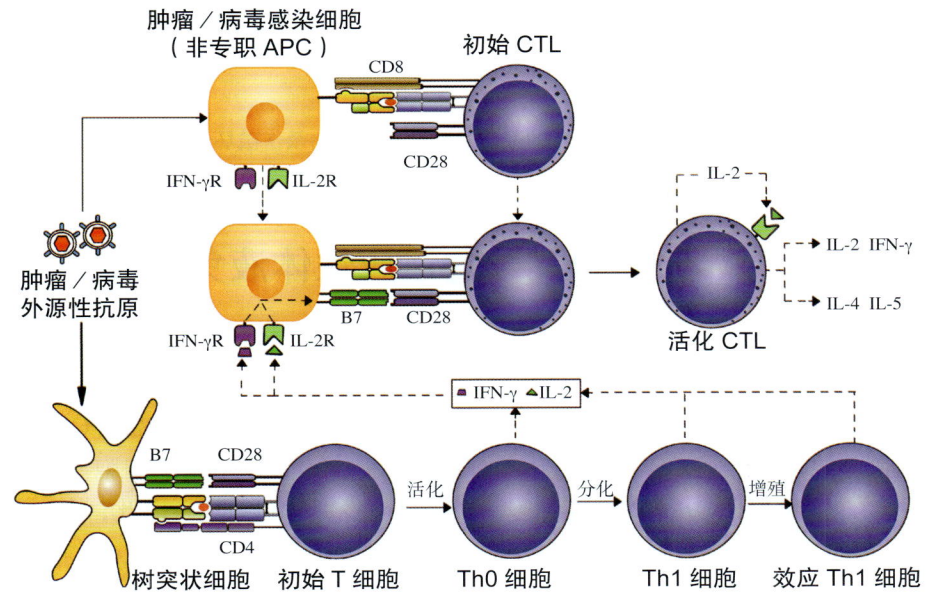

图 12-6　Th1 细胞依赖性非专职 APC 对 CD8⁺ 初始 CTL 的激活作用

（三）CD8⁺ CTL 的增殖分化和效应 CTL 介导的免疫效应

活化 CD8⁺ CTL 高表达 IL-2R，同时分泌 IL-2 和 IFN-γ 等 Th1 型细胞因子，其增殖分化如图 12-7 所示：①活化 CTL 通过表面 IL-2R 接受自身分泌或 Th1 细胞分泌的以 IL-2 为主的细胞因子刺激后，可增殖分化为抗原特异性效应 CTL 克隆；②在 CTL 增殖分化过程中，有部分 CTL 停止分化成为具有免疫记忆能力的长寿 CTL，即 CD8⁺ 记忆 T 细胞。效应 CTL 的主要作用是清除肿瘤和病毒感染的靶细胞，它们对上述靶细胞的杀伤破坏作用具有抗原特异性并受 MHC Ⅰ类分子限制。

效应 CTL 高表达趋化性受体（CCR1、3、5）和 LFA-1 等黏附分子，在 MCP-1、RANTES 等相关趋化因子作用下，它们离开外周免疫器官向感染炎症和肿瘤发生部位聚集，并通过表面黏附分子和 TCR-CD3 复合体与病毒感染或肿瘤等靶细胞表面相应黏附分子和抗原肽 -MHC Ⅰ类分子复合物密切结合，导致效应 CTL 极化，即使其内某些细胞器，如细胞骨架系统、高尔基体和胞浆颗粒向效-靶细胞接触部位重新排列分布的现象。效应 CTL 极化可使其表达和分泌的效应分子，如 FasL、穿孔素、颗粒酶、TNF-α/β 等细胞毒性介质集中在效-靶细胞接触形成的狭小空间内，从而有效作用于病毒感染或肿瘤靶细胞使其溶解破坏或发生凋亡；而不能殃及周围正常组织细胞使其产生"无辜旁观受累"效应。效应 CTL 杀伤靶细胞后可与之分离，并以同样的作用方式在数小时内连续攻击杀伤数个表达相同抗原的靶细胞。这种由效应 CTL 介导的特异性细胞毒作用，在抗病毒感染和抗肿瘤免疫过程中具有重要意义。

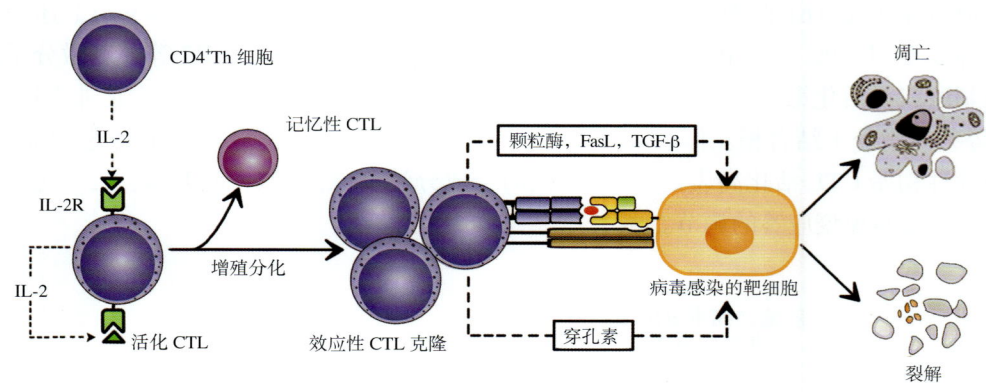

图 12-7　效应 CTL 的形成及其对靶细胞的杀伤破坏作用

第三节　B 细胞介导的适应性体液免疫应答

TD 抗原和 TI 抗原结构组成有所不同，它们刺激机体产生体液免疫应答所需的免疫细胞种类和免疫应答特点也不尽相同。TI 抗原可直接激活 B1 细胞介导产生体液免疫应答，无需 Th 细胞和抗原提呈细胞参与。TD 抗原激活 B2 细胞（即 B 细胞）需要 CD4$^+$Th2 细胞或 CD4$^+$Tfh 细胞协助，而上述 CD4$^+$T 细胞是由髓样 DC 激活 CD4$^+$ 初始 T 细胞使之增殖分化为 Th0 细胞后，在局部微环境中某些特定细胞因子诱导下发育分化而成。因此，参与和执行适应性体液免疫应答的细胞至少包括以下几种免疫细胞，即髓样 DC、滤泡 DC、CD4$^+$ 初始 T 细胞、CD4$^+$Th2 细胞，CD4$^+$Tfh 细胞和 B 细胞。本节以 CD4$^+$Th2 细胞协助为例，简述 B 细胞介导产生的适应性体液免疫应答。

一、TD 抗原介导的体液免疫应答

1. 初始 T 细胞活化和 Th2 细胞的形成　CD4$^+$ 初始 T 细胞活化和 Th2 细胞形成如图 12-8 所示：①通过表面 TCR-CD3 复合体和 CD4 辅助受体与髓样 DC 表面相应抗原肽-MHC Ⅱ类分子复合物结合相互作用，可获得 T 细胞活化第一信号；②通过表面 CD28 等共刺激分子与髓样 DC 表面 B7 等共刺激分子结合相互作用可获得 T 细胞活化第二信号，使初始 T 细胞活化、进而增殖分化为 CD4$^+$Th0 细胞；③ Th0 细胞可表达 CD40L 和 IL-2R、IL-4R、IL-12R、IFN-γR 等细胞因子受体，同时分泌 IL-2、IL-4 和 IFN-γ 等细胞因子参与免疫应答的调节；④髓样 DC 在识别结合抗原和接受 CD4$^+$ 初始 T 细胞反馈刺激后，其表面 CD40 分子表达显著增高，同时分泌 IL-4、IL-5 或 IL-2、IL-12 等不同类型的细胞因子参与免疫应答的调节；⑤ CD4$^+$Th0 细胞通过表面 CD40L 和 IL-4R 接受活化髓样 DC 表面 CD40 及其分泌的 IL-4 和其自身分泌的 IL-4 等细胞因子刺激后，可分化为 CD4$^+$Th2 细胞。

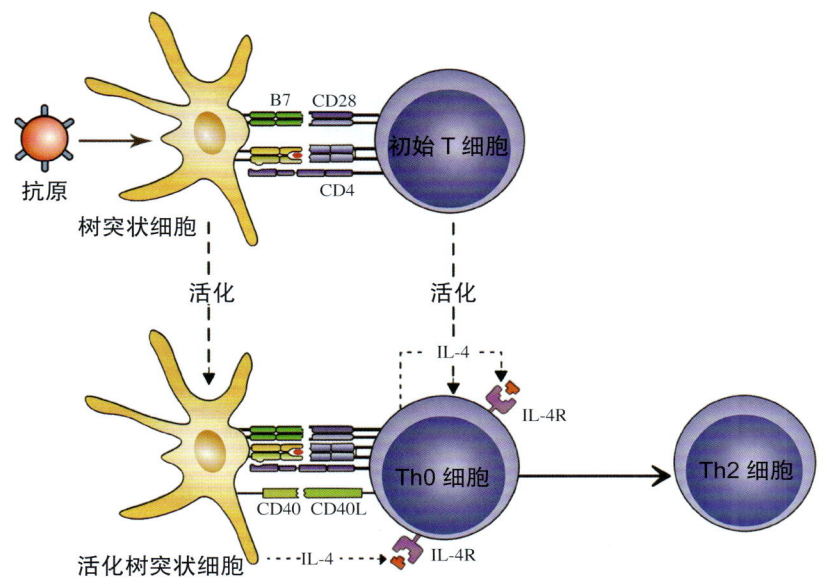

图 12-8　初始 T 细胞活化和 Th2 细胞形成

2. B 细胞对抗原的识别提呈及其与 Th2 细胞的相互作用　B 细胞作为专职 APC 可通过表面 BCR-Igα/Igβ 复合体或 BCR-Igα/Igβ 复合体及其辅助受体（CD19-CD21-CD81 复合体）有效识别结合相应可溶性抗原或抗原 -C3d 复合物。现以 B 细胞对抗原 -C3d 复合物的识别结合为例，图示（图 12-9）并简述 B 细胞对抗原的识别加工和提呈过程。B 细胞作为抗原提呈细胞通过表面 BCR–Igα/Igβ 复合体和 BCR 辅助受体与外周免疫器官中滤泡 DC 表面捕获滞留的抗原 -C3d 复合物交联结合可产生以下两种作用：①通过受体介导的内吞作用将抗原 -C3d 复合物摄入胞内，经加工处理后可将抗原降解产物以抗原肽 -MHC Ⅱ类分子复合物形式表达于 B 细胞表面，供抗原特异性 CD4⁺Th2 细胞识别；②诱导 B 细胞产生活化第一信号，使其表面 B7 和 CD40 等共刺激分子表达显著增高，为 T 细胞和 B 细胞活化第二信号的产生奠定了基础。

上述表达抗原肽 -MHC Ⅱ类分子复合物和 B7 等共刺激分子的 B 细胞作为专职 APC 对 Th2 细胞的激活作用如图 12-9 所示：① Th2 细胞通过表面 TCR-CD3 复合体和 CD4 辅助受体与 B 细胞提呈的抗原肽 -MHC Ⅱ类分子复合物特异性结合，可诱导产生 T 细胞活化第一信号；②通过表面 CD28 和 LFA-1 等共刺激分子与 B 细胞表面 B7 和 ICAM-1 等共刺激分子结合，可诱导产生 T 细胞活化第二信号；③在上述双信号作用下，Th2 细胞活化表达 CD40L 和 IL-2R 等细胞因子受体，同时分泌 IL-4、IL-5 和 IL-6 等 Th2 型细胞因子为活化 B 细胞进一步增殖分化奠定了基础。

上述 B 细胞作为执行适应性体液免疫应答的效应细胞，其活化如图 12-9 所示：①通过表面 BCR-Igα/Igβ 复合体和 BCR 辅助受体与相应抗原 -C3d 复合物特异性结合，将其内吞后可诱导产生 B 细胞活化第一信号；②通过表面 CD40 和 ICAM-1 等共刺激分子与活化 CD4⁺Th2 细胞表面 CD40L 和 LFA-1 等共刺激分子结合，可诱导产生 B 细胞活化第二信号；③在上述双信号作用下，B 细胞活化表达 IL-4R、IL-5R 和 IL-6R 等细胞因子受体为其进一步增殖分化做好准备。

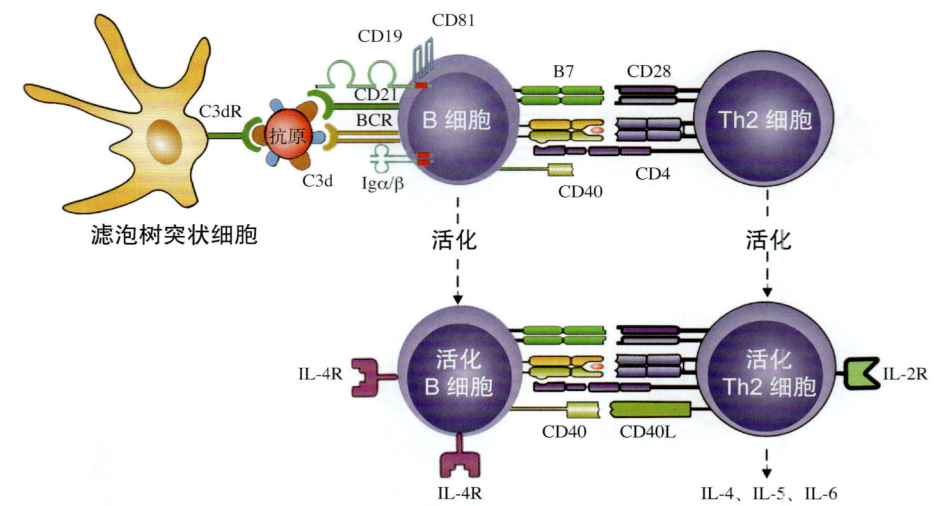

图 12-9　B 细胞对抗原的识别提呈及其与 Th2 细胞的相互作用

3. Th2 细胞增殖分化及其对 B 细胞增殖分化的辅助作用　Th2 细胞在与 B 细胞结合相互作用过程中接受双信号刺激而被激活，其增殖分化如图 12-10 所示：①活化 Th2 细胞表达 CD40L 和 IL-2R、IL-4R、IL-5R、IL-6R 等细胞因子受体，同时释放 IL-4、IL-5、IL-6 和 TGF-β 等 Th2 型细胞因子参与免疫应答的调节；②活化 Th2 细胞通过表面 IL-2R 等细胞因子受体，接受局部微环境中 Th0 细胞和 Th1 细胞分泌的以 IL-2 为主的细胞因子刺激后，可增殖分化为效应 Th2 细胞克隆，并通过合成分泌大量 IL-4、5、6 和 TGF-β 等 Th2 型细胞因子为活化 B 细胞增殖分化提供了物质基础。

B 细胞作为免疫应答细胞，其增殖分化如图 12-10 所示：① B 细胞在与 Th2 细胞结合相互作用过程中接受双信号刺激而被激活；活化 B 细胞表达 CD40 和 IL-4R、IL-5R、IL-6R 等多种与其增殖分化相关的细胞因子受体。②活化 B 细胞通过表面 CD40 和 IL-4R 接受活化 Th2 细胞表面 CD40L 及其分泌的 IL-4 等细胞因子刺激后可增殖分化形成 B 细胞克隆；进而在效应 Th2 细胞克隆产生的 IL-4、5、6、TGF-β 等 Th2 型细胞因子和局部微环境中 IL-2、IFN-γ 等 Th1 型细胞因子作用下，分化为合成分泌不同类型抗体的浆细胞。上述浆细胞中有些可在局部合成分泌抗体；有些则迁入骨髓并在较长时间内持续产生抗体发挥体液免疫效应。

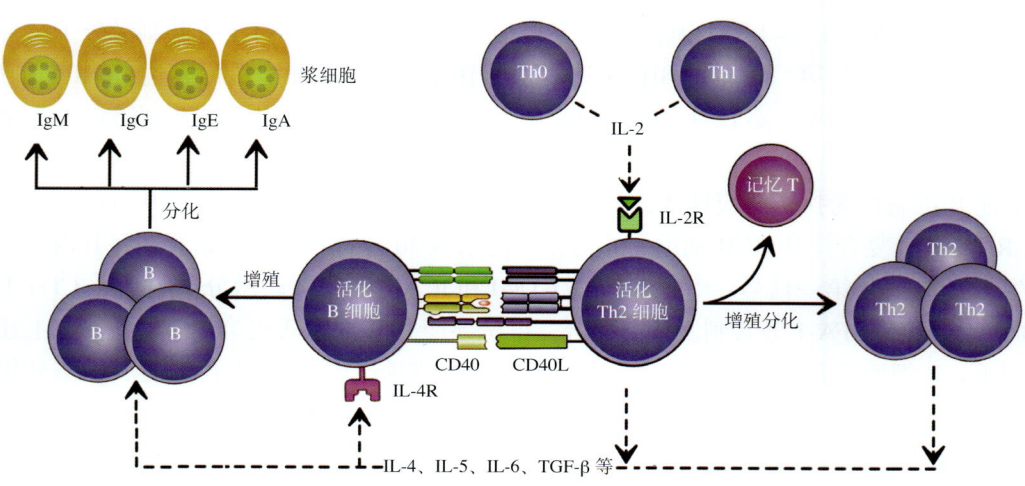

图 12-10　Th2 细胞的增殖分化及其对 B 细胞增殖分化和产生抗体的辅助作用

二、分泌型 IgA 在派尔集合淋巴结中的形成及其转运

小肠派尔集合淋巴结位于肠黏膜固有层中，内含由大量 B 细胞组成的淋巴滤泡和位于淋巴滤泡周围的 T 细胞及少量树突状细胞和巨噬细胞；其上方为肠黏膜上皮细胞和少量散布于肠上皮细胞之间的 M 细胞。M 细胞的主要作用和分泌型 IgA 在派尔集合淋巴结中的形成过程如图 12-11 所示：M 细胞可通过内吞或吞噬作用将小肠内病原体等抗原性物质以囊泡形式摄入胞内，并通过转胞吞作用将病原体等抗原性异物输送到 M 细胞基底膜下凹陷处，被局部树突状细胞摄取。树突状细胞摄取抗原后进入派尔集合淋巴结，可将抗原加工后形成的抗原肽表达于细胞表面供初始 T 细胞识别，使之活化进而增殖分化为 Th2 细胞。B 细胞既是抗原提呈细胞又是免疫效应细胞；它们摄取加工抗原后可将抗原裂解产物以抗原肽 -MHC Ⅱ 类分子复合物形式表达于细胞表面供相应 Th2 细胞识别；二者结合相互作用可使 B 细胞活化，进而增殖分化为浆细胞后产生抗原特异性 IgA 二聚体；后者与黏膜上皮细胞基底侧多聚免疫球蛋白受体（pIgR）结合，通过内吞进而将分泌型 IgA 转运至黏膜表面。

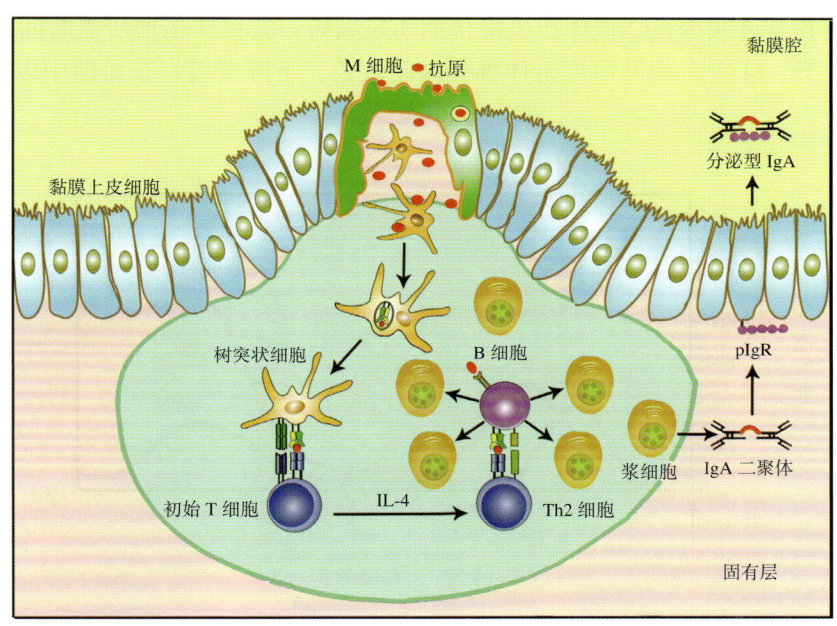

图 12-11　派尔集合淋巴结内免疫细胞间相互作用和分泌型 IgA 产生示意图

三、抗体介导的免疫效应

抗体是浆细胞合成分泌的特异性免疫分子，主要通过以下作用方式发挥抗感染等免疫作用：①中和作用：抗体与相应细菌毒素或病原体特异性结合后，可阻止细菌毒素或病原体对易感细胞的结合或侵入。②调理作用：IgG 类抗体与相应细菌等颗粒性抗原特异性结合后，通过其 Fc 段与吞噬细胞表面 IgGFcR 结合，可增强吞噬细胞对细菌等抗原性异物的吞噬杀伤或清除作用。③激活补体产生溶菌效应：病原体特异性 IgG/IgM 类抗体与相应病原体结合后，可激活补体经典途径产生 C5b6789 攻膜复合物使病原体溶解破坏。④抗体依赖细胞介导的细胞毒作用（ADCC 作用）：IgG 类抗体与病毒感染 / 肿瘤靶细胞表面相应抗原表位特异性结合后，通过其 Fc 段与 NK 细胞 / 吞噬细胞表面 IgGFcR 结合，可增强 NK 细胞 / 吞噬细胞对上述靶细胞的杀伤破坏作用。

四、抗体产生的一般规律——初次应答和再次应答

抗体产生分为四个阶段：①潜伏期：是指抗原进入体内到相应抗体产生之前的阶段，此期时间长短与抗原的性质、抗原进入途径和机体状况有关；短者几天，长者数周。②对数期：是指抗体呈指数生长的阶段。③平台期：是指抗体水平相对稳定，既不明显增高也不明显减少的阶段。④下降期：是指抗体合成速度小于降解，导致血清中抗体水平逐渐下降的阶段，此期可持续几天或数周。

1. 初次免疫应答（primary immune response） 是指病原体等 TD 抗原初次进入机体引发的适应性体液免疫应答。初次免疫应答与再次免疫应答相比如图 12-12 所示具有如下特征：①诱导初次应答所需抗原剂量较大；②抗体产生所需潜伏期较长；③抗体倍增所需时间较长，抗体含量较低；④平台期持续时间较短，抗体水平下降迅速；⑤血清中以低亲和性 IgM 类抗体为主，IgG 为辅且出现相对较晚。

2. 再次应答（secondary immune response） 是指初次应答后，机体再次接受相同抗原刺激产生的体液免疫应答。再次应答如图 12-12 所示具有如下特征：①诱导再次应答所需抗原剂量较初次应答显著减少；②抗体产生潜伏期明显缩短；③抗体倍增所需时间短，抗体含量迅速大幅度上升；④平台期高浓度抗体维持时间较长，下降缓慢；⑤血清中以高亲和性 IgG 类抗体为主。

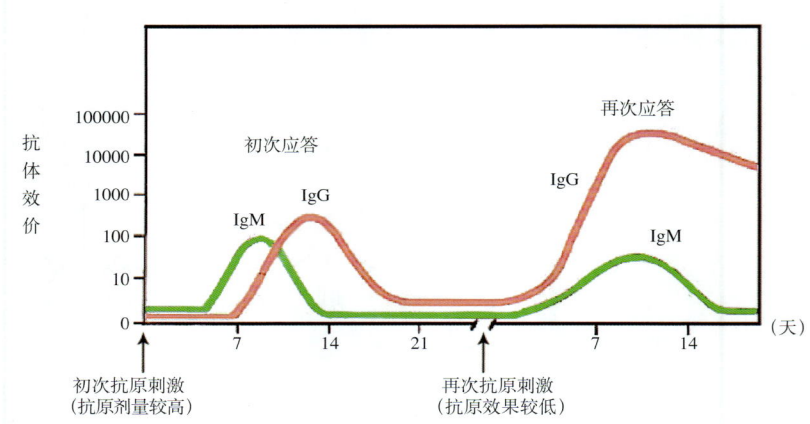

图 12-12 初次免疫应答与再次免疫应答示意图

再次应答主要由记忆 T、B 淋巴细胞介导产生，上述抗体产生规律已广泛应用于临床实践：例如，①在疫苗接种和免疫血清的制备中，可通过再次或多次加强免疫诱导产生高效价、高亲和力抗体以增强免疫效果；②患者血液中病原体特异性 IgM 类抗体升高可作为相关病原体早期感染的诊断依据之一；③患者血清抗体含量变化有助于了解病程与疾病转归，以 IgG 类抗体或总抗体作为诊断指标进行动态观察，抗体效价增高 4 倍以上时具有诊断意义。

（石艳春）

第十三章 固有免疫应答及其与适应性免疫应答的关系

固有免疫应答（innate immune response）是指机体固有免疫细胞和分子在外来入侵病原体和体内衰老损伤或畸变细胞等抗原性异物刺激下迅速活化，有效吞噬、杀伤、清除病原体和体内"非己"抗原性异物，产生非特异性免疫防御和免疫监视等保护作用的过程，又称非特异性免疫应答（nonspecific immune response）。固有免疫系统是机体执行非特异性免疫应答的物质基础，其中由皮肤黏膜及其附属成分组成的物理、化学和微生物屏障可抵御外来病原体的侵入；固有免疫细胞和分子可对侵入的病原体和体内衰老损伤或畸变细胞迅速应答，使上述非己抗原性异物及时从体内清除。此外某些固有免疫细胞和分子在特异性免疫应答启动和 T、B 淋巴细胞增殖分化和效应阶段也发挥重要作用。

第一节 固有免疫应答的作用时相

一、即刻固有免疫应答阶段

即刻固有免疫应答（immediate innate immunity）阶段发生于感染 0~4h，在此期间产生的抗感染免疫作用主要包括：①皮肤黏膜及其附属成分对入侵病原体的屏障作用；②补体旁路途径激活介导产生的抗感染免疫作用；③中性粒细胞在感染部位募集活化及其对病原体的吞噬杀伤作用。此阶段也是位于表皮和黏膜上皮细胞组织中的未成熟 DC 摄取病原体等抗原性异物开始迁徙和加工处理抗原的阶段。

1. 皮肤黏膜及其附属成分的屏障作用　皮肤黏膜及其附属成分所组成的物理、化学和微生物屏障是机体阻挡和抗御外来病原体入侵的第一道防线。

（1）物理屏障：由致密上皮细胞组成的皮肤和黏膜组织具有机械屏障作用，可有效阻挡病原体侵入体内。呼吸道黏膜上皮细胞纤毛定向摆动及黏膜表面分泌液的冲洗作用，均有助于清除黏膜表面的病原体。

（2）化学屏障：皮肤和黏膜分泌物中含多种杀/抑菌物质，如皮脂腺中的不饱和脂肪酸、汗腺中的乳酸、胃液中的胃酸、多种分泌物中的溶菌酶、抗菌肽和乳铁蛋白等，可形成抗御病原体感染的化学屏障。

（3）微生物屏障：寄居在皮肤和黏膜表面的正常菌群，可通过竞争结合上皮细胞、竞争吸收营养物质和分泌杀菌/抑菌物质等方式抗御病原体的感染。例如：唾液链球菌产生的 H_2O_2 可杀伤白喉棒状杆菌和脑膜炎奈瑟菌；大肠埃希菌产生的细菌素对某些厌氧菌和 G^+ 菌具有抑杀作用。临床长期大量应用广谱抗生素可抑杀消化道正常菌群，导致耐药性葡萄球菌和白色念珠菌大量生长，引发葡萄球菌性和白色念珠菌性肠炎。

2. 补体旁路途径激活介导产生的抗感染免疫作用　补体系统是参与固有免疫应答最重要的免疫效应分子。某些病原体进入皮肤或黏膜下组织后，可直接激活补体旁路途径在其表面形成 C5b6789 攻膜复合物使之裂解破坏；补体活化裂解产物具有以下抗感染免疫作用：① C3a/C5a 作为过敏毒素可直接激活组织中肥大细胞，使之脱颗粒释放组胺和白三烯等炎性介质和促炎细胞因子，导致局部血管扩张通透性增强有助于血管内中性粒细胞和单核细胞进入感染部位；② C5a 可将血管内中性粒细胞招募到感染部位，并使之活化显著增强其吞噬杀菌作用；③ C3b/C4b 具有调理作用，可增强局部巨噬细胞和中性粒细胞的吞噬杀菌能力。

3. 中性粒细胞募集活化及其对病原体的杀伤作用　病原体进入皮肤或黏膜下组织后可被局部有限数量的巨噬细胞吞噬杀伤，并由此导致巨噬细胞活化释放 IL-8、MCP-1 等趋化性细胞因子和 IL-1、IL-6、TNF 等促炎细胞因子，使感染部位血管内中性粒细胞和单核细胞外渗进入局部感染组织；前者活化后立即发挥强大吞噬杀菌作用，后者发育分化为巨噬细胞在早期固有免疫应答阶段发挥重要作用。中性粒细胞是机体抗细菌/真菌感染的主要效应细胞，对局部感染的病原体具有强大吞噬杀伤作用，通常绝大多数病原体感染终止于此阶段。

二、早期诱导性固有免疫应答阶段

早期诱导性固有免疫应答（early induced innate immune response）阶段发生于感染后 4～96h。此时被募集到感染部位的单核细胞已分化发育为巨噬细胞并与感染周围组织中募集的巨噬细胞汇集在一起，被病原体及其产物或感染部位组织细胞产生的 MIP-1α/β、IFN-γ 和 GM-CSF 等细胞因子激活，使其吞噬杀菌能力显著增强；同时产生大量趋化因子、促炎细胞因子和其他炎性介质增强扩大局部炎症反应和机体固有免疫应答。该时相也是 NK 细胞、NKT 细胞、γδT 细胞和 B1 细胞活化发挥免疫效应，产生抗感染、抗肿瘤等免疫保护作用的阶段。

1. 活化巨噬细胞的抗感染免疫作用　募集活化的巨噬细胞可产生大量趋化因子、促炎细胞因子和其他炎性介质，其中：①白三烯和前列腺素 D2 等炎性介质能使局部血管扩张通透性增强，有助于血管内补体、抗体和吞噬细胞进入感染部位；IL-8、MIP-1α/β 和 MCP-1 等趋化因子可募集更多中性粒细胞和单核细胞进入感染部位，使机体抗感染免疫作用显著增强。② TNF-α 和 PAF 可使局部血管内皮细胞和血小板活化发生凝血，形成血栓封闭血管从而阻止局部病原体向全身扩散。③ TNF-α、IL-1 和 IL-6 等促炎细胞因子作为内源性致热源作用于下丘脑体温调节中枢可引起发热，对体内病原体生长产生抑制作用。④上述促炎细胞因子也是引发急性期反应的主要物质，可促进骨髓造血细胞生成并释放大量中性粒细胞入血以提高机体抗感染免疫应答能力；还可刺激肝细胞合成分泌甘露聚糖结合凝集素（MBL），增强机体补体 MBL 途径介导的抗感染免疫保护作用。

2. NK 细胞和固有样淋巴细胞的免疫作用　① NK 细胞不表达特异性抗原识别受体，可通过表面杀伤细胞活化/抑制受体对"自身"与"非己"的识别机制直接杀伤清除体内某些畸变肿瘤细胞和病毒感染的组织细胞。② NK T 细胞和 γδT 细胞为固有样淋巴细胞，其表面抗原受体（TCR）较少多样性，可直接识别结合某些肿瘤、胞内寄生菌或病毒感染细胞表面异常表达的磷脂/糖脂类抗原和磷酸化抗原而被激活，并通过分泌穿孔素、颗粒酶和表达 FasL 等细胞毒性介质对上述肿瘤和病毒感染靶细胞发挥泛特异性杀伤作用。NK T 细胞 γδT 细胞在机体早期抗肿瘤、抗病毒和胞内寄生菌感染的免疫应答中发挥重要作用。③ B1 细胞为固有样淋巴细胞，可通过表面抗原识别受体（BCR）直接识别结合某些细菌共有多糖抗原或变性自身抗原而被激活，并在 48h 内产生以 IgM 为主的泛特异性抗体。此种 IgM 类抗体能与多种细菌或变性自身抗原结合，并在补体和吞噬细胞协同作用下将上述病原菌或变性自身抗原从体内及时清除，对机体早期抗感染免疫防御和维持免疫自稳状态具有重要意义。

3. 内部屏障的保护作用　当病原体突破机体早期固有免疫防御体系进入血液循环后，体内血-脑屏障或血-胎屏障可阻止病原体进入患者中枢神经系统或胎儿体内产生免疫保护作用。

（1）血-脑屏障：由软脑膜、脉络丛的毛细血管壁和包在壁外的星形胶质细胞形成的胶质膜组成。其组织结构致密可阻挡血液中病原体或其他大分子物质进入脑组织/脑室，对中枢神经系统产生保护作用。婴幼儿血-脑屏障发育不完善，易发生中枢神经系统感染。

(2) 血-胎屏障：由母体子宫内膜的基蜕膜和胎儿的绒毛膜滋养层细胞共同构成。此屏障不妨碍母子间营养物质交换，但可防止母体内病原体和有害物质进入胎儿体内对胎儿产生保护作用。妊娠早期（3个月内）血-胎屏障发育尚未完善，此时孕妇感染风疹病毒和巨细胞病毒有可能导致胎儿畸形或流产。

三、适应性免疫应答启动阶段

适应性免疫应答（adaptive immune response）启动阶段发生于病原体感染和抗原性异物刺激96h后。此时感染局部组织中的未成熟DC在摄取病原体等抗原性异物后通过血液或淋巴循环已经到达外周免疫器官并发育成熟；此种成熟DC高表达非己抗原肽-MHC分子复合物和B7等共刺激分子，可有效激活抗原特异性初始T细胞启动适应性细胞免疫应答。外周免疫器官中滤泡DC捕获病原体等抗原性异物后可将其滞留在细胞表面，供抗原特异性初始B细胞识别摄取，并将抗原加工产物提呈给相应CD4$^+$Th2细胞启动适应性体液免疫应答。

第二节　固有免疫应答的特点及其与适应性免疫应答的关系

一、固有免疫应答的特点

固有免疫应答与适应性免疫应答相比，具有以下主要特点（表13-1）：①固有免疫细胞不表达特异性抗原识别受体，可通过模式识别受体或有限多样性抗原识别受体直接识别结合病原体及其产物所共有的病原相关模式分子，或某些病原体感染的组织细胞、衰老损伤和畸变肿瘤细胞而被激活，并迅速产生免疫效应；②固有免疫细胞可通过趋化募集，即"集中优势兵力"之方式，而不是通过克隆扩增、分化为效应细胞后产生免疫效应；③固有免疫细胞参与适应性免疫应答的全过程，可通过产生不同种类的细胞因子影响适应性免疫应答的类型和强度；④固有免疫细胞通常不能产生免疫记忆，因此也不会产生再次应答。

表13-1　固有免疫应答和适应性免疫应答的主要特点

	固有免疫应答	适应性免疫应答
参与细胞	皮肤黏膜上皮细胞、吞噬细胞、树突状细胞、NK细胞、NK T细胞、γδT细胞、B1细胞	αβT细胞、B2细胞
效应分子	补体、细胞因子、抗菌蛋白、酶类物质、穿孔素、颗粒酶、FasL	特异性抗体、细胞因子、穿孔素、颗粒酶、FasL
作用时相	即刻至96h	96h后
识别受体	模式识别受体和有限多样性抗原识别受体，胚系基因直接编码产生，较少多样性	特异性抗原识别受体，胚系基因重排后产生，具有高度多样性
识别特点	直接识别病原体及衰老损伤或畸变细胞所共有的高度保守分子，如PAMP、脂类/糖脂类抗原等	识别APC表面MHC分子提呈的抗原肽或FDC表面捕获的抗原分子，具有高度特异性
作用特点	募集活化后迅速产生免疫效应，没有免疫记忆功能，不能发生再次应答	增殖分化为效应细胞后发挥免疫作用，具有免疫记忆功能，可发生再次应答
维持时间	较短	较长

二、固有免疫应答与适应性免疫应答的相互关系

固有免疫应答参与适应性免疫应答的全过程，并能影响初始 T 细胞分化和适应性免疫应答的类型。在生命过程中固有免疫应答与适应性免疫应答相互依存，密切配合共同完成宿主免疫防御、监视和自稳功能产生对机体有益的免疫保护作用。

1. 启动适应性免疫应答　髓样 DC 是体内诱导初始 T 细胞活化能力最强的抗原提呈细胞，也是引发机体适应性免疫应答的启动者。它们可有效激活初始 T 细胞，使之增殖分化为 $CD4^+Th1$、Th2、Th17、Tfh 细胞和 $CD8^+CTL$，启动 $CD4^+T$ 细胞或 $CD8^-T$ 细胞介导的适应性免疫应答。巨噬细胞作为专职 APC 可有效激活 $CD4^+Th1$、Th17 细胞和相应 $CD4^+$ 记忆 T 细胞，启动适应性细胞免疫应答。B 细胞作为专职 APC 将滤泡 DC 表面滞留或脱落的可溶性抗原或抗原 -C3d 复合物摄取加工后表达于细胞表面，可有效激活 $CD4^+Th2$、Tfh 细胞和相应 $CD4^+$ 记忆 T 细胞，启动适应性体液免疫应答。

2. 调节适应性免疫应答的类型和强度　固有免疫细胞可通过对不同病原体识别产生不同类型的细胞因子，影响初始 T 细胞的分化和适应性免疫应答的类型，例如：①在胞内病原体感染情况下，可诱导髓样 DC 分泌以 IL-12 为主的细胞因子；IL-12 可有效激活 NK 细胞使之合成分泌 IFN-γ；上述细胞因子可诱导初始 T 细胞分化为 Th1 细胞或 CTL，参与适应性细胞免疫应答。②在某些病原体（蠕虫）感染或蛋白质抗原刺激下，可诱导髓样 DC、NKT 细胞和肥大细胞合成分泌以 IL-4 为主的细胞因子，上述细胞因子可诱导初始 T 细胞分化为 Th2 细胞，参与适应性体液免疫应答。某些固有免疫细胞分泌的细胞因子可增强机体适应性免疫应答的能力，例如：①活化 NK、NKT 和 γδT 细胞产生的 IFN-γ 可通过促进 APC 表达 MHC 分子和抗原提呈作用，增强机体的适应性免疫应答能力。②活化树突状细胞和巨噬产生的 IL-23 可通过诱导 / 促进记忆 T 细胞增殖，扩大 / 增强机体的适应性免疫应答能力。

3. 协助效应 T 细胞进入感染或肿瘤发生部位　感染和肿瘤发生部位是效应 T 细胞发挥免疫作用的部位。效应 T 细胞在外周免疫器官形成后停止表达 L- 选择素等与其归巢相关的黏附分子和趋化性受体，为其离开外周免疫器官做好准备；同时新表达迟现抗原 -4（VLA-4）和高表达 LFA-1 等与其从血管内外渗相关的黏附分子和趋化性受体，为其进入感染 / 肿瘤发生部位作好准备。感染 / 肿瘤发生部位固有免疫细胞和补体活化产生的趋化因子、促炎细胞因子和其他炎性介质，可使局部血管内皮细胞活化表达 VCAM-1 和 ICAM-1 等多种与效应 T 细胞表面 VLA-4 和 LFA-1 相对应的黏附分子和对多种免疫细胞具有募集 / 活化作用的 RANTEs 等趋化因子，并由此导致效应 T 细胞与局部血管内皮细胞黏附，并通过外渗进入感染 / 肿瘤发生部位。任何效应 T 细胞都能进入感染 / 肿瘤发生部位，但只有抗原特异性效应 T 细胞进入感染 / 肿瘤发生部位才能发挥免疫作用；其他效应 T 细胞则因局部组织中没有相应抗原存在而迅速通过输入淋巴管重返血流或发生凋亡。

4. 协同 $CD4^+Th1$ 细胞和抗体发挥免疫效应　胞内病原体感染的巨噬细胞作为专职 APC 与相应 $CD4^+Th1$ 细胞结合可产生以下主要作用：①诱导 Th1 细胞活化产生以 IFN-γ 为主的细胞因子和表达 CD40L；②刺激巨噬细胞高表达 CD40 和 IFN-γR；③巨噬细胞通过表面 CD40 和 IFN-γR 与活化 Th1 细胞表面 CD40L 及其分泌的 IFN-γ 结合而被活化，使其杀伤能力显著增强导致胞内病原体被彻底清除。抗体本身没有杀菌和清除病原体的作用，只有在吞噬细胞、NK 细胞和补体等固有免疫细胞和分子参与下，通过调理吞噬、抗体依赖细胞介导的细胞毒作用（ADCC）和激活补体系统产生 C5b6789 攻膜复合物等作用方式才能有效杀伤清除病原体等抗原性异物。

（吕跃山）

第十四章 免疫耐受

免疫耐受（immunological tolerance）是指机体免疫系统接受某种抗原作用后产生的特异性免疫无应答状态，也称负免疫应答。对某种抗原产生免疫耐受的个体再次接受同一抗原刺激后不能产生相应抗体和（或）效应T细胞，但对其他抗原仍有正常的免疫应答能力。诱导机体产生免疫耐受的抗原称为耐受原（tolerogen）；胚胎期接触自身抗原产生的免疫耐受称为自身耐受（self-tolerance）或天然耐受（nature tolerance）；出生后外来抗原诱导机体产生的免疫耐受称为后天免疫耐受或获得性耐受（acquired tolerance）。

免疫耐受是一种特殊形式的免疫应答，具有一般适应性免疫应答的某些共同特点，即免疫耐受需经抗原诱导产生，具有特异性和记忆性。免疫耐受与免疫抑制（immune suppression）不同：前者是指机体对某种抗原的特异性免疫无应答状态；后者是指机体对任何抗原均不应答或应答减弱的状态。目前认为，遗传所致免疫细胞功能障碍或后天应用免疫抑制药物是引起免疫抑制的主要原因。免疫耐受与免疫应答相辅相成的协同作用对保持免疫系统的自身稳定具有重要意义。

第一节 免疫耐受的发现和人工诱导的免疫耐受

一、天然免疫耐受现象

Owen（1945）首次发现部分异卵双生小牛由于胎盘血管融合发生血液相互交流而彼此相融的自然连体共生现象（图14-1）。此种异卵双生小牛血型抗原不同，体内同时存在两种不同血型抗原的红细胞为血型嵌合体小牛。它们接受对方皮肤移植物后也不会发生排斥反应；在接受其他无关小牛皮肤移植物后则会发生移植排斥反应。上述异卵双生小牛与生俱有的对同种异型抗原的特异性无应答状态称为天然免疫耐受。

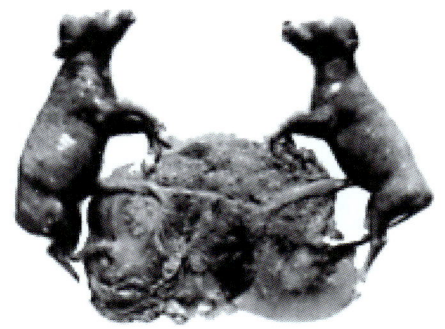

图14-1 天然免疫耐受现象

二、人工诱导的免疫耐受

Medawar等（1953）成功诱导了胚胎期免疫耐受的动物模型（图14-2）。他们首先将CBA系（H-2^k）小鼠的脾细胞注入A系（H-2^a）孕鼠的胚胎内；在A系小鼠出生后8周，再将

第十四章　免疫耐受

CBA系小鼠的皮肤移植给上述A系小鼠。结果发现，A系受体小鼠上的皮肤移植物可长期存活不被排斥；而将其他品系小鼠的皮肤移植给上述A系小鼠则发生移植排斥反应。上述实验结果不仅重现了Owen所观察到的天然免疫耐受现象，而且为Burnet的克隆选择学说提供了重要实验依据。此后，人工诱导的免疫耐受在新生期小鼠中也获得了成功。Dresser等（1962）发现，用去凝聚可溶性蛋白在一定条件下也可诱导成年动物产生耐受；但与胚胎期和新生动物相比，诱导成年动物产生免疫耐受较难，耐受维持时间较短。

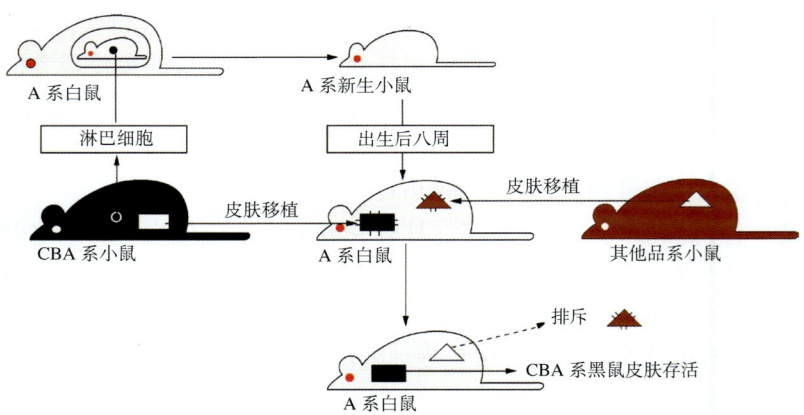

图14-2　胚胎期诱导免疫耐受动物模型示意图

第二节　免疫耐受的细胞学基础和特点

一、免疫耐受的细胞学基础

纯系无免疫功能动物的应用促进了免疫耐受细胞学基础的研究。纯系无免疫功能动物是指新生期摘除胸腺并用亚致死量X线照射，杀灭体内全部免疫活性细胞（T、B淋巴细胞）的纯系动物。上述纯系动物无特异性免疫功能，相当于研究用的活"试管"。Chiller和Weigle（1973）应用纯系无特异性免疫功能小鼠进行的实验阐明了免疫耐受形成的细胞学基础（图14-3）。

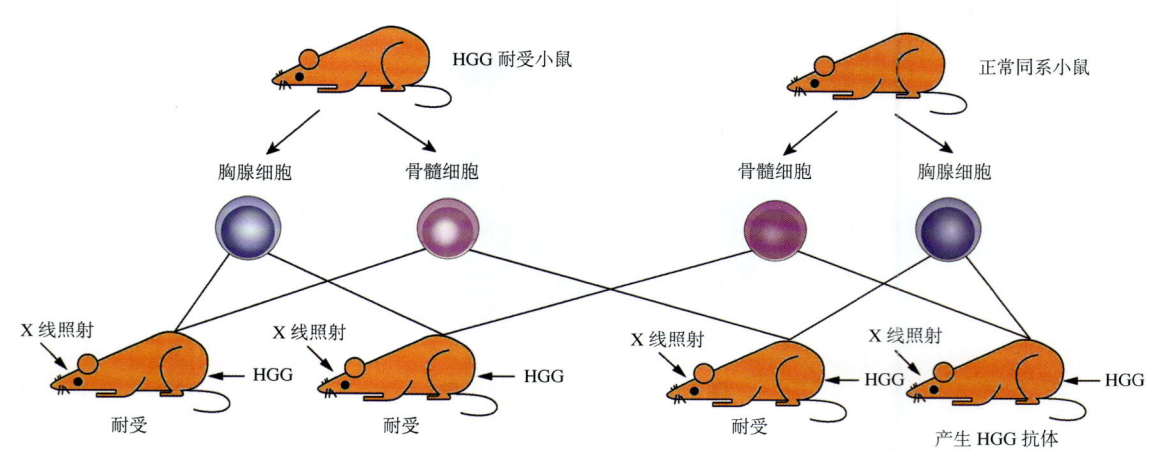

图14-3　免疫耐受的细胞学基础示意图

实验步骤如下：①用去凝聚人丙种球蛋白（HGG）诱导纯系小鼠产生免疫耐受；②将耐受小鼠的胸腺细胞（T细胞）、骨髓细胞（B细胞）与正常同系小鼠的骨髓细胞、胸腺细胞适当配伍后，分别注入同系无特异性免疫功能的"试管"小鼠体内；③用耐受原（HGG）对各组小鼠进行攻击注射后，通过检测小鼠HGG抗体产生情况确定机体免疫耐受形成与T、B细胞的相关性。

实验结果表明，T、B淋巴细胞经去凝聚HGG诱导后均可处于免疫耐受状态；且只要其中一种形成耐受，小鼠便不能产生相应的抗体应答。为证实免疫耐受的特异性，他们又用火鸡丙种球蛋白（TGG）对实验小鼠进行攻击注射，结果发现对HGG耐受的小鼠仍可产生TGG特异性抗体。上述实验结果证实免疫耐受与正常免疫应答一样具有特异性。

二、T、B淋巴细胞免疫耐受的特点

在上述实验基础上，对成年小鼠T、B淋巴细胞免疫耐受的出现和持续时间进行了动态观察。研究方法同上，即在小鼠接受耐受原诱导后不同时间点，取小鼠胸腺细胞和骨髓细胞与正常同系小鼠骨髓细胞和胸腺细胞配伍（图14-3），然后将淋巴细胞分别输注到同系无特异性免疫功能"试管"小鼠体内，再用耐受原（HGG）对各"试管"小鼠进行攻击注射。结果如图14-4所示：①T细胞最小耐受剂量为10μg，B细胞最小耐受剂量为1～10mg；②诱导T细胞免疫耐受所需时间短（1天内），免疫耐受持续时间较长（150天左右）；③诱导B细胞形成免疫耐受所需时间较长（1～2周），免疫耐受持续时间较短（50天内）。

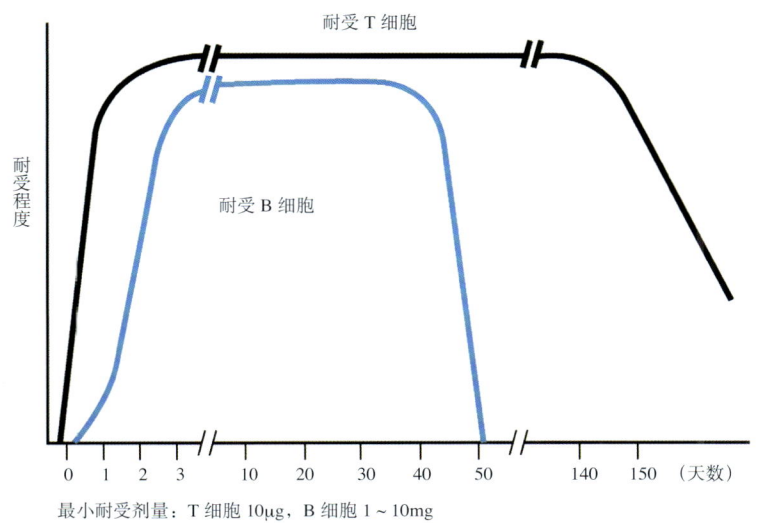

图14-4　T细胞和B细胞免疫耐受的特点

用同样的方法，进一步对成年小鼠T、B淋巴细胞接受不同剂量TD抗原或TI抗原刺激后产生的免疫耐受进行了研究。实验结果表明：①高剂量TD抗原能使T、B两种细胞均产生免疫耐受；②低剂量TD抗原只能使T细胞产生耐受而不能使B细胞产生耐受；③高剂量TI抗原只能使B细胞产生耐受而不能使T细胞产生耐受；④低剂量TI抗原既不能使T细胞产生耐受，也不能使B细胞产生耐受。T细胞和B细胞免疫耐受特点见表14-1。

表14-1　T细胞和B细胞免疫耐受特点

	T 细胞	B 细胞
耐受形成时间	较易，（1天内）	较难，（1~2周）
耐受维持时间	较长（150天）	较短（50天）
最小耐受剂量	10μg（低带耐受）	1~10mg（高带耐受）
TD抗原　高剂量	可耐受	可耐受
低剂量	可耐受	不耐受
TI抗原　高剂量	不耐受	可耐受
低剂量	不耐受	不耐受

第三节　影响免疫耐受形成的因素

免疫耐受是在特定情况下由抗原诱导的一种特异性负免疫应答，其发生与正向免疫应答类似，主要取决于抗原和机体两方面因素。

一、抗原因素

1. 抗原持续存在　耐受原持续存在是维持机体免疫耐受状态的重要条件之一。这可能是由于免疫系统可不断产生新的免疫活性细胞；耐受原持续存在可不断诱导上述免疫活性细胞产生免疫耐受。如果耐受原在体内消失可使原来已经建立的免疫耐受逐渐减弱甚至消失。

2. 抗原性状　小分子非聚合可溶性抗原（如血清蛋白、多糖、脂多糖等）因不易被APC摄取，无法有效激活T细胞而多为耐受原。高浓度耐受原可通过对B细胞表面BCR的全面封闭作用，使之处于活化无能状态而产生免疫耐受。大分子颗粒性抗原和蛋白质聚合物（如血细胞、细菌、人丙种球蛋白聚合物等）易被APC摄取，经加工提呈后可有效激活T、B细胞产生免疫应答。

3. 抗原剂量　诱导耐受所需的抗原剂量随抗原种类和耐受细胞类型的不同而异。研究表明，TD抗原无论剂量高低均可诱导T细胞产生耐受；低剂量TD抗原和TI抗原均不能诱导B细胞产生耐受；只有高剂量TD抗原和高剂量TI抗原才能诱导B细胞产生耐受。其中小剂量抗原所引起的免疫耐受称低带耐受（low-zone tolerance）；大剂量抗原所引起的免疫耐受称高带耐受（high-zone tolerance）。

4. 抗原进入机体途径　通常抗原经静脉注射最易诱导机体产生免疫耐受，腹腔注射次之，皮下和肌内注射最难。但不同部位静脉注射引起的结果也不相同，如白蛋白注入门静脉能引起耐受，注入周围静脉则可引起免疫应答。目前认为，门静脉注射易于引起耐受可能与肝库普弗细胞对蛋白抗原的吞噬降解作用有关。此外，某些抗原经口服可诱导黏膜相关淋巴组织产生SIgA、形成局部黏膜免疫应答；但可引起全身性免疫耐受。上述"耐受分离"（split tolerance）现象在疫苗研究与应用方面具有重要意义。

5. 抗原表位特点　研究发现，鸡卵溶菌酶N端氨基酸构成的表位能诱导调节性T细胞（Treg）活化；其C端氨基酸构成的表位则可诱导Th细胞活化。上述能够诱导Treg活化的抗原表位称耐受原表位（tolerogenic epitope）。实验证实，将天然鸡卵溶菌酶注射到$H-2^b$小鼠体内不能刺激小鼠产生相应的抗体，表现为免疫耐受；若去除鸡卵溶菌酶N端3个氨基酸残基，使具有诱导耐受作用的抗原表位破坏，则可诱导小鼠Th细胞活化并协助B细胞产生鸡卵溶菌酶特异性抗体。

二、机体因素

1. 机体免疫系统的发育程度 诱导免疫耐受形成的难易与机体免疫系统的发育成熟程度密切相关，通常在胚胎期最易诱导形成免疫耐受，新生期次之，成年期最难。体外实验证实，未成熟免疫细胞易于诱导产生免疫耐受；成熟免疫细胞难以诱导产生耐受。

2. 动物种属和品系 免疫耐受诱导和维持的难易程度随动物种属不同而异：大鼠和小鼠在胚胎期和新生期均易诱导形成免疫耐受；有蹄类和灵长类仅在胚胎期较易诱导形成免疫耐受，出生后较难。同一种属不同品系动物诱导耐受的难易程度也有很大差异：例如注射 0.1mg 人丙种球蛋白即可使 C57BL/6 小鼠产生免疫耐受，对 A/J 小鼠则需注射 1mg 方可诱导产生免疫耐受，对 BALB/C 小鼠即使注射 10mg 也难以使之产生免疫耐受。

3. 免疫抑制措施的联合应用 成年动物体内有大量成熟 T、B 淋巴细胞，单独使用抗原一般不易建立免疫耐受，但与免疫抑制措施配合则可诱导机体产生免疫耐受。常用的免疫抑制方法如下：① X 线照射破坏胸腺和外周免疫器官中成熟淋巴细胞，使骨髓中新产生的未成熟淋巴细胞占优势有助于免疫耐受的建立；②注射抗淋巴细胞血清破坏成熟 T 细胞或用糖皮质激素、环磷酰胺和环孢素 A 抑制 T、B 细胞活化可协助抗原诱导产生免疫耐受。上述方法在临床同种异体器官移植中已被证实是延长移植物存活的有效措施。

第四节 免疫耐受的形成机制

免疫耐受可分为中枢耐受和外周耐受。中枢耐受（central tolerance）是指胚胎期未成熟 T、B 细胞在中枢免疫器官与自身抗原结合相互作用后形成的免疫耐受；外周耐受（peripheral tolerance）是指成熟 T、B 淋巴细胞在外周免疫器官与外源性抗原或自身抗原结合相互作用后形成的免疫不应答状态。机体对外源性抗原的耐受主要发生于外周免疫器官；对自身抗原的耐受既可以发生于中枢免疫器官，也可以发生于外周免疫器官。研究表明，中枢免疫器官基质细胞表达的自身抗原通常是体内各组织细胞普遍表达的共同自身抗原（ubiquitous self-antigen），也包括某些异位表达的组织特异性自身抗原。机体对上述自身抗原的免疫耐受主要发生在中枢免疫器官。体内其他组织器官表达的组织特异性自身抗原（tissue-specific self-antigen）多数在中枢免疫器官基质细胞上不表达，因此机体对此类自身抗原的免疫耐受主要发生在外周免疫器官或组织中。

一、中枢免疫耐受机制

Burnet（1959）提出解释自身免疫耐受现象的克隆选择学说，其要点如下：①胚胎期机体免疫细胞高度突变分化，形成大量具有不同抗原识别特性的细胞克隆；②这些细胞克隆处于未成熟阶段，当它们通过表面抗原识别受体与相应自身抗原结合相互作用后可被破坏清除或被抑制成为禁忌克隆（forbidden clone）；③出生后体内成熟免疫细胞接受外来抗原刺激后可发生免疫应答；因体内缺乏能与自身抗原结合的免疫细胞故对自身抗原呈现无反应性，即形成天然免疫耐受。目前已知机体对自身抗原的免疫耐受主要在中枢免疫器官内完成。

1. T 细胞在胸腺内的免疫耐受机制 来自骨髓的始祖 T 细胞在胸腺皮质区微环境作用下，首先发育为能够识别各种自身和非己抗原的 $CD4^+CD8^+$ 双阳性未成熟胸腺细胞；此种双阳性胸腺细胞经阳性选择，即通过表面 TCR 和 CD4/CD8 分子与胸腺上皮细胞表面 MHC Ⅱ / Ⅰ 类分子或自身抗原肽–MHC Ⅱ / Ⅰ 分子复合物低亲和力结合后，可分化发育为 $CD4^+/CD8^+$ 单阳性未成熟胸腺细胞。上述单阳性胸腺细胞与胸腺树突状细胞或胸腺上皮细胞表面相应自身抗原肽-MHC Ⅱ/Ⅰ分子复合物高亲和力结合后发生凋亡，即通过阴性选择使高亲和力自身反应性T细胞克隆从体内清除，形成中枢免疫耐受（详见第八章T细胞在胸腺内的分化发育）。

2. B细胞在骨髓内的免疫耐受机制　骨髓是未成熟B细胞发育分化的中枢免疫器官，未成熟B细胞可通过"克隆清除"、"克隆无能"或"受体编辑"等机制对自身抗原产生免疫耐受：①骨髓中未成熟B细胞通过表面BCR（mIgM）与骨髓微环境中基质细胞表面自身抗原高亲和力结合可发生凋亡，导致自身反应性B细胞"克隆清除"；②骨髓中未成熟B细胞通过BCR与高浓度可溶性自身抗原结合，可因BCR表达受阻或功能丧失而处于"克隆无能"状态；③部分自身反应性B细胞通过"受体编辑"（receptor editing）改变识别特性，使其不再对相应自身抗原产生应答而处于免疫耐受状态。

二、外周免疫耐受机制

胸腺细胞在中枢免疫器官内经过阴性选择后，仍有一定数量自身反应性T、B淋巴细胞未被有效清除而存在于体内。通常多数组织特异性自身抗原在骨髓和胸腺中不表达，因此识别此类自身抗原的自身反应性T、B淋巴细胞也存在于体内。针对上述存在于体内的自身反应性T、B淋巴细胞，机体可通过以下作用机制使其对自身抗原产生免疫耐受。

1. 克隆无能（clonal anergy）　包括缺乏第一信号或第二信号导致的T细胞克隆无能和由此引发的B细胞克隆无能。

（1）缺乏第一信号导致T细胞克隆无能：生理条件下通常自身组织细胞不表达MHC Ⅱ类分子，不能将自身抗原提呈给$CD4^+$自身反应性T细胞，即因缺少活化第一信号而使之处于克隆无能状态。

（2）缺乏第二信号导致T细胞克隆无能：①未成熟树突状细胞有可能为自身反应性T细胞提供活化第一信号；但因其低表达B7等共刺激分子不能有效诱导产生活化第二信号而使上述自身反应性T细胞处于无能状态。②某些特定器官和组织细胞有可能表达自身抗原肽-MHC分子复合物为相应组织特异性自身反应性T细胞提供活化第一信号；同样可因其不表达B7和CD40等共刺激分子而使上述自身反应性T细胞处于克隆无能状态，即对自身抗原形成免疫耐受。

（3）T细胞克隆无能导致B细胞克隆无能：TD抗原激活B细胞需要$CD4^+Th$细胞协助。如果上述自身反应性T细胞处于无能状态，即使相应B细胞接受抗原刺激也不能有效活化从而呈现免疫无应答状态。

2. 免疫忽视（immunological ignorance）　体内某些组织细胞自身抗原表达水平低下，或APC提呈的自身抗原肽与T细胞表面TCR之间的亲和力过低，均不能诱导相应自身反应性T细胞活化从而呈现免疫无应答状态。这种自身反应性T细胞与相应自身抗原并存，但不引发免疫应答的状态称为免疫忽视。如果自身抗原表达水平或与TCR之间的亲和力显著升高，则有可能使上述自身反应性T细胞从免疫忽视状态转变为免疫应答状态。

3. 调节性T细胞诱导的免疫耐受　调节性T细胞（Treg）是一类具有负调节作用的T细胞，其中自然调节T细胞（nTreg）主要通过细胞与细胞直接接触的作用方式发挥免疫抑制作用，其作用机制复杂（详见第九章适应性免疫细胞及其主要生物学作用），摘要简述如下：nTreg组成性高表达抑制性共刺激分子CTLA-4，可通过与自身反应性T细胞表面共刺激分子CD28竞争结合APC表面相应共用配体B7分子的作用方式，使上述自身反应性T细胞因无法获得共刺激信号而处于免疫无能的耐受状态。诱导性调节T细胞（iTreg）主要通过释放TGF-β和IL-10等细胞因子发挥免疫抑制作用。上述细胞因子可抑制树突状细胞成熟和自身反应性T细胞活化，从而使自身反应性T细胞处于免疫无能状态。

4. 物理或免疫屏障作用导致的免疫耐受　存在于免疫豁免部位的组织特异性自身抗原，如眼晶状体蛋白、眼葡萄膜色素蛋白和精子等，可通过局部组织构成的物理屏障与自身反应性淋巴细胞隔离导致免疫耐受；也可通过免疫屏障，即通过免疫豁免部位组织细胞高表达 FasL 或 TGF-β，使具有相应受体的自身反应性淋巴细胞发生凋亡或失活导致免疫耐受。若因感染或外伤致使上述隐蔽自身抗原释放入血，则可刺激相应自身反应性淋巴细胞产生免疫应答，重者可发生交感性眼炎等自身免疫病。

第五节　研究免疫耐受的意义

免疫耐受及其机制的研究不仅较好地解释了机体能够识别并清除病原体等非己抗原性异物而对自身抗原不应答的现象；还为阐明免疫正、负应答及其调节机制提供了实验依据。免疫耐受与临床多种疾病的发生、发展和转归密切相关。目前正在研究采用诱导和维持免疫耐受的方法来防治超敏反应、自身免疫性疾病和器官移植排斥反应；而对某些传染性疾病和肿瘤则可采用解除免疫耐受状态和激发免疫应答等方法，促进机体对某些病原体和肿瘤的清除。因此，揭示免疫耐受形成机制，建立诱导或打破免疫耐受的方法对指导临床实践具有重要意义。

（温铭杰　李慎涛）

第十五章 免疫调节

免疫调节（immune regulation）是指免疫应答过程中免疫细胞间、免疫细胞与免疫分子间和免疫系统与其他系统之间相互作用，使免疫应答维持在适度水平以保证机体内环境相对稳定的生理过程。免疫调节功能失调或异常易使机体发生自身免疫病、肿瘤、超敏反应或严重感染等病理性免疫反应。免疫调节作用机制复杂，既包括促进免疫应答的正向调节作用，也包括抑制免疫应答的负向调节作用。本章重点介绍免疫应答的负向调节作用，也兼顾免疫应答的正向调节作用。

第一节 抗体对体液免疫应答的调节作用

一、高浓度抗体对体液免疫应答的负向调节作用

研究证实，高浓度抗体对相应抗原诱导的适应性体液免疫应答具有负向调节作用，其作用机制如下：①高浓度抗体与相应抗原结合介导的调理作用可促进吞噬细胞对抗原的吞噬清除，从而降低或抑制抗原对机体免疫细胞的刺激作用；②高浓度抗体可通过与 B 细胞表面 BCR 竞争结合相应抗原的作用形式，降低或阻碍抗原对相应 B 细胞的刺激和活化作用。

二、独特型-抗独特型抗体对体液免疫应答的调节作用

根据独特型网络学说以下内容：①体内某种抗原特异性抗体（Ab1）数量达到一定程度时，其 V 区独特位可诱导机体产生抗独特型抗体（Ab2）；② B 细胞抗原受体（BCR）及其分泌的抗体具有相同的可变区和独特位；③可以获知上述抗独特型抗体（Ab2）不仅能与 Ab1 特异性结合，也能与产生 Ab1 的 B 细胞表面 BCR 特异性结合。鉴于独特位存在于抗体分子和 B 细胞表面 BCR 互补决定区（CDR）和骨架区（FR），上述抗独特型抗体（Ab2）可分为以下两类：①针对 Ab1/BCR 互补决定区（CDR）独特位的 β 型抗独特型抗体，即 Ab2β；②针对 Ab1/BCR 骨架区（FR）独特位的 α 型抗独特型抗体，即 Ab2α。

独特型-抗独特型抗体对体液免疫应答的调节作用如图 15-1 所示：抗原 A 可刺激 BⅠ细胞产生相应特异性抗体（Ab1）；高浓度 Ab1 可刺激机体 BⅡ细胞产生针对其 CDR 和 FR 独特位的抗独特型抗体，即 Ab2β 或 Ab2α。上述抗独特型抗体不仅能与 Ab1 结合，还能与 BⅠ细胞表面 BCR 特异性结合。Ab2β 或 Ab2α 与 Ab1 特异性结合后可产生相同的作用，即 Ab2β 或 Ab2α 与 Ab1 结合形成的免疫复合物可通过调理作用被吞噬细胞有效清除，使 Ab1 水平下调，但 Ab2β 或 Ab2α 与 BⅠ细胞表面 BCR 结合后，可产生两种截然不同的作用：前者（Ab2β）可模拟抗原 A 刺激 BⅠ细胞增殖分化产生相应抗体，使 Ab1 水平升高；后者（Ab2α）可通过空间位阻作用抑制抗原 A 对 BⅠ细胞的激活作用，使 Ab1 水平下降。据此，选用 β 型抗独特型抗体（Ab2β）代替某些不适于免疫人体的病原体（如 HIV）或难以提取和大量生产的抗原进行免疫，有望获得安全有效的防治结果。因为 Ab2α 既能与 Ab1 结合又能抑制抗原 A 对 BⅠ细胞的激活作用，因此，制备某种自身抗体骨架区独特位特异性抗体（Ab2α）用于临床相关自身免疫病的治疗，有可能获得较好疗效。

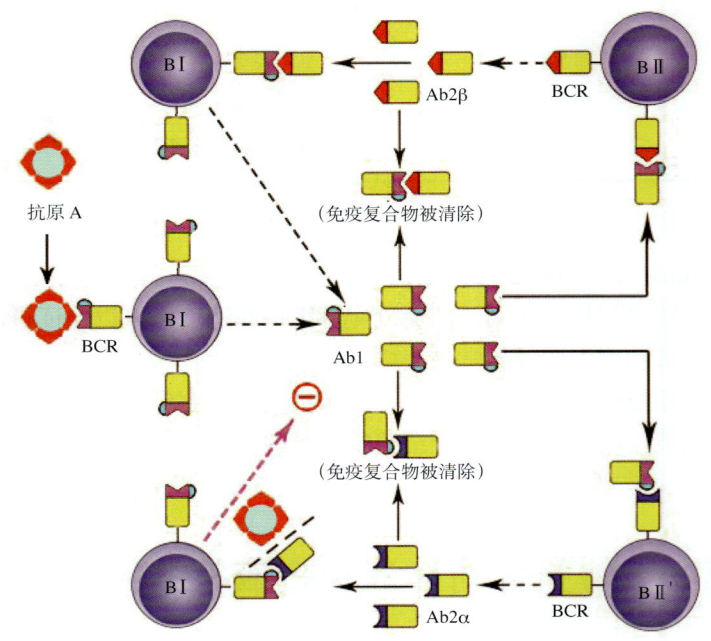

图 15-1　抗独特型抗体对体液免疫应答调节作用示意图

第二节　免疫细胞表面活化和抑制性受体介导的免疫调节作用

一、共刺激分子对 T 细胞活化的调节作用

T 细胞活化需要双重信号，如图 15-2 所示：T 细胞通过表面 TCR-CD3 复合受体与 APC 表面相应抗原肽 -MHC 分子复合物特异性结合，可产生 T 细胞活化第一信号；T 细胞通过表面共刺激分子 CD28 与 APC 表面相应配体 B7 分子结合，可产生 T 细胞活化第二信号；在上述双重信号诱导下 T 细胞被活化。活化 T 细胞高表达胞质内含 ITIM 结构域的 CTLA-4；此种抑制性共刺激分子识别的配体分子与活化共刺激分子 CD28 相同，也是 APC 表面的 B7 分子，且与 B7 分子间的亲和力显著高于 CD28。因此，活化 T 细胞通过表面 CTLA-4 与 APC 表面 B7 分子结合后，可因胞内抑制信号起主导作用而使其终止活化处于抑制状态。

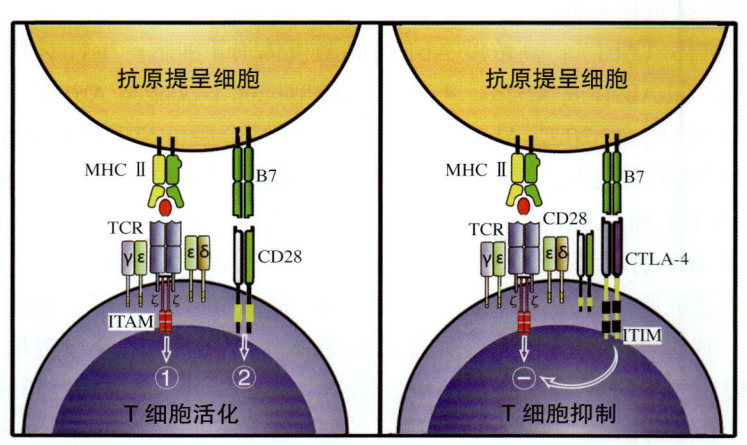

图 15-2　共刺激分子对 T 细胞活化调节示意图

二、B 细胞表面 BCR 与 FcγRII-B 交联介导的免疫调节作用

BCR-Igα/Igβ 复合受体是 B 细胞表面的活化性受体。B 细胞通过表面 BCR 识别结合相应抗原后可使与其结合的 Igα/Igβ 分子胞质区 ITAM 磷酸化,并由此产生 B 细胞活化第一信号。FcγRII-B 是表达于 B 细胞表面的抑制性受体,其胞质内含 ITIM 结构域可转导活化抑制信号。高浓度抗体诱导机体产生的 IgG 类抗独特型抗体可抑制 B 细胞活化,其作用方式如图 15-3 所示:抗独特型抗体通过其抗原结合部位与 B 细胞表面 BCR 可变区相应独特位结合,再通过其 Fc 段与存在于同一 B 细胞表面的 IgG Fc 受体(FcγRⅡ-B)结合,可使 B 细胞表面 BCR 与 FcγRⅡ-B 交联导致 FcγRⅡ-B 胞质区 ITIM 磷酸化,从而诱导产生 B 细胞活化抑制信号。

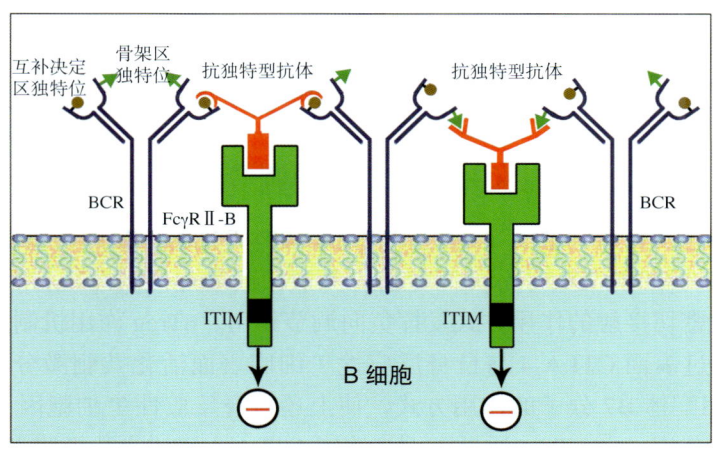

图 15-3　IgG 类抗独特型抗体对 B 细胞活化抑制作用示意图

低浓度 IgG 类抗体与相应抗原结合形成的免疫复合物也可对 B 细胞活化产生抑制作用,其作用方式如图 15-4 所示:抗原 - 抗体复合物通过其抗原分子表面多价抗原表位与 B 细胞表面 BCR 特异性结合,再通过其 IgG Fc 段与同一 B 细胞表面的 FcγRII-B 结合,可使 B 细胞表面 BCR 与 FcγRⅡ-B 交联导致 FcγRⅡ-B 胞内区 ITIM 磷酸化,从而诱导产生 B 细胞活化抑制信号。

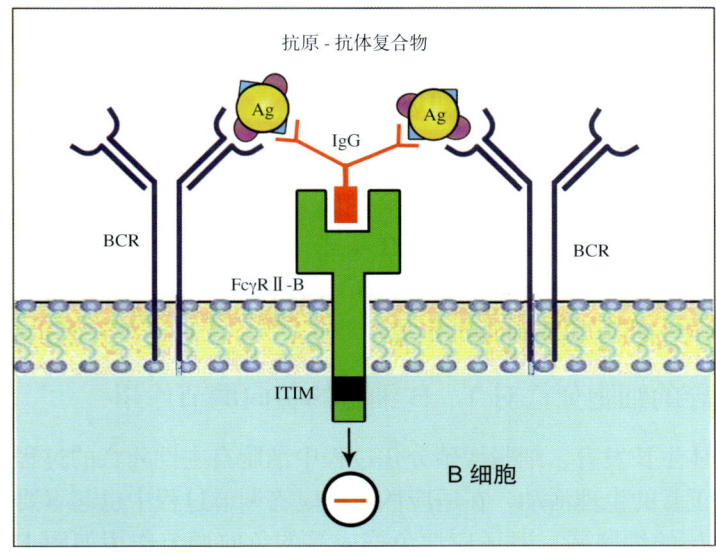

图 15-4　抗原 - 抗体复合物对 B 细胞活化抑制作用示意图

三、NK 细胞表面活化和抑制性受体介导的免疫调节作用

NK 细胞表面具有杀伤活化性受体和杀伤抑制性受体，二者均可识别结合正常表达于自身组织细胞表面的经典/非经典 HLA-I 类分子。生理条件下，NK 细胞识别结合上述 HLA-I 类分子后，其表面抑制性受体介导的信号传导起主导作用，表现为 NK 细胞对自身正常组织细胞不能产生杀伤作用。研究证实，某些病毒感染细胞和肿瘤细胞表面 HLA-I 类分子表达下降或缺失，并由此导致 NK 细胞表面抑制性受体功能丧失。此时，组成性表达于 NK 细胞表面的能够识别非 HLA-I 类配体分子的杀伤活化受体（NKG2D 和自然细胞毒性受体），即可通过对病毒感染和肿瘤等靶细胞表面异常表达的相应配体的结合产生细胞杀伤作用（参见第十章图 10-9）。

第三节　免疫细胞间的负向调节作用

一、调节性 T 细胞对其他免疫细胞的负向调节作用

调节性 T 细胞包括自然调节性 T 细胞和诱导性调节 T 细胞。自然调节 T 细胞（nTreg）是在胸腺中发育成熟的 $CD4^+CD25^+Foxp3^+$ T 细胞，其表面高表达抑制性共刺激分子 CTLA-4，主要通过细胞与细胞密切接触的作用方式发挥负向调节作用。nTreg 作用机制复杂，摘要简述如下：① nTreg 可通过表面 CTLA-4 与自身反应性 T 细胞表面活化共刺激分子 CD28 竞争结合 APC 表面相应共用配体 B7 分子的作用方式，使上述自身反应性 T 细胞因无法获得共刺激信号而处于免疫无能状态。② nTreg 通过表面高浓度 CTLA-4 与树突状细胞表面相应配体 B7 分子高亲和力结合，可诱导树突状细胞表达吲哚胺 2,3-双加氧酶（indoleamine 2,3-dioxygenase，IDO）；上述酶类物质能够降解 T 细胞活化所必需的色氨酸，并由此导致 T 细胞失活和发生凋亡（详见第九章自然调节 T 细胞）。

诱导性调节 T 细胞（iTreg）是外周初始 T 细胞接受抗原刺激后，在某些特定细胞因子诱导下形成的对多种免疫细胞具有抑制作用的 T 细胞。iTreg 包括三个不同的亚群（详见第九章图 9-8），它们通过表面 TCR-CD3 复合受体与 APC 表面相应抗原肽-MHC Ⅱ 类分子复合物特异性结合后，主要通过释放 TGF-β 和 IL-10 等抑制性细胞因子对各类 T 细胞和某些固有免疫细胞产生抑制作用。

二、$CD4^+$ Th 细胞亚群间的负向调节作用

某些 $CD4^+$ Th 细胞可通过产生不同类型的细胞因子对其他 $CD4^+$ Th 细胞形成、增殖分化产生负向调节作用（详见第九章图 9-7），举例简述如下：①活化 Th1 细胞可通过释放 IFN-γ 抑制 Th2 细胞增殖；②活化 Th2 细胞可通过释放 IL-4 或 IL-10 抑制树突状细胞或巨噬细胞活化产生 IL-12 的作用方式，抑制 Th1 细胞的形成；③ Th1 细胞或 Th2 细胞可通过释放 IFN-γ 或 IL-4 对 IL-6 产生的拮抗作用，抑制 Th17 细胞的形成。

三、活化诱导的细胞死亡对 T、B 细胞的负向调节作用

细胞凋亡是机体生长发育、细胞增殖分化过程中细胞自主性死亡的过程，是多细胞生物在生命过程中的一种正常的生理活动，在适应性免疫应答调节过程中也起重要作用。

Fas 和 FasL 介导的细胞凋亡对适应性免疫应答的负向调节作用如图 15-5 所示：Fas 表达于多种组织细胞表面，T、B 细胞活化后其表面 Fas 表达水平明显升高；FasL 表达于活化 T 细

胞表面，也能以分泌形式表达。活化 T 细胞通过表面 FasL 与相邻活化 T 细胞表面 Fas 结合相互作用，可使相邻活化 T 细胞发生凋亡；分泌型 FasL 能以自分泌作用方式使活化 T 细胞自身发生凋亡（自杀），也能以旁分泌作用方式使相邻活化 T、B 细胞发生凋亡（他杀）。上述作用称为活化诱导的细胞死亡（activation-induced cell death, AICD），通过 AICD 效应可使发生特异性克隆扩增的淋巴细胞迅速减少，从而对免疫应答产生负向调节作用。

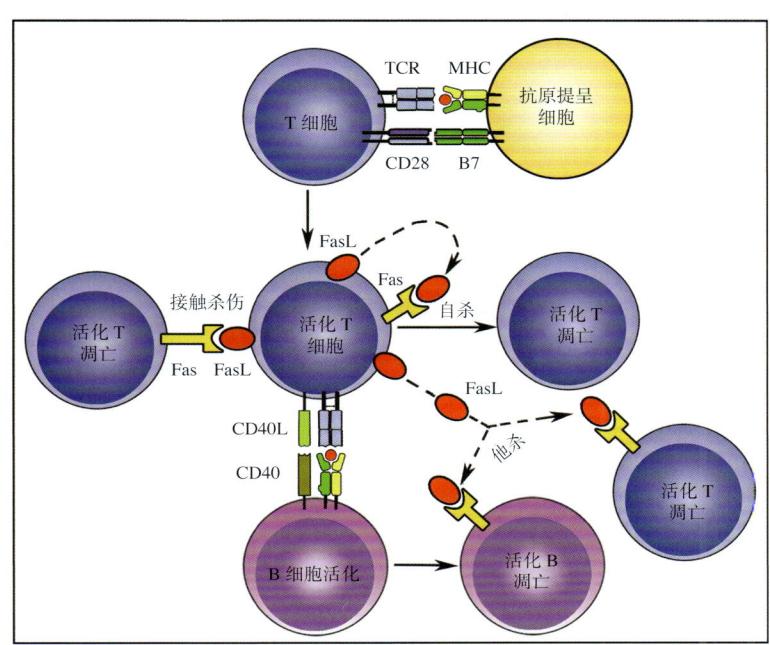

图 15-5　AICD 诱导活化 T、B 细胞凋亡示意图

第四节　神经 - 内分泌 - 免疫网络的调节作用

神经、内分泌、免疫三大系统在控制机体生命活动过程中起重要作用。这三大系统通过相互刺激、相互制约构成的多维控制网络对维持机体正常生理功能和健康具有极其重要的意义。

一、神经内分泌系统对免疫系统的调节

神经内分泌系统主要由大脑、脑垂体、甲状腺、甲状旁腺、胰腺、肾上腺、睾丸、卵巢等组成。神经细胞和内分泌细胞能够分泌多种神经递质、激素和细胞因子；免疫细胞大多能够表达多种不同类型神经递质受体、激素受体和细胞因子受体，它们能够接受相应神经递质、激素和细胞因子刺激产生下调或上调免疫应答的作用。

二、免疫系统对神经内分泌系统的调节

免疫细胞不仅可以接受神经内分泌系统的调控，其本身也可通过合成分泌多种神经递质和激素样物质对神经内分泌系统产生调节作用。活化免疫细胞还可通过合成分泌细胞因子对神经内分泌系统产生作用：如单核吞噬细胞分泌的促炎细胞因子可通过下丘脑 - 垂体 - 肾上腺素轴刺激皮质激素合成，而对活化免疫细胞产生抑制作用；免疫细胞活性和细胞因子合成能力下降导致皮质激素合成减少，又能使上述免疫细胞解除抑制而使其细胞因子合成能力再次增加。此外，体内产生的针对神经递质受体和激素受体的抗体也能通过与上述受体的结合，对相应神经递质和激素产生竞争抑制作用。

（胡雪梅）

第十六章 超敏反应

超敏反应（hypersensitivity）是指机体对某些抗原初次应答后，再次接受相同抗原刺激时发生的一种以机体生理功能紊乱或组织细胞损伤为主的适应性免疫应答，又称变态反应（allergy）。根据超敏反应发生机制和临床特点，可将其分为以下四型：Ⅰ型超敏反应，即速发型超敏反应或过敏反应；Ⅱ型超敏反应，即细胞毒型或细胞溶解型超敏反应；Ⅲ型超敏反应，即免疫复合物型或血管炎型超敏反应；Ⅳ型超敏反应又称迟发型超敏反应。

第一节 Ⅰ型超敏反应

Ⅰ型超敏反应（hypersensitivity type Ⅰ）又称速发型超敏反应（immediate type hypersensitivity）或过敏反应（anaphylaxis），主要由特异性IgE抗体介导产生，可发生于局部也可发生于全身。肥大细胞和嗜碱性粒细胞是参与Ⅰ型超敏反应的主要效应细胞，其释放的生物活性介质是引发机体生理功能紊乱和相应临床疾病的物质基础。Ⅰ型超敏反应的主要特征是：①致敏机体再次接触变应原后反应发生快，消退亦快；②患者通常出现生理功能紊乱和局部组织的炎症反应或损伤；③具有明显个体差异和遗传背景，临床将接受某些抗原刺激后容易产生特异性IgE抗体引发过敏反应的患者称为特应性素质或过敏体质个体。

一、参与Ⅰ型超敏反应的主要成分和细胞

1. 变应原及其特征　变应原（allergen）是指能够选择性诱导机体产生特异性IgE抗体引起过敏反应的抗原性物质。天然变应原大多为相对分子量较小（10~20KD）的可溶性蛋白质抗原，临床常见变应原如下：①吸入和叮咬注入性变应原，如花粉颗粒、尘螨排泄物、真菌菌丝及孢子、动物皮毛和昆虫毒液等；②食物变应原，如奶、蛋、鱼虾、蟹贝等食物蛋白或部分肽类物质；③药物变应原，如青霉素、磺胺、普鲁卡因、有机碘化合物等，上述化学物质为半抗原本身没有免疫原性，但进入机体后能与某种蛋白结合而获得免疫原性；④某些酶类物质，如尘螨中的半胱氨酸蛋白酶和枯草杆菌蛋白酶也是常见引发呼吸道过敏反应的变应原。

2. 变应素及其作用　引起Ⅰ型超敏反应的特异性IgE类抗体称为变应素（allergin）。正常人血清中IgE含量很低，而在过敏患者体内特异性IgE含量异常增高。IgE主要由鼻咽、扁桃体、气管和胃肠道黏膜相关淋巴组织中的B细胞产生，这些部位也是变应原易于入侵引发过敏反应的场所。IgE为亲细胞抗体，可通过其Fc段与肥大细胞和嗜碱性粒细胞表面IgE Fc受体（FcεRI）结合而使上述效应细胞处于致敏状态。

3. 肥大细胞和嗜碱性粒细胞　是参与Ⅰ型超敏反应的主要效应细胞：肥大细胞数量较多，主要分布于呼吸道、胃肠道、泌尿生殖道黏膜下层和皮肤血管周围的结缔组织中；嗜碱性粒细胞数量较少，主要分布于外周血中，也可被招募到过敏反应部位发挥作用。肥大细胞和嗜碱性粒细胞可通过其表面高亲和性IgE Fc受体（FcεRI）与特异性IgE抗体的Fc段结合而处于致敏状态。致敏肥大细胞和嗜碱性粒细胞被相应变应原激活后，可通过脱颗粒释放组胺、酶类物质，合成分泌白三烯、前列腺素、血小板活化因子等生物活性介质引发Ⅰ型超敏反应。

4. 嗜酸性粒细胞　主要分布于呼吸道、消化道和泌尿生殖道黏膜组织中，血循环中仅有少

量存在。在前列腺素 D2、血小板活化因子和其他炎性介质作用下，嗜酸性粒细胞可被募集到炎症部位并被激活，进而通过：①释放大量具有细胞毒性作用的蛋白和酶类物质，如主要碱性蛋白、嗜酸性粒细胞阳离子蛋白、嗜酸性粒细胞过氧化物酶和嗜酸性粒细胞胶原酶等对寄生虫和某些病原体产生毒杀作用，同时也可引起局部组织损伤。②合成分泌白三烯、血小板活化因子和 IL-3、IL-5、IL-8、IL-13 等细胞因子，促进和加重 I 型超敏反应引发的局部炎症反应和损伤。

二、I 型超敏反应的发生机制

I 型超敏反应的发生过程分为以下三个阶段：①特异性 IgE 抗体产生和效应细胞致敏阶段；②致敏效应细胞表面 IgE Fc 受体交联和生物学活性介质释放阶段；③生物学活性介质作用于组织细胞产生效应阶段。

1. **特异性 IgE 抗体产生和效应细胞致敏阶段**　变应原通过皮肤或黏膜进入体内后，首先被局部组织中未成熟 DC 摄取加工；上述 DC 经淋巴管迁徙至局部黏膜相关淋巴组织/淋巴结中发育成熟；成熟 DC 可将抗原加工产物表达于细胞表面供抗原特异性初始 T 细胞识别，并在局部微环境中 IL-4 诱导下，使之发育分化为变应原特异性 Th2 细胞。B 细胞是专职 APC，也是执行适应性体液免疫应答的效应细胞。它们在局部黏膜相关淋巴组织/淋巴结中摄取加工变应原，并将抗原加工产物表达于细胞表面供变应原特异性 Th2 细胞识别，使之活化增殖分化为效应 Th2 细胞克隆并通过合成分泌 Th2 型细胞因子诱导 B 细胞增殖分化为浆细胞后产生变应原特异性 IgE 抗体。IgE 抗体为亲细胞抗体，可通过其 Fc 段与肥大/嗜碱性粒细胞表面相应受体结合而使上述细胞处于致敏状态，即成为致敏肥大/嗜碱性粒细胞，简称致敏效应细胞（图 16-1）。游离状态 IgE 抗体半衰期仅为 2～3 天；它们与效应细胞表面相应受体结合后，其半衰期可维持数月甚至更长。

2. **致敏效应细胞表面 IgE Fc 受体交联和生物学活性介质释放阶段**　是指相同变应原再次进入机体后，与致敏肥大/嗜碱性粒细胞表面 IgE 特异性结合，使之脱颗粒释放生物活性介质的阶段。研究表明，多价变应原与上述致敏效应细胞表面两个或两个以上相邻 IgE 结合，使其膜表面 FcεRI 交联是激发上述细胞脱颗粒释放组胺、酶类物质，分泌白三烯、前列腺素 D2、血小板活化因子和细胞因子等炎性介质的关键步骤（图 16-1）。

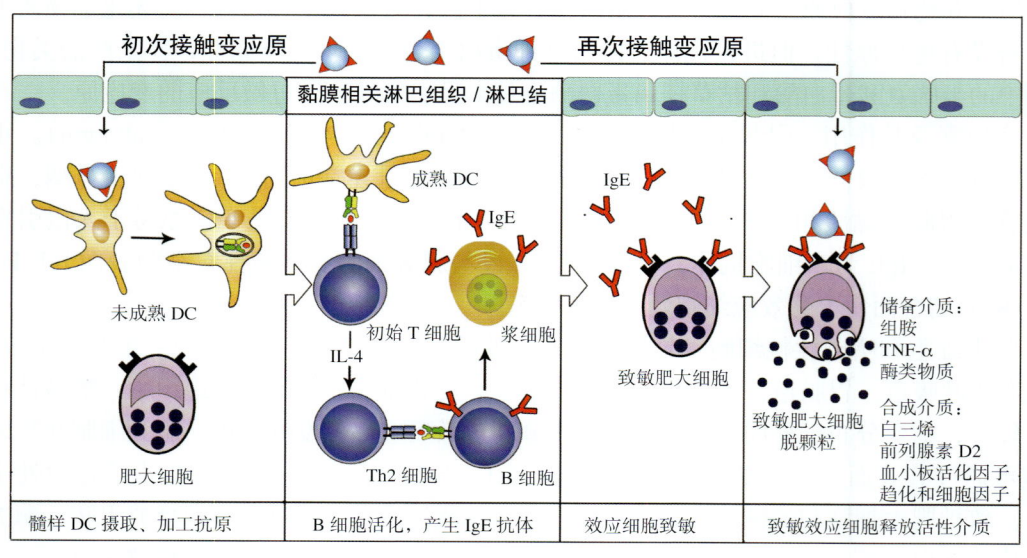

图 16-1　I 型超敏反应发生过程示意图

3. **生物学活性介质作用于组织细胞产生效应阶段** 是指生物活性介质作用于组织器官和细胞引起局部或全身过敏反应的阶段。根据效应发生的快慢和持续时间的长短可将过敏反应分为速发/早期相和迟发/晚期相反应两种类型。速发/早期相反应（immediate reaction）主要由组胺引起；通常在接触变应原后数秒钟内发生，可持续数小时。迟发/晚期相反应（late-phase reaction）是一种以中性粒细胞、嗜酸性粒细胞、嗜碱性粒细胞和Th2细胞浸润为特征的炎症反应，主要由新合成的脂类介质如白三烯，前列腺素D2，血小板活化因子和某些细胞因子引起；通常在变应原刺激后6~12h发生，可持续数天或更长时间。致敏效应细胞脱颗粒释放的生物活性介质包括颗粒内预先贮备的介质和接受变应原刺激后新合成分泌的介质，其主要作用如图16-2所示。

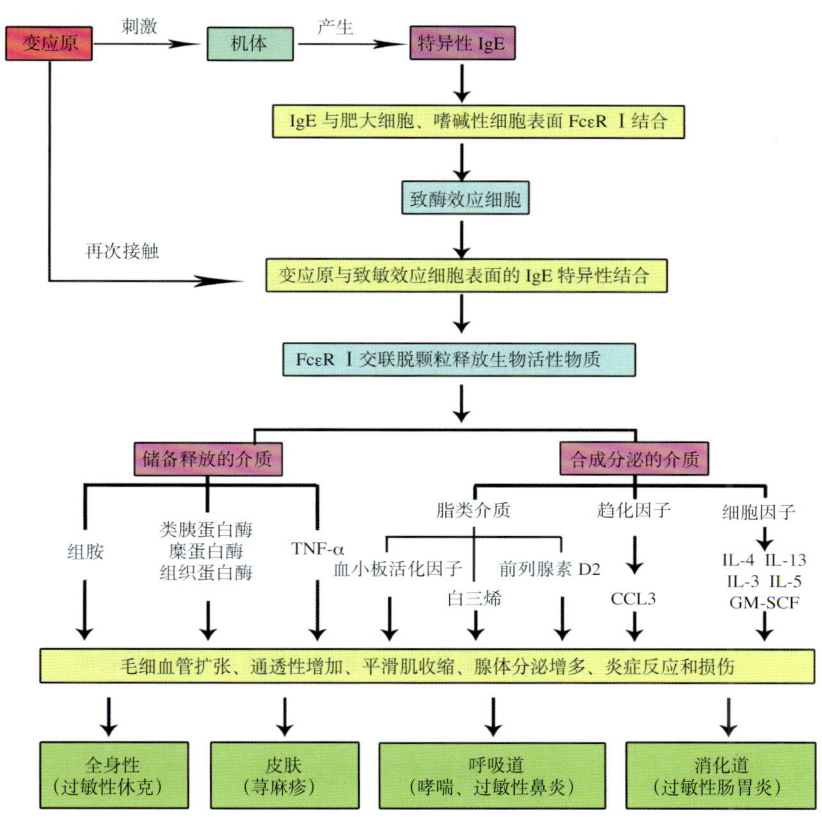

图 16-2　I 型超敏反应发生机制示意图

（1）颗粒内储备的介质：主要包括组胺、酶类物质（如类胰蛋白酶、糜蛋白酶、组织蛋白酶G）和肿瘤坏死因子（TNF-α）。①组胺（histame）是一种具有短暂生物学活性的血管胺类物质，也是引起速发/早期相反应的主要物质。它们与组织器官表面相应受体结合可产生如下主要效应：使小静脉和毛细血管扩张，通透性增强；刺激支气管、胃肠道、子宫、膀胱等处平滑肌收缩；抗凝血和杀伤寄生虫等作用。近来发现组胺还具有免疫调节作用，它们能与树突状细胞表面相应受体结合使其抗原加工提呈能力显著增强。②类胰蛋白酶（tryptase）、糜蛋白酶（chymase）和组织蛋白酶G（cathepsin G）等酶类物质可激活基质金属蛋白酶（matrix metalloproteinase）使组织细胞之间的基质蛋白破坏，导致组织分解损伤和出现结缔组织基质重塑等病理改变。此外，类胰蛋白酶还可刺激上皮细胞合成分泌CXCL8（IL-8）等趋化因子募集活化中性粒细胞和肥大细胞，扩大局部过敏性炎症反应。③TNF-α中有些以颗粒内贮存形式存在于肥大细胞中，有些是肥大细胞接受刺激后合成分泌的。TNF-α可活化血管内皮细胞使其高表达黏附分子，有助于血管内中性粒细胞、单核细胞和淋巴细胞进入过敏性炎症反应部位；也可刺激多种细胞产生炎症介质促进过敏性炎症反应的发生。

（2）细胞内新合成的介质：主要包括白三烯、前列腺素D2、血小板活化因子等脂类介质及趋化因子CCL3和IL-4、IL-13、IL-3、IL-5、GM-CSF等细胞因子。上述生物活性介质中的脂类介质是引起迟发/晚期相反应的主要物质。①白三烯（leukotriene, LT）是花生四烯酸经脂氧合酶途径形成的介质，其主要作用是刺激平滑肌收缩，特别是支气管强烈而持久的收缩；使血管扩张通透性增强；刺激黏膜分泌，在局部过敏性炎症反应中发挥重要作用。②前列腺素D2（prostaglandin D2, PGD2）是花生四烯酸经环氧合酶途径形成的产物，其主要作用是刺激平滑肌收缩，特别是支气管强烈而持久的收缩；使血管扩张通透性增强；趋化募集嗜酸性粒细胞、嗜碱性粒细胞和Th2细胞，参与和增强局部过敏性炎症反应。③血小板活化因子（platelet-activating factor, PAF）是烃基化磷脂在磷脂酶A2和乙酰转移酶作用下形成的产物，其主要作用是促进白三烯和前列腺素产生；趋化募集白细胞，激活中性粒细胞、嗜酸性粒细胞和血小板，增强和扩大局部过敏性炎症反应。④趋化因子CCL3又称巨噬细胞炎症蛋白-1α（MIP-1α），可趋化募集单核细胞、巨噬细胞和中性粒细胞扩大局部炎症反应。⑤IL-4和IL-13可扩大Th2细胞应答和促进B细胞发生IgE类别转换；IL-3、IL-5和GM-CSF可促进嗜酸/嗜碱性粒细胞生成和活化，参与和增强过敏性炎症反应。

4. 嗜酸性粒细胞在I型超敏反应中的作用　在前列腺素D2和血小板活化因子趋化作用下，周围组织中嗜酸性粒细胞被招募至炎症反应部位，活化后通过释放毒性蛋白、酶类物质、脂类介质、细胞因子和趋化因子（表16-1）促进过敏性炎症反应和加重局部炎症性损伤。

表16-1　嗜酸性粒细胞释放的生物活性介质及其主要作用

产物类型	产物名称	主要生物学作用
毒性蛋白	主要碱性蛋白	对寄生虫和机体组织细胞产生毒性作用；促进肥大细胞脱颗粒释放组胺等生物活性介质
	嗜酸性粒细胞阳离子蛋白	对寄生具有毒杀作用；对组织细胞具有神经毒素作用
酶类物质	嗜酸性粒细胞过氧化物酶	促进卤化作用，对组织细胞产生毒性作用；激发肥大细胞释放组胺等生物活性物质
	基质金属蛋白酶-9	使细胞间基质蛋白降解，导致组织损伤和出现结缔组织基质重塑等病理改变
脂类介质	白三烯（LTs）	刺激平滑肌收缩，使支气管强烈持久收缩；增强血管通透性；促进黏膜分泌
	血小板活化因子（PAF）	促进脂类介质产生；趋化募集白细胞；活化中性粒细胞、嗜酸性粒细胞和血小板
趋化因子	CXCL8（IL-8）	趋化募集中性粒细胞，参与过敏性炎症反应
细胞因子	IL-3、IL-5、GM-CSF	促进骨髓产生嗜酸性粒细胞；活化嗜酸性粒细胞

三、临床常见的I型超敏反应性疾病

（一）全身性过敏反应

1. 药物过敏性休克　以青霉素引发最为常见，此外头孢菌素、链霉素、普鲁卡因等也可引起。青霉素降解产物青霉噻唑醛酸或青霉烯酸为半抗原，它们与体内组织蛋白共价结合形成的青霉噻唑蛋白或青霉烯酸蛋白具有免疫原性，可刺激机体产生特异性IgE抗体而使肥大细胞和嗜碱性粒细胞致敏。当上述致敏效应细胞再次与青霉噻唑蛋白或青霉烯酸蛋白相遇时，即可通过表面特异性IgE抗体与相应变应原交联结合而触发过敏反应，重者可发生过敏性休克甚至死

亡。青霉素制剂在弱碱性溶液中易形成青霉烯酸，因此注射青霉素时应使用前配制，放置2h后不可使用。临床发现少数人在初次注射青霉素时也可发生过敏性休克，这可能与其曾经使用过被青霉素污染的注射器等医疗器械或因吸入空气中青霉菌孢子使机体处于致敏状态有关。

2. 血清过敏性休克　临床应用动物免疫血清如破伤风抗毒素、白喉抗毒素进行治疗或紧急预防时，有些患者可因曾经注射过相同的血清制剂已被致敏而发生过敏性休克，重者可在短时间内死亡。

（二）局部过敏反应

1. 呼吸道过敏反应　常因吸入花粉、尘螨、真菌和毛屑等变应原或因呼吸道病原微生物感染引起，过敏性鼻炎和过敏性哮喘是临床常见的呼吸道过敏反应。过敏性哮喘有速发/早期相和迟发/晚期相反应两种类型：前者发生快，消失也快，局部炎症反应较轻；后者发生慢，持续时间长，同时局部出现以嗜酸性、中性粒细胞浸润为主的炎症反应。

2. 消化道过敏反应　少数人进食鱼、虾、蟹、蛋、奶和花生等食物后可发生过敏性胃肠炎，出现恶心、呕吐、腹痛和腹泻等症状；严重者也可发生过敏性休克。研究表明，患者胃肠道黏膜表面分泌型IgA含量明显减少或局部蛋白水解酶缺乏可能与消化道过敏反应发生有关。

3. 皮肤过敏反应　主要包括荨麻疹、特应性皮炎和血管性水肿。上述皮肤过敏反应可因接触、吸入和摄入某些药物、食物或肠道寄生虫感染引发。

四、I 型超敏反应防治原则

（一）查明变应原

查明变应原，避免与之接触是预防I型超敏反应发生最有效的方法；皮肤试验、体外血清总IgE和特异性IgE检测是临床检测变应原最常采用的方法。

1. 皮肤试验　通常是将容易引起过敏反应的药物、生物制品或其他可疑变应原稀释后（青霉素25U、抗毒素血清1:100、花粉1:10000、尘螨1:100000），取0.1ml在受试者前臂内侧作皮内注射，15～20min后观察结果，以局部皮肤出现红晕、风团直径大于1cm为皮试阳性。

2. 血清总IgE测定　血清总IgE含量升高虽然不能说明受试者对何种变应原过敏，但对鉴别受试者是否可能罹患I型超敏反应性疾病有重要意义。统计资料表明78%的I型超敏反应病患者血清总IgE含量高于110Ku/L；84%的非I型超敏反应病患者血清总IgE含量低于25Ku/L；约20%的I型超敏反应病患者血清特异性IgE升高，而总IgE含量正常。

3. 血清特异性IgE检测　受试者血清中变应原特异性IgE含量升高对确定患者对何种变应原过敏具有重要诊断意义。最初采用放射免疫吸附实验检测变应原特异性IgE含量；目前已有商品化定量特异性IgE含量的方法，其中CAP变应原检测系统操作简单、判读迅速，将待检血清加入CAP检测系统，只需3～4h即可获得检测结果。该系统对花粉、尘螨、动物皮屑、牛奶、鸡蛋、坚果等变应原检测的灵敏度和特异性高达90%～100%。

（二）脱敏治疗

1. 特异性变应原脱敏疗法　对已查明而难以避免接触（经呼吸道进入）的变应原，如花粉、尘螨等，可采用小剂量、间隔较长时间（开始数周，以后数月）、反复多次皮下注射相应变应原的方法进行脱敏治疗。其作用机制如下：①改变抗原进入途径，诱导机体产生大量特异性IgG类抗体而使IgE抗体应答降低；②变应原特异性IgG类抗体可通过与致敏效应细胞表面特异性IgE抗体竞争结合相应变应原的作用方式，减轻和缓解I型超敏反应患者临床症状。上述变应原特异性IgG抗体又称封闭抗体。

2. 异种免疫血清脱敏疗法　抗毒素皮试阳性但又必须使用者，可采用小剂量（0.1ml→0.2ml→0.3ml→…）、短间隔（20～30min）多次注射抗毒素的方法（24h内将治疗剂量抗毒素全部注入体内）进行脱敏治疗。其机制可能是小剂量变应原进入体内与有限数量致敏效应细胞作用后释放的生物活性介质较少，不足以引起明显临床症状；同时生物活性介质作用时间短，可快速降解无累积效应。因此短时间内小剂量多次注射抗血清可使体内致敏效应细胞分期分批脱敏最终全部解除致敏状态，此时患者大量注射抗血清就不会发生过敏反应。但此种脱敏是暂时的，经一定时间后机体又可重新处于致敏状态。

（三）药物防治

1. 抑制生物活性介质合成和释放的药物　①色甘酸二钠（sodium cromoglycate）可稳定细胞膜，阻止致敏效应细胞脱颗粒释放生物活性介质。②肾上腺素和异丙肾上腺素等可通过激活腺苷酸环化酶促进 cAMP 合成；甲基黄嘌呤和氨茶碱可通过抑制磷酸二酯酶阻止 cAMP 分解，二者殊途同归均可抑制靶细胞脱颗粒释放生物活性介质。③脂氧合酶抑制剂（齐留通，zileuton）可抑制白三烯生成，缓解过敏性哮喘患者的临床症状。④环氧合酶抑制剂（阿司匹林）可抑制前列腺素生成，减轻和缓解 I 型超敏反应患者临床症状。

2. 生物活性介质拮抗药　①苯海拉明、氯苯那敏、异丙嗪等抗组胺药物可通过与组胺竞争结合效应器官细胞膜上组胺受体，发挥抗组胺作用。②扎鲁司特（zafirlukast）和孟鲁司特（montelukast）等抗白三烯药物，作为平滑肌细胞、内皮细胞和黏膜腺细胞表面白三烯受体拮抗剂，可有效缓解过敏性哮喘患者的临床症状。

3. 改善效应器官反应性的药物　①肾上腺素不仅可解除支气管平滑肌痉挛，还可使外周毛细血管收缩升高血压，因此在抢救过敏性休克时具有重要作用。②硫酸沙丁胺醇（salbutamol sulfate）等吸入性 β2- 肾上腺素能受体激动剂可有效缓解急性哮喘的发作。③葡萄糖酸钙、氯化钙、维生素 C 等除解痉作用外，还能降低毛细血管通透性和减轻皮肤与黏膜的炎症反应。

（四）免疫治疗新思路

根据 I 型超敏反应发生机制和细胞因子对 IgE 产生的调控作用，可采用免疫学方法对 I 型超敏反应进行治疗：①将 IL-12 或 IFN-γ 等细胞因子与变应原联合使用诱导 Th2 型免疫应答向 Th1 型免疫应答转换，可下调特异性 IgE 抗体介导的免疫应答减轻患者致敏状态；②应用人源化抗 IgE 单克隆抗体阻断 IgE 与肥大细胞和嗜碱性粒细胞表面 FcεRI 结合，可有效减轻患者致敏状态；③采用重组可溶性 IL-4R 与 Th0 细胞表面 IL-4R 竞争结合 IL-4 可阻抑 Th0 细胞向 Th2 细胞转化，有效减少特异性 IgE 抗体的产生。

第二节　II 型超敏反应

II 型超敏反应是由 IgG 或 IgM 类抗体与靶细胞表面相应抗原结合后，在补体系统、吞噬细胞和 NK 细胞参与下引发的以细胞溶解破坏或组织损伤为主要特征的病理性免疫反应，又称细胞毒型（cytotoxic type）或细胞溶解型（cytolytic type）超敏反应。此外还包括一类特殊的 II 型超敏反应，即抗体刺激型和抗体阻抑型超敏反应。

一、II 型超敏反应的发生机制

1. 靶细胞及其表面抗原　正常组织细胞、改变的自身组织细胞和被抗原或抗原表位结合修饰的自身组织细胞，均可成为 II 型超敏反应中被攻击杀伤的靶细胞。靶细胞表面的抗原主要包括：①正常存在于血细胞表面的同种异型抗原，如 ABO 血型抗原、Rh 抗原和 HLA 抗原；②外源性抗原与正常组织细胞之间具有的共同抗原，如链球菌胞壁成分与心脏瓣膜、关节组织糖蛋白之间的共同抗原；③感染和理化因素所致改变的自身抗原；④结合在自身组织细胞表面的药物抗原表位或抗原-抗体复合物。

2. 靶细胞损伤机制　参与Ⅱ型超敏反应的抗体主要是 IgG 和 IgM 类抗体。上述抗体与靶细胞表面相应抗原表位特异性结合后，在补体系统、吞噬细胞和 NK 细胞参与下，可通过以下作用方式使靶细胞溶解破坏：①补体激活介导的细胞溶解破坏作用：IgG 或 IgM 类抗体与靶细胞表面相应抗原结合后，可通过激活补体经典途径在靶细胞膜上形成 C5b6789 攻膜复合物而使靶细胞溶解破坏。② C3b 介导的非特异性调理吞噬作用：补体裂解产物 C3b 以其断裂端非稳定结合部位与相邻游离靶细胞结合后，可被具有 C3bR 的吞噬细胞识别结合从而导致吞噬细胞与靶细胞密切接触有效发挥吞噬杀伤作用。③ IgG 类抗体介导的调理吞噬作用：IgG 类抗体与游离靶细胞表面相应抗原结合后，可被具有 IgG FcR 的吞噬细胞识别结合从而导致吞噬细胞与靶细胞密切接触有效发挥吞噬杀伤作用。④ IgG 类抗体介导的 ADCC 效应：IgG 类抗体与固定组织细胞表面相应抗原结合后，可被具有 IgGFcR 的 NK 细胞和吞噬细胞识别结合而使上述效应细胞与靶细胞密切接触，并释放颗粒酶、穿孔素、蛋白水解酶等细胞毒性介质使组织靶细胞溶解破坏。此外体内某些针对细胞表面受体的自身抗体与组织细胞表面相应受体结合后，可使组织细胞功能低下或亢进而不是损伤破坏。Ⅱ型超敏反应发生机制如图 16-3 所示。

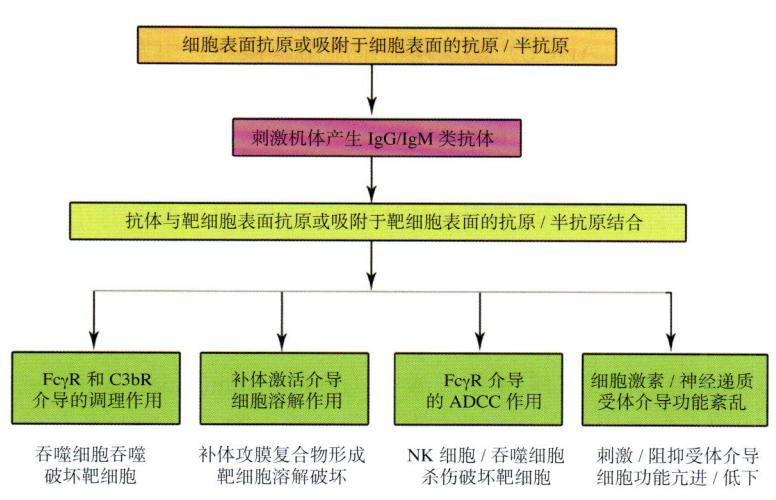

图 16-3　Ⅱ型超敏反应发生机制示意图

二、临床常见的Ⅱ型超敏反应性疾病

1. 输血反应　多发生于 ABO 血型不符的输血，如将 A 型供血者的血液误输给 B 型受血者时，供者 A 型血红细胞可通过表面 A 抗原与受者血清中天然血型抗 A 抗体结合而使补体经典途径激活，导致红细胞溶解破坏引起溶血反应。

2. 新生儿溶血症　包括母子间 Rh 血型不符引起的新生儿溶血症和母子间 ABO 血型不符引起的新生儿溶血症；前者临床少见，症状较重，可以预防；后者临床多见，症状较轻，目前尚无有效预防措施。

（1）Rh 血型不符引起的新生儿溶血症：血型为 Rh⁻ 的母亲由于输血、流产或分娩等原因接受 Rh⁺ 红细胞表面相应抗原刺激后可产生 Rh 抗体。此类免疫血型抗体为 IgG 类抗体可通过胎盘进入胎儿体内。当体内产生 Rh 抗体的 Rh⁻ 母亲妊娠或再次妊娠且胎儿血型为 Rh⁺ 时，母体内 Rh 抗体通过胎盘进入胎儿体内，与其红细胞表面相应 Rh 抗原结合后可激活补体系统或在吞噬细胞调理吞噬作用下，使胎儿红细胞溶解破坏、导致流产、死产或发生新生儿溶血症。产后 72h 内给母体注射抗 Rh 抗体及时清除进入母体内的 Rh⁺ 红细胞，可有效预防再次妊娠时发生新生儿溶血症。

（2）ABO 血型不符引起的新生儿溶血症：母亲为 O 型，胎儿为 A 型或 B 型引发的新生儿溶血症临床多见，其发生机制简述如下：母体内 IgM 类天然血型抗体不能通过胎盘屏障进入胎儿体内，与新生儿溶血症的发生无关。分娩时少量进入母体内的胎儿红细胞可通过表面 A 或 B 血型物质刺激母体产生 IgG 类抗 A 或抗 B 抗体。上述 IgG 类血型抗体能够通过胎盘进入胎儿体内，使其红细胞溶解破坏引起新生儿溶血症。鉴于胎儿体内除红细胞外，在其血清或某些组织中也存在 A、B 血型物质；上述血型物质能与红细胞表面 A 或 B 血型物质竞争结合 IgG 类血型抗体，故 ABO 不符引发的新生儿溶血症临床症状较轻，通常可自然痊愈。

3. 自身免疫性溶血性贫血　服用甲基多巴类药物或某些病毒如流感病毒、EB 病毒感染可使患者红细胞膜表面成分发生改变，从而刺激机体产生抗红细胞抗体。此种抗体与上述红细胞表面相应抗原表位特异性结合后，可通过激活补体系统使红细胞溶解破坏引发自身免疫性溶血性贫血。

4. 药物过敏性血细胞减少症　青霉素、磺胺、安替比林和奎尼丁等药物半抗原可通过与血细胞膜蛋白或血浆蛋白结合而获得免疫原性，并刺激机体产生药物半抗原特异性抗体。上述抗体与携带药物半抗原的红细胞、粒细胞或血小板结合后，可通过激活补体、调理吞噬、抗体依赖性细胞介导的细胞毒作用（ADCC）使上述血细胞溶解破坏，引发药物溶血性贫血、粒细胞减少症和血小板减少性紫癜。

5. 肺出血-肾炎综合征（Goodpasture's syndrome）　临床以肺出血和进行性肾衰竭为特征，严重者可死于肺出血和尿毒症。病因尚未确定，可能与病毒或细菌感染导致肺泡基底膜抗原改变，刺激机体产生 IgG 类抗肺泡基底膜自身抗体有关。肺泡基底膜与肾小球基底膜具有共同抗原表位，因此抗肺泡基底膜自身抗体不但能与肺泡基底膜结合也能与肾小球基底膜结合，并通过激活补体系统和在吞噬细胞、NK 细胞参与作用下，使肺泡和肾小球基底膜发生损伤。

6. 弥漫性甲状腺肿（Graves 病）　是一种特殊的 II 型超敏反应，即抗体刺激型超敏反应。患者体内产生针对甲状腺细胞表面促甲状腺激素（thyroid stimulating hormone, TSH）受体的自身抗体是引发疾病的主要原因。上述自身抗体与甲状腺细胞表面 TSH 受体结合后不能激活补体系统使甲状腺细胞损伤破坏；而能持续刺激甲状腺细胞合成分泌大量甲状腺素（图 16-4），引起甲状腺功能亢进。

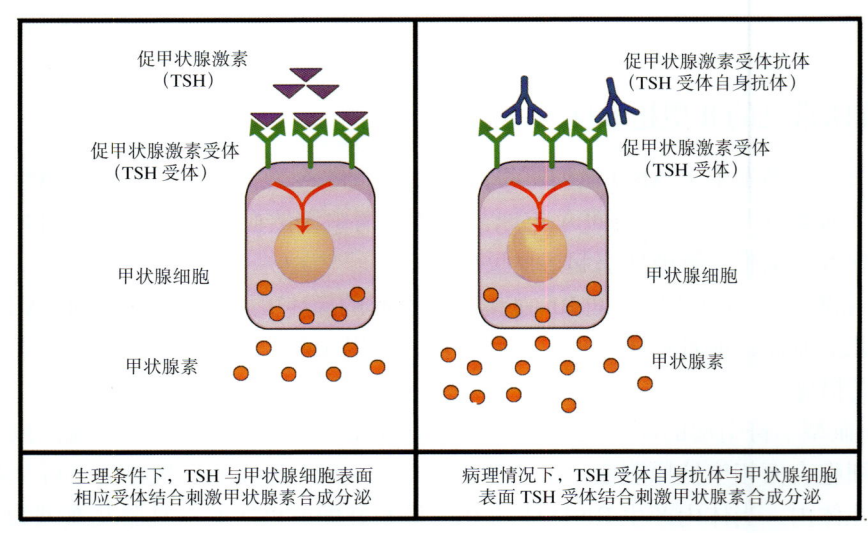

图 16-4　弥漫性甲状腺肿（Graves 病）的免疫发病机制

7. 重症肌无力 也是一种特殊的Ⅱ型超敏反应，即抗体阻抑型超敏反应。患者体内产生针对肌肉突触后膜上乙酰胆碱受体（acetylcholine receptor, AChR）的自身抗体是引发疾病的主要原因。重症肌无力作用机制如图 16-5 所示：骨骼肌肌肉突触后膜与运动神经末梢紧密相邻，上述自身抗体与肌肉突触后膜上乙酰胆碱受体结合可使其内化降解，并由此导致骨骼肌细胞对运动神经元释放的乙酰胆碱的反应性降低，使患者出现进行性肌无力等临床症状。

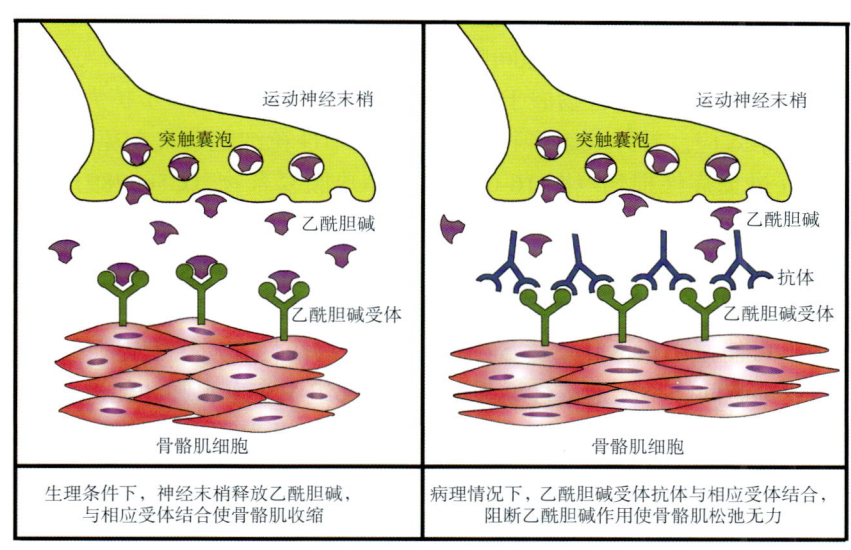

图 16-5　重症肌无力的免疫发病机制

第三节　Ⅲ型超敏反应

Ⅲ型超敏反应又称免疫复合物型（immune complex type）或血管炎型（vasculitic type）超敏反应。该型超敏反应是由中分子可溶性免疫复合物沉积于毛细血管或 IgG 类抗体与相应可溶性抗原在皮肤黏膜组织结合形成免疫复合物后，通过激活补体系统和血小板，并在嗜碱性粒细胞、肥大细胞和中性粒细胞参与作用下，引发的局部或全身性炎症反应和组织细胞的炎症性损伤。

一、Ⅲ型超敏反应的发生机制

中分子可溶性循环免疫复合物或皮肤黏膜组织中形成的免疫复合物是引发Ⅲ型超敏反应的主要物质。上述循环免疫复合物在毛细血管内皮细胞表面/间隙沉积后，可通过激活补体系统和血小板，并在嗜碱性粒细胞和中性粒细胞参与作用下，引发局部或全身性炎症反应和炎症性损伤。皮肤黏膜组织中形成的免疫复合物可通过激活补体系统，并在局部组织中肥大细胞和中性粒细胞参与作用下，引发局部炎症反应和炎症性损伤（详见 Arthus 反应）。现以中分子可溶性循环免疫复合物引发的Ⅲ型超敏反应为例，简述其发病机制。

1. 中分子可溶性循环免疫复合物的形成　血循环中可溶性抗原与相应 IgG 或 IgM 类抗体结合可形成抗原-抗体复合物。上述循环免疫复合物形成的大小与抗原和抗体的比例有关：抗原与抗体比例适合时形成的大分子免疫复合物易被吞噬细胞吞噬清除；抗原或抗体过剩时形成的小分子可溶性免疫复合物可通过肾小球滤出；只有当抗原量略多于抗体或抗体量略多于抗原时形成的中等大小可溶性免疫复合物（沉降系数为 19s），才有可能随血液循环沉积在毛细血管基底膜引起Ⅲ型超敏反应。研究发现：机体吞噬细胞功能低下，不能及时有效清除循环免疫复合物，使其在血液循环中持续存在是引发Ⅲ型超敏反应的主要原因之一。

2. 中分子可溶性循环免疫复合物沉积引发的组织细胞损伤　中分子可溶性循环免疫复合物在管腔狭窄、血流缓慢的毛细血管内易于沉积在血管内皮细胞表面，通过激活补体系统和血小板，并在嗜碱性粒细胞和中性粒细胞参与作用下引起炎症反应和组织细胞损伤。

（1）补体系统激活介导产生的主要生物学效应：沉积在血管内皮细胞表面的免疫复合物激活补体系统后产生的过敏毒素（C3a/C5a）可激活嗜碱性粒细胞，使其脱颗粒、释放组胺等炎性介质从而导致血管扩张、内皮细胞间隙增大通透性增强（图 16-6A），这不仅可引起局部组织充血水肿；还有助于免疫复合物嵌于血管内皮细胞间隙之间进一步扩大由补体和血小板激活介导产生的生物学效应。补体裂解产物 C5a 可吸引中性粒细胞聚集在免疫复合物沉积部位，参与炎症反应和促进炎症性损伤（图 16-6B）；补体攻膜复合物（C5b6789）在局部组织细胞表面形成后可产生细胞溶解破坏效应。

（2）血小板活化介导产生的主要生物学效应：沉积在血管内皮细胞表面的免疫复合物通过其抗体 Fc 段与血小板表面 IgG Fc 受体结合或通过补体裂解片段 C3b 与血小板表面 C3b 受体结合相互作用，可使血小板活化产生 5- 羟色胺等生物活性介质。上述血管活性胺类物质可使血管扩张、内皮细胞间隙增大通透性增强，导致局部组织充血水肿和促进免疫复合物嵌于血管内皮细胞间隙之间，扩大血小板和补体激活介导产生的生物学效应（图 16-6A）。此外，血小板与受损血管内皮黏附，使其固定于血管内皮表面并不断聚集；同时激活凝血系统促进微血栓形成，导致局部组织缺血 / 出血和坏死（图 16-6B）。

（3）中性粒细胞募集活化介导产生的主要生物学效应：中性粒细胞浸润是Ⅲ型超敏反应主要病理学特征之一。在补体裂解产物 C5a 趋化作用下，中性粒细胞被招募到免疫复合物沉积部位通过表面 IgG FcR 与免疫复合物中 IgG Fc 段结合后，可释放包括溶酶体酶在内的多种蛋白水解酶类物质，对免疫复合物沉积部位的血管内皮细胞和基底膜等组织细胞产生溶解破坏作用（图 16-6B）。

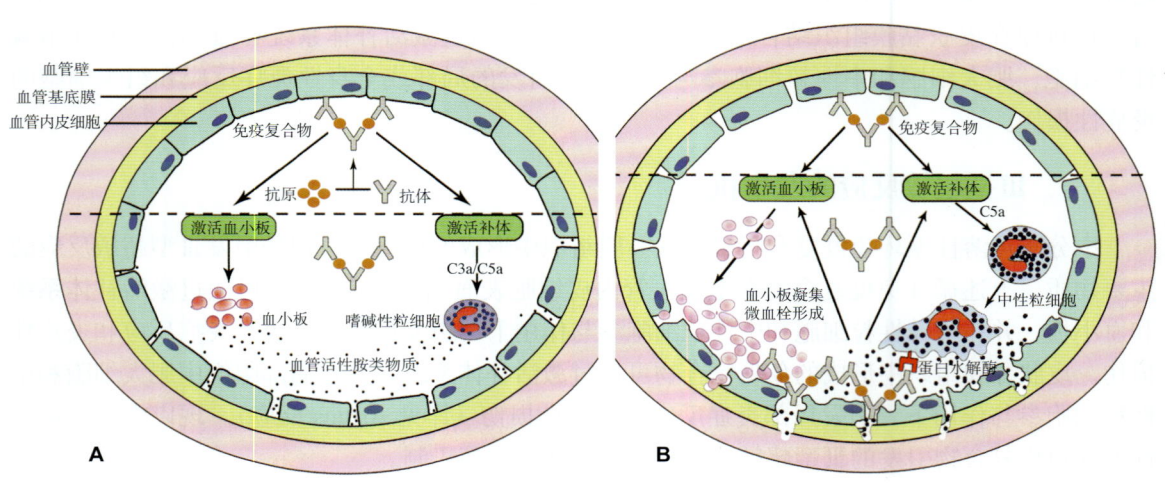

图 16-6　Ⅲ型超敏反应组织细胞损伤示意图

A. 免疫复合物沉积于血管内皮细胞表面导致血管扩张通透性增强　B. 免疫复合物嵌于血管内皮细胞间隙导致组织细胞损伤破坏

综上所述，中分子可溶性循环免疫复合物引发Ⅲ型超敏反应作用机制如图 16-7 所示：沉积在毛细血管内皮细胞表面的中分子免疫复合物首先激活补体系统产生过敏毒素（C3a/C5a）和 C3b 等功能性裂解片段；前者（C3a/C5a）可使嗜碱性粒细胞脱颗粒释放组胺，后者（C3b）可激活血小板使之产生 5-羟色胺等血管活性胺类物质。上述血管活性胺类物质可使局部毛细血管扩张、血管内皮细胞间隙增大通透性增强，从而导致局部组织充血水肿；使免疫复合物沉积于血管内皮细胞间隙之中，进一步扩大补体和血小板激活效应。补体裂解产物 C5a 可将中性粒细胞趋化募集到免疫复合物沉积部位，使之活化并通过释放溶酶体酶等多种蛋白水解酶使局部组织细胞损伤。血小板与受损血管内皮细胞黏附后不断聚集并激活凝血系统在毛细血管内形成微血栓，从而导致局部组织缺血/出血和坏死。

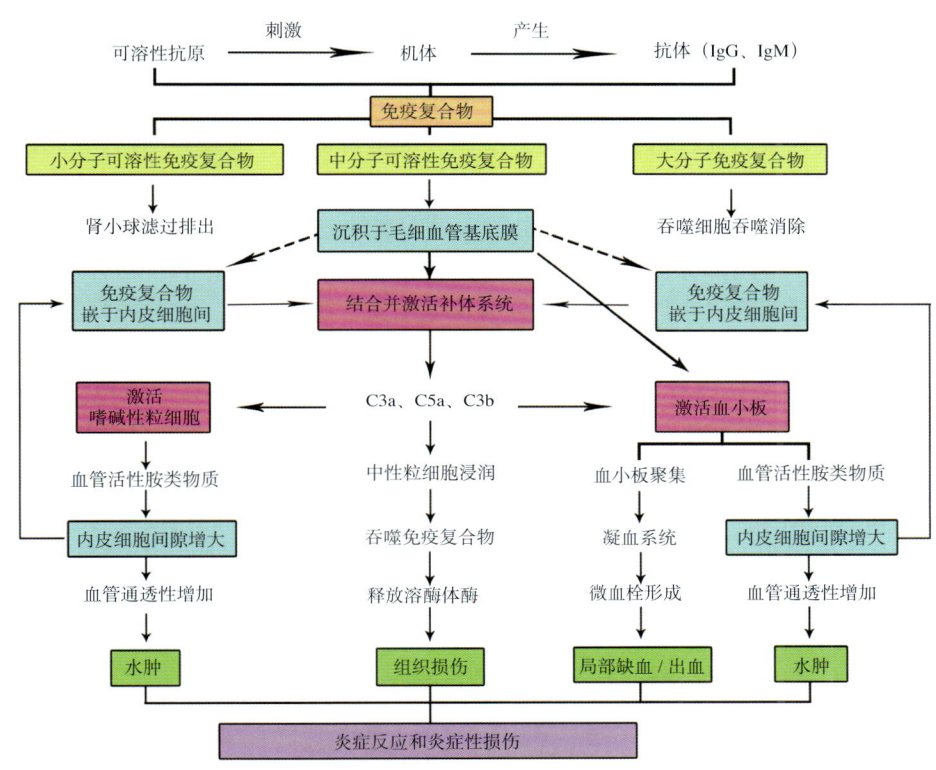

图 16-7　Ⅲ型超敏反应发生机制示意图

二、常见的Ⅲ型超敏反应性疾病

（一）局部免疫复合物病

1. Arthus 反应　是一种实验性局部Ⅲ型超敏反应。1903 年 Arthus 发现用马血清经皮下反复免疫家兔数周后，再次注射马血清时可在注射局部出现红肿、出血和坏死等剧烈炎症反应，并将此种现象称为 Arthus 反应。Arthus 反应发生机制简述如下：马血清作为可溶性抗原经皮下反复免疫后，可诱导机体产生高效价马血清特异性 IgG 抗体；上述 IgG 抗体可通过血液循环进入皮下毛细血管周围组织。再次皮下注射马血清（可溶性抗原）时，存在于皮下组织中的马血清特异性 IgG 抗体可与之结合形成免疫复合物；上述免疫复合物能够激活补体系统产生过敏毒素（C3a、C5a），使局部组织中肥大细胞活化；亦可通过免疫复合物中 IgG 抗体 Fc 段直接与局部组织中肥大细胞表面相应受体（FcγR）结合而使之活化。活化肥大细胞脱颗粒、释放组胺等生物活性介质可使局部组织中血管扩张通透性增强引发局部组织充血水肿，还有助于血管内中性粒细胞向免疫复合物存在部位渗出。补体裂解产物 C5a 可招募血管内中性粒细胞进入免疫复合物存在部位，并通过其表面 IgGFc 受体对免疫复合物中抗体 Fc 段的识别结合而被激活，释放多种蛋白水解酶类物质引发局部炎症反应和损伤。

2. 类 Arthus 反应　①局部反复注射胰岛素可刺激机体产生相应 IgG 类抗体；若此时局部再次注射胰岛素后即可出现红肿、出血和坏死等与 Arthus 反应类似的局部炎症反应和损伤。②长期吸入某种真菌孢子或含有动、植物蛋白的粉尘可刺激机体产生相应 IgG 类抗体；当上述可溶性抗原与相应抗体在肺泡或肺泡间质内结合形成免疫复合物时，可引发临床称之为超敏反应性肺炎的肺部急性炎症反应。

（二）全身性免疫复合物病

1. 血清病　通常在初次大量注射抗毒素（马血清）后 1~2 周发生，其主要临床症状是发热、皮疹、淋巴结肿大、关节肿痛和一过性蛋白尿等。血清病是由于患者体内抗毒素抗体已经产生而抗毒素尚未完全排除，二者结合形成中分子可溶性循环免疫复合物所致。血清病具有自限性，停止注射抗毒素后症状可自行消退。应用大剂量青霉素、磺胺等药物也可引起类似血清病样的反应。

2. 链球菌感染后肾小球肾炎　一般发生于 A 族溶血性链球菌感染后 2~3 周，此时患者体内产生抗链球菌抗体；体内部分链球菌裂解破坏释放相应可溶性抗原；二者结合形成中分子可溶性循环免疫复合物沉积在肾小球基底膜上可引发免疫复合物型肾炎。此种免疫复合物型肾炎也可在其他病原微生物如葡萄球菌、肺炎链球菌、乙型肝炎病毒或疟原虫感染后发生。

3. 类风湿关节炎　病因复杂尚未完全阐明，可能与病毒或支原体等病原微生物在体内反复持续感染有关。目前认为，上述病原体或其代谢产物能使体内 IgG 分子发生变性，从而刺激机体产生抗变性 IgG 的自身抗体。此种自身抗体以 IgM 为主，临床称之为类风湿因子（rheumatoid factor, RF）。上述自身变性 IgG 与类风湿因子结合形成的免疫复合物反复沉积于小关节滑膜不断募集活化中性粒细胞，使其释放多种酶类物质和促炎细胞因子导致滑膜组织或软骨损伤引发类风湿关节炎。

第四节　Ⅳ型超敏反应

Ⅳ型超敏反应是由致敏 T 细胞与相应抗原作用后引起的以单个核细胞浸润和组织细胞损伤为主要特征的炎症反应。此型超敏反应发生较慢，当机体再次接受相同抗原刺激后通常需经 24~72h 方可出现炎症反应，因此又称迟发型超敏反应。此型超敏反应发生与抗体和补体无关，而与致敏 T 细胞介导的细胞免疫应答有关。

一、Ⅳ型超敏反应的发生机制

Ⅳ型超敏反应发生机制与细胞免疫应答机制基本相同，只是前者可使机体出现明显的免疫病理损伤，后者产生对机体有益的免疫保护作用。Ⅳ型超敏反应如图 16-8 所示，简述如下。

1. 致敏 T 细胞的形成　临床常见Ⅳ型超敏反应通常是由胞内寄生菌、某些病毒和寄生虫感染或某些化学物质诱导产生。摄取上述病原体等抗原性异物的髓样 DC 或被胞内病原体感染的髓样 DC 可将外源/内源性抗原加工产物以抗原肽-MHC Ⅱ/Ⅰ类分子复合物形式表达于细胞表面，供抗原特异性初始 $CD4^+$ Th 细胞或 $CD8^+$ CTL 识别，并使之活化进而增殖分化为致敏 Th1 细胞或致敏 CTL 后介导产生Ⅳ型超敏反应。

2. 致敏 T 细胞介导的炎症反应和细胞毒作用　致敏 T 细胞再次与相应抗原接触后，可通过释放一系列细胞因子或细胞毒性介质引起以单个核细胞浸润和组织损伤为主要特征的Ⅳ型超敏反应。

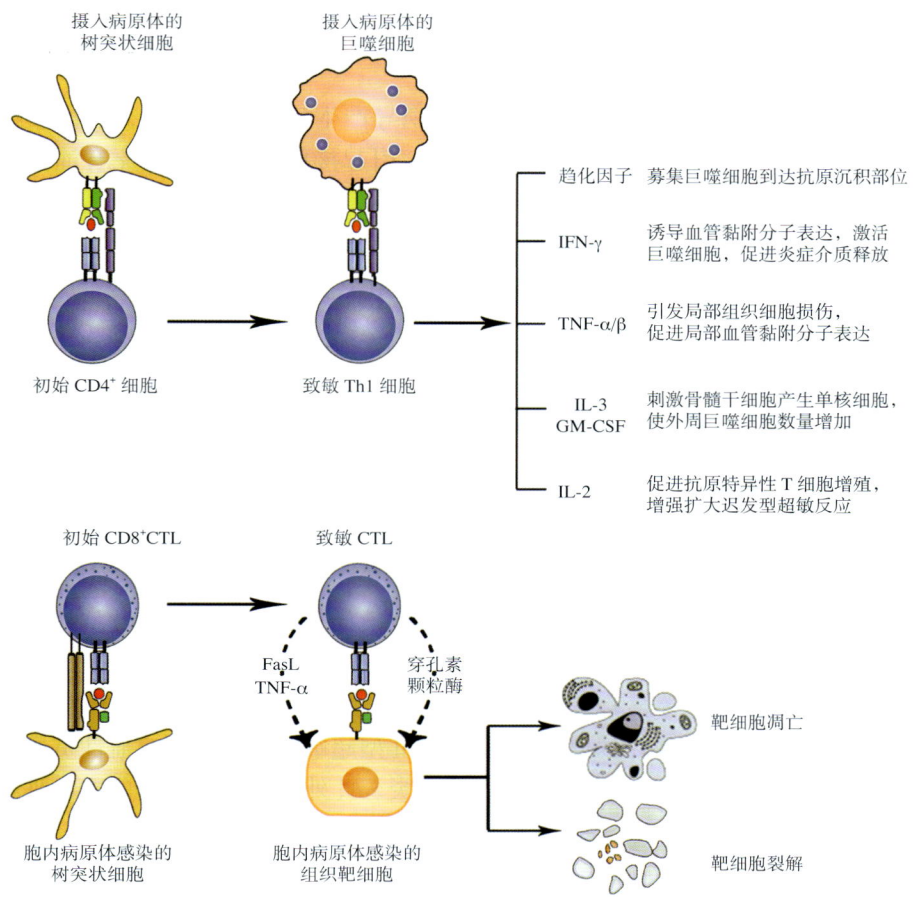

图 16-8　Ⅳ型超敏反应发生机制示意图

（1）致敏 Th1 细胞介导的炎症反应和组织损伤：致敏 Th1 细胞通过表面 TCR 与巨噬细胞表面相应抗原肽 -MHC Ⅱ类分子复合物结合相互作用后，可通过释放 IFN-γ、TNF-α/β、IL-2、IL-3 和 GM-CSF 等细胞因子引起炎症反应和炎症性损伤。上述细胞因子作用简述如下：① IFN-γ 可激活巨噬细胞使其吞噬杀伤作用显著增强；并能诱导巨噬细胞合成分泌 IL-1、IL-6、血小板活化因子、前列腺素和其他炎性介质引发病理性免疫损伤。② TNF-α/β 可活化局部血管内皮细胞，使其表面黏附分子表达增高；同时合成分泌 CXCL8（IL-8）和 CCL2（MCP-1）等趋化因子促使血液中吞噬细胞和淋巴细胞与血管内皮细胞黏附，进而迁移外渗、聚集在抗原存在部位参与炎症反应；局部高浓度 TNF-β 可直接对周围组织细胞产生细胞毒作用引起组织损伤。③ IL-3 和 GM-CSF 可刺激骨髓干细胞产生单核细胞，使外周巨噬细胞数量增加；IL-2 可促进抗原特异性 T 细胞增殖，具有增强和扩大迟发型超敏反应的作用。

（2）致敏 CTL 介导的细胞毒性作用：致敏 CTL 通过表面 TCR 与靶细胞表面相应抗原肽 -MHC Ⅰ类分子复合物结合相互作用后，可通过释放穿孔素、颗粒酶、TNF-α 和表达 FasL 等作用方式使靶细胞溶解破坏或发生凋亡。

二、临床常见的Ⅳ型超敏反应性疾病

1. **传染性迟发型超敏反应** 结核分枝杆菌等胞内寄生菌、某些病毒和真菌感染可使机体发生Ⅳ型超敏反应。该种超敏反应是在感染过程中发生故称传染性迟发型超敏反应。结核病患者肺空洞形成、干酪样坏死，麻风病患者皮肤肉芽肿形成和结核菌素皮试引起的局部组织损伤均与迟发型超敏反应有关。

2. **接触性皮炎** 是机体经皮肤接受抗原刺激诱导产生致敏T细胞后，再次接触相同抗原时发生的以皮肤损伤为主要特征的Ⅳ型超敏反应。引起接触性皮炎的抗原有油漆、染料、农药、化妆品、药物（磺胺、青霉素）和某些化学物质（二硝基氯/氟苯）等。上述小分子半抗原与表皮细胞内角蛋白结合形成的完全抗原可刺激机体产生相应致敏效应T细胞，当患者再次接触相同抗原时即可发生接触性皮炎，在局部皮肤出现红肿、皮疹、水泡，严重者可出现剥脱性皮炎。

第五节 各类超敏反应比较及其与疾病的关系

超敏反应分型及其特征比较如表16-2所示。根据发生机制将超敏反应分为四种类型，但临床实际情况非常复杂，有些超敏反应性疾病可由多种免疫损伤机制引起，例如：①系统性红斑狼疮引起的肾损伤主要由Ⅲ型超敏反应所致，而患者同时发生的血细胞减少症则起因于Ⅱ型超敏反应。②链球菌感染后肾小球肾炎主要由Ⅲ型超敏反应引起，也可由Ⅱ型超敏反应所致。

同一抗原在不同条件下也可引发不同类型的超敏反应，例如：青霉素引发的超敏反应通常以过敏性休克、荨麻疹、哮喘等Ⅰ型超敏反应为主；亦可引起局部类Arthus反应和关节炎等Ⅲ型超敏反应；长期大剂量静脉注射，还可引发由Ⅱ型超敏反应引起的溶血性贫血；反复多次局部涂抹则可引发由Ⅳ型超敏反应引起的接触性皮炎。此外由青霉素引起的Ⅰ、Ⅲ和Ⅱ、Ⅳ混合型超敏反应病例也偶有发生。

表16-2 超敏反应分型及其特征比较

超敏反应型别	参与的免疫分子和细胞	发生机制	病种举例
Ⅰ型超敏反应（速发型）	IgE类抗体 肥大细胞 嗜碱性粒细胞 组胺 酶类物质 脂类物质 细胞因子	1.变应原刺激机体产生IgE抗体，后者与肥大/嗜碱性粒细胞FcεRⅠ结合产生致敏效应细胞； 2.变应原与致敏效应细胞表面IgE结合，使FcεRⅠ交联导致效应细胞活化； 3.效应细胞脱颗粒，释放组胺、白三烯等生物活性物质，作用效应器官引起临床症状。	过敏性休克 支气管哮喘 过敏性鼻炎 食物过敏症 特应性皮炎 荨麻疹
Ⅱ型超敏反应（细胞毒型）	IgG/IgM类抗体 补体系统 巨噬细胞 NK细胞	1.细胞表面抗原或附着在细胞表面的抗原/半抗原与相应抗体结合； 2.激活补体经典途径形成攻膜复合物导致靶细胞溶解破坏； 3.通过调理吞噬作用杀伤靶细胞； 4.通过ADCC作用杀伤靶细胞； 5.细胞表面激素/神经递质受体与相应抗体结合，介导细胞功能亢进/低下。	输血反应 新生儿溶血症 自身免疫溶血性贫血 药物过敏血细胞减少 肺出血-肾炎综合征 弥漫性甲状腺肿 重症肌无力
Ⅲ型超敏反应（免疫复合物型）	IgG/IgM类抗体 补体系统 血小板 嗜碱性粒细胞 中性粒细胞 肥大细胞	1.中分子免疫复合物沉积于血管内皮细胞表面/间隙或在皮肤黏膜组织中形成； 2.激活补体产生过敏毒素和C3b，使嗜碱性粒细胞/肥大细胞/血小板活性释放血管活性胺类物质引起局部组织水肿； 3.中性粒细胞聚集，释放溶酶体酶等蛋白水解酶，使组织细胞溶解破坏； 4.活化血小板聚集形成微血栓，导致局部组织缺血/出血/坏死。	Arthus反应 类Arthus反应 血清病 类风湿关节炎 链球菌感染后肾小球肾炎
Ⅳ型超敏反应（迟发型）	CD4$^+$Th1细胞 IFN-γ、IL-2 TNF-α/β CD8$^+$CTL 穿孔素、颗粒酶 FasL、TNF-α	1.抗原激活初始T细胞，使之增殖分化为致敏Th1细胞和致敏CTL； 2.致敏Th1细胞再次接受相同抗原刺激，通过释放Th1型细胞因子引起炎症反应或迟发型超敏反应； 3.致敏CTL再次接受相同抗原刺激，通过释放细胞毒性物质使靶细胞溶解破坏或凋亡。	传染性迟发型超敏反应 接触性皮炎 移植排斥反应

（朱 玲）

第十七章 自身免疫病

第一节 自身免疫病概述

一、自身免疫和自身免疫病

免疫系统具有区分"自身"和"非己"的能力，对外来病原体等非己抗原能够产生适度免疫应答将其清除；对自身抗原则处于无应答状态，即形成自身免疫耐受。但自身免疫耐受有一定限度，事实上在正常人体内仍有一定数量自身反应性T、B淋巴细胞克隆存在并能对某些自身抗原发生应答，产生天然自身抗体（nature autoantibody）和（或）自身反应性效应T细胞。上述自身免疫应答有助于清除体内衰老损伤或变性自身组织细胞和成分，对维持机体生理平衡和自身稳定具有重要意义。自身免疫病（autoimmune disease）是机体自身免疫耐受机制失调或破坏，导致自身组织器官损伤或出现功能异常的免疫病理状态。

自身免疫病种类很多，其诱因和临床表现各不相同，但有如下共同特征：①女性发病率高于男性，初发多在育龄阶段；②有明显的遗传倾向；③多呈反复发作和慢性迁延趋势，严重影响患者的工作和生活质量；④患者体内可检出高效价自身抗体和（或）自身反应性T细胞；⑤病情转归与自身免疫反应强度密切相关，应用免疫抑制剂治疗有效。

二、自身免疫病的分类

自身免疫病临床表现复杂多样，尚无统一分类标准。根据自身抗原在组织器官中的分布及其分布范围，可将自身免疫病分为器官特异性自身免疫病和系统性自身免疫病。

器官特异性自身免疫病（organ specific autoimmune disease）是指患者病变通常只局限于具有某种自身抗原的特定器官，而极少累及其他组织器官的自身免疫病，如桥本甲状腺炎、1型糖尿病（胰岛素依赖性糖尿病）和重症肌无力等（表17-1）。系统性自身免疫病（systemic autoimmune disease）是机体针对多种自身抗原产生的病变累及多个组织器官的病理性免疫反应，如系统性红斑狼疮、类风湿关节炎和多发性硬化等（表17-1）。

表17-1 几种常见的人类自身免疫病

自身免疫病	自身抗原	免疫效应分子和细胞	发病范围
桥本甲状腺炎	甲状腺球蛋白、甲状腺过氧化物酶	自身抗体	器官特异性
2型糖尿病	胰岛素受体	自身抗体	器官特异性
自身免疫性溶血性贫血	红细胞膜表面蛋白	自身抗体	器官特异性
重症肌无力	乙酰胆碱受体	自身抗体（阻断）	器官特异性
弥漫性甲状腺肿	促甲状腺激素受体	自身抗体（刺激）	器官特异性
交感性眼炎	眼晶状体蛋白（隐蔽抗原）	自身反应性CTL	器官特异性
1型糖尿病	胰岛β细胞	自身反应性CTL、自身抗体	器官特异性
多发性硬化症（MS）	髓磷脂碱性蛋白	自身反应性Th1细胞	全身性（系统性）
强直性脊椎炎（AS）	脊椎关节抗原	自身抗体、免疫复合物	全身性（系统性）
类风湿关节炎（RA）	关节滑膜、结缔组织、变性IgG	自身抗体、免疫复合物	全身性（系统性）
系统性红斑狼疮（SLE）	DNA、核蛋白等	自身抗体、免疫复合物	全身性（系统性）

第二节 自身免疫病发生相关因素

自身免疫病是因机体自身免疫耐受机制失调或破坏，导致体内自身反应性淋巴细胞活化或过度活化所致。自身免疫病发生相关因素复杂，主要包括：①抗原相关因素，如隐蔽抗原释放、自身抗原改变、分子模拟和表位扩展；②免疫细胞和组织相关因素，如T-B细胞旁路活化、调节T细胞异常、MHC分子和共刺激分子表达异常；③遗传相关因素，如HLA与自身免疫病的相关性、Fas/FasL等免疫相关基因缺陷与自身免疫病的相关性等。

一、抗原相关因素

1. 隐蔽抗原释放　隐蔽抗原（sequestered antigen）是指正常情况下，存在于免疫豁免部位的某些与免疫系统相对隔绝，即从未与免疫细胞接触过的自身抗原成分。隐蔽抗原主要存在于脑、睾丸和眼睛等免疫豁免部位。在个体发育过程中，针对上述隐蔽自身抗原的自身反应性淋巴细胞因未能与之接触而被保留；在手术、外伤或感染等情况下，上述隐蔽抗原一旦暴露或释放即能与体内相应自身反应性淋巴细胞结合，使之活化产生应答引发自身免疫病。例如：①输精管结扎术或输精管损伤导致精子释放入血，可刺激机体产生抗精子抗体引发自身免疫性睾丸炎。②一侧眼外伤导致晶状体或葡萄膜色素蛋白释放，可刺激机体免疫系统产生针对上述隐蔽抗原的效应CTL克隆；此种自身反应性效应CTL对健侧眼组织发动攻击，可引发自身免疫性交感性眼炎。

2. 自身抗原性质改变　微生物感染、物理和化学药物等因素均有可能使自身抗原发生改变，从而刺激机体产生免疫应答引发自身免疫病。例如：①肺炎支原体感染导致红细胞表面抗原成分发生改变，可刺激机体产生抗红细胞抗体引发溶血性贫血；②变性自身IgG可刺激机体产生相应IgM类自身抗体（类风湿因子），二者结合形成的免疫复合物可引发类风湿关节炎等自身免疫病。

3. 分子模拟假说　共同抗原介导产生的交叉反应是建立分子模拟假说（molecular mimicry hypothesis）的实验和理论基础。分子模拟假说认为某些微生物具有与人体正常组织细胞相同或相似的抗原表位；它们感染机体后产生的微生物B细胞表位特异性抗体不仅能与微生物表面相应B细胞表位结合，也能与人体正常组织细胞表面相应B细胞表位结合，并在其他固有免疫细胞和分子参与下使上述自身组织细胞损伤引发相应自身免疫病。例如，A族链球菌M蛋白与人心肌肌球蛋白具有相同的B细胞表位，A族链球菌感染后诱导机体产生的抗体不仅能与链球菌M蛋白B细胞表位结合，也能与人心肌肌球蛋白相应B细胞表位结合导致心肌损伤。

4. 表位扩展　根据抗原表位刺激机体产生免疫应答的强弱和先后，可将其分为原发表位和继发表位。原发表位（primary epitope）是抗原分子众多表位中首先激发机体免疫应答的表位，又称优势表位（dominant epitope）。继发表位（secondary epitope）包括抗原表面密度较低的表位和隐藏于抗原内部的隐蔽表位（cryptic epitope），上述继发表位通常在机体后续免疫应答中发挥作用。表位扩展（epitope spreading）是指机体免疫系统首先针对抗原优势表位发生免疫应答，但在不能有效清除抗原情况下对低密度表位或清除抗原过程中暴露的隐蔽表位相继发生免疫应答的现象。表位扩展是系统性红斑狼疮和类风湿关节炎等全身性自身免疫病迁延不愈和不断加重的主要原因之一。

二、免疫细胞和组织相关因素

1. T-B细胞旁路活化　B细胞作为专职抗原提呈细胞可通过其BCR直接识别结合抗原，并将加工后抗原裂解产物以抗原肽-MHC Ⅱ类分子复合物形式提呈给相应 CD4⁺Th 细胞，即 T-B 细胞间的相互作用是由一种具有相应 B 细胞表位和 T 细胞表位的 TD 抗原介导产生的（图 17-1）。

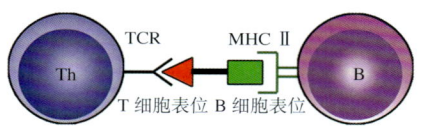

图 17-1　T-B 细胞间相互作用示意图

研究证实：体内存在某些能够识别自身组织抗原成分的自身反应性 B 细胞，而缺乏能够识别同一自身组织抗原成分的自身反应性 T 细胞。因此，上述自身反应 B 细胞由于未能获得相应自身反应性 T 细胞协助而处于活化无能状态（图 17-2）。研究发现，T 细胞与 B 细胞间可发生"旁路活化"现象，即 T、B 细胞在不识别同一 TD 抗原分子情况下，也可使 B 细胞活化产生抗体（图 17-2）。例证如下：细菌或病毒超抗原既能与自身抗原特异性 B 细胞表面 MHC Ⅱ类分子抗原肽结合槽外侧保守序列结合；又能与 Th 细胞表面 TCRβ 链可变区外侧保守氨基酸序列结合，并由此导致 T-B 细胞相互作用，使自身抗原特异性 B 细胞活化产生相应自身抗体。

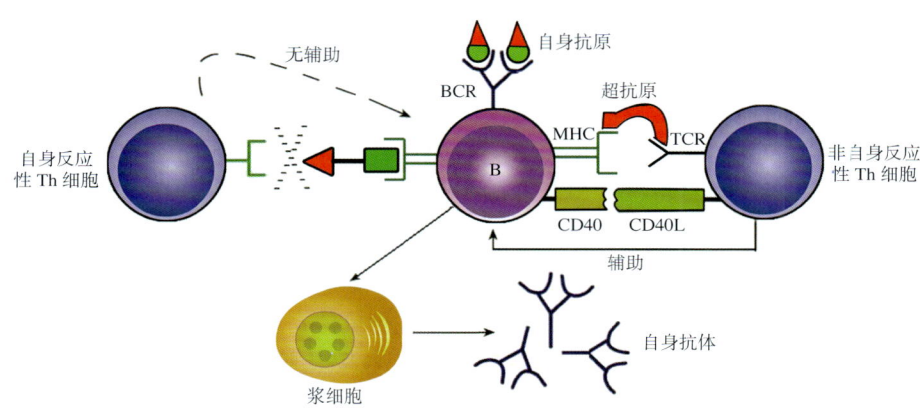

图 17-2　超抗原介导的 T-B 细胞旁路活化示意图

2. 调节性 T 细胞异常　CD4⁺CD25⁺ Foxp3⁺ 自然调节 T 细胞（nTreg）是一种具有免疫抑制作用的 T 细胞亚群，其功能异常是引发自身免疫病的主要原因之一。研究证实，nTreg 功能缺陷或 Foxp3 基因敲除小鼠易发生自身免疫病；将同系正常小鼠 nTreg 过继给上述小鼠则可抑制自身免疫病的发生。

3. MHC 分子和共刺激分子表达异常　体内某些组织细胞表面具有器官特异性自身抗原，通常上述组织细胞不表达 MHC Ⅱ类分子或共刺激分子，不能将上述自身抗原以抗原肽-MHC Ⅱ分子复合物形式表达在细胞表面或因缺乏共刺激信号，而无法诱导体内相应自身反应性 T 细胞产生免疫应答。感染发生时，某些微生物或其产物可刺激机体组织细胞产生 IFN-γ 等细胞因子；此类细胞因子能够诱导上述组织细胞表达器官特异性自身抗原肽-MHC Ⅱ分子复合物和共刺激分子，从而有效激活相应自身反应性 T 细胞引发器官特异性自身免疫病。

三、遗传相关因素

自身免疫病有明显的遗传倾向，个体发生自身免疫病的概率与其遗传背景密切相关。

1. HLA-Ⅰ/Ⅱ类基因与人类自身免疫病的相关性　研究发现：①重症肌无力、系统性红斑狼疮和 1 型糖尿病与 HLA-DR3 有关；②类风湿关节炎和寻常型天疱疮与 HLA-DR4 有关；③肺出血肾炎综合征和多发性硬化症与 HLA-DR2 有关；④强直性脊柱炎与 HLA-B27 有关；⑤桥本甲状腺炎与 HLA-DR5 有关。携带上述特定基因者与同种族健康人相比，相关自身免疫病的发生概率明显增高。

2. 免疫相关基因与人类自身免疫病的关系　　研究发现：① C1q 或 C4 基因缺陷个体可因清除免疫复合物能力减弱，使体内循环免疫复合物持续存在而易患系统性红斑狼疮；② Fas/FasL 基因缺陷个体可因活化诱导的细胞死亡机制出现障碍，而易患自身反应性淋巴细胞增殖综合征等自身免疫病；③ CTLA-4 等位基因突变个体可因产生无活性 CTLA-4 分子，而易患糖尿病和甲状腺疾病等自身免疫病。

3. 性别与人类自身免疫病的关系　　研究发现：①女性发生系统性红斑狼疮和多发性硬化症的概率比男性高 10～20 倍；②女性类风湿关节炎发病率为男性的 3～4 倍；③男性强直性脊柱炎发病率约为女性的 3 倍。

第三节　自身免疫病及其组织细胞损伤机制和防治原则

一、常见自身免疫病

自身免疫病组织细胞损伤机制与某些超敏反应性疾病相同。许多自身免疫病已在超敏反应性疾病中论述。本节将对在超敏反应性疾病中尚未提及的几种常见自身免疫病进行简要介绍。

1. 桥本甲状腺炎（Hashimoto's thyroiditis, HT）　是由体内甲状腺过氧化物酶特异性自身抗体或甲状腺球蛋白特异性自身抗体与甲状腺组织相应自身抗原结合后，通过抗体依赖性细胞介导的细胞毒作用（ADCC）和补体激活介导产生的细胞毒作用，使甲状腺组织损伤破坏、甚至萎缩的一种器官特异性自身免疫病。病程早期患者没有临床症状，但可检出上述自身抗体；中期患者甲状腺轻度肿大、滤泡破坏，可检出高滴度自身抗体；晚期甲状腺萎缩并且功能减退出现明显临床症状。桥本甲状腺炎是最常见的自身免疫性甲状腺病，女性发病率是男性的 3～4 倍。

2. 1 型糖尿病（diabetes mellitus type 1）　是由体内胰岛 β 细胞特异性自身反应性 CTL 和抗胰岛 β 细胞自身抗体作用于胰岛 β 细胞，使之损伤导致胰岛素分泌不足引发的器官特异性自身免疫病，又称胰岛素依赖性糖尿病（insulin-dependent diabetes mellitus, IDDM）。患者发病年龄多为 11～12 岁，可因胰岛素水平低下而导致糖代谢紊乱和血糖浓度增高；主要临床症状是多尿、烦渴、体重和视力下降等。

3. 多发性硬化（multiple sclerosis, MS）　是由体内髓磷脂碱性蛋白特异性 $CD4^+$ Th1 细胞持续作用于中枢神经组织引发的慢性进行性中枢神经系统脱髓鞘病。患者反复出现短暂视觉、运动和触觉等神经功能障碍，最终导致全身瘫痪和中枢神经系统功能丧失。研究发现：①患者中枢神经组织布满脱髓鞘而形成的白斑，其内富含巨噬细胞、T 细胞和 B 细胞；②多数患者血清中含有高水平抗麻疹病毒抗体，目前认为 MS 发生可能与麻疹病毒感染有关。

4. 系统性红斑狼疮（systemic lupus erythematosus, SLE）　是由抗 DNA、抗组蛋白等多种自身抗体与相应自身抗原结合形成的循环免疫复合物沉积于皮下、关节和肾小球基底膜等处，通过激活补体系统和某些固有免疫细胞使局部组织细胞发生损伤引发的全身性自身免疫病。患者多为育龄妇女，主要临床表现为发热、关节疼痛、面部红斑、血尿、蛋白尿、红细胞沉降率加快和高丙种球蛋白血症等。SLE 病因尚不明确，可能与易感患者发生持续性病毒感染或免疫调节功能紊乱，导致体内某些自身抗原发生改变或多克隆自身反应性 B 细胞过度活化有关。

二、自身组织器官和细胞损伤机制

自身免疫应答引发的组织器官或细胞损伤机制与某些超敏反应性疾病相同或相似；其中多数自身免疫病主要通过某种超敏反应机制引发，有些自身免疫病如强直性脊柱炎、类风湿关节炎和系统性红斑狼疮也可通过多种超敏反应机制引发。

1. 自身抗体介导的组织细胞损伤　自身组织细胞特异性自身抗体与靶细胞表面相应抗原结合后，可通过经典Ⅱ型超敏反应机制，即通过激活补体系统、调理吞噬和ADCC作用使上述组织细胞溶解破坏。自身免疫性血细胞减少症即为典型的由抗血细胞自身抗体介导产生的自身免疫病。

2. 自身抗体介导的组织细胞功能异常　某些针对组织细胞表面激素受体或神经递质受体的自身抗体，可通过模拟相应配体或竞争性抑制相应配体的作用方式使相关组织细胞功能发生紊乱引发自身免疫病。例如：①弥漫性甲状腺肿（Graves disease）患者体内抗促甲状腺激素（TSH）受体的自身抗体与甲状腺上皮细胞表面TSH受体结合后，可模拟TSH刺激甲状腺上皮细胞合成分泌过量甲状腺素引发甲状腺功能亢进。②重症肌无力患者体内抗乙酰胆碱受体（AchR）的自身抗体可通过与乙酰胆碱竞争结合神经肌肉接头处AchR的作用方式，对乙酰胆碱产生抑制或阻断作用从而使患者出现肌肉无力等临床症状。

3. 自身抗原-抗体复合物介导的组织器官损伤　自身抗体与相应可溶性抗原结合形成的循环免疫复合物可通过以Ⅲ型超敏反应为主的作用机制引发全身性自身免疫病。如类风湿关节炎患者体内由类风湿因子（IgM类自身抗体）与相应抗原（变性自身IgG）结合形成的循环免疫复合物沉积于皮肤、关节、肾小球等处毛细血管基底膜后，可通过激活补体系统、嗜碱性粒细胞、中性粒细胞而使多种组织细胞损伤，引发全身性自身免疫病。

4. 自身反应性T细胞介导的损伤　某些自身免疫病主要由自身反应性$CD4^+Th1$细胞或$CD8^+CTL$介导产生，其组织细胞损伤机制与Ⅳ型超敏反应相同。自身反应性Th1细胞可通过释放Th1型细胞因子和在活化巨噬细胞参与作用下，使局部组织细胞发生慢性炎症性损伤。自身反应性$CD8^+CTL$则可通过对局部自身组织细胞表面相应自身抗原肽-MHCⅠ类分子复合物的识别结合产生细胞杀伤作用，例如：①多发性硬化患者体内髓磷脂碱性蛋白特异性$CD4^+Th1$细胞可持续作用于中枢神经组织，引发慢性炎症性脱髓鞘病；②1型糖尿病患者体内胰岛β细胞特异性$CD8^+CTL$可持续杀伤胰岛β细胞，导致胰岛素分泌不足引发胰岛素依赖性糖尿病。

三、自身免疫病的治疗原则

自身免疫病最佳治疗方案是帮助机体恢复正常免疫耐受状态，但因人工诱导免疫耐受方法尚未成功建立而使上述目标难以实现。目前临床治疗方案除控制发病诱因外，主要采用抑制或阻断体内病理性自身免疫应答方法以缓解或减轻患者临床症状。现行和试验性治疗方案举例如表17-2所示。

表17-2 自身免疫病的治疗

治疗方案	作用机制
现行治疗	
补充缺失的激素	口服/注射甲状腺素，治疗桥本甲状腺炎
	注射胰岛素，治疗糖尿病
非激素类消炎药	口服阿司匹林，治疗关节肿痛
	口服布洛芬（Ibuprofen），治疗关节肿痛
糖皮质激素	口服泼尼松（Prednisone），抑制炎症反应
细胞毒类药物	口服/注射硫唑嘌呤，抑制T/B细胞活化
	口服/注射环磷酰胺，抑制T/B细胞活化
	口服/注射环孢素A，抑制T细胞产生IL-2
试验治疗	
可溶性TNF-α受体（Etanercept）	抑制TNF介导产生的炎症反应和细胞损伤，治疗类风湿关节炎
抗TNF-α单克隆抗体（Infliximab）	抑制TNF介导产生的炎症反应和细胞损伤，治疗类风湿关节炎
IL-1R拮抗剂（anbiding 等）	抑制IL-1，治疗类风湿关节炎
CTLA-4-Ig 重组蛋白	高亲和力结合B7分子，抑制T细胞活化治疗多发性硬化症
抗CD40L	阻断CD40L与CD40结合，抑制B细胞活化治疗多发性硬化症
口服免疫耐受	髓鞘碱性蛋白，治疗多发性硬化症

（白　虹）

第十八章 免疫缺陷病

免疫缺陷病（immunodeficiency disease, IDD）是免疫系统先天发育障碍或后天损伤所致免疫功能低下或缺陷引起的一组临床综合征。免疫缺陷病按其发病原因，可分为原发性（先天性）免疫缺陷病和继发性（获得性）免疫缺陷病两大类。免疫缺陷病种类很多，临床表现形式多样，但通常具有以下共同特点：①患者对病原体易感性增加，临床表现为反复感染且难以控制；②感染性质和严重程度主要取决于免疫缺陷的类型，如体液免疫缺陷、吞噬细胞缺陷、补体缺陷导致的感染主要由化脓性细菌引起，而细胞免疫缺陷导致的感染主要由病毒、真菌、胞内寄生菌和原虫引起；③细胞免疫缺陷患者易发肿瘤，特别是淋巴系统恶性肿瘤；④患者常伴发自身免疫病、超敏反应和炎症性疾病；⑤多数免疫缺陷病患者有遗传倾向，约 1/3 为常染色体遗传，1/5 为性染色体隐性遗传。

第一节　原发性免疫缺陷病

原发性免疫缺陷病（primary immunodeficiency disease, PIDD）是由于免疫系统遗传基因异常或先天发育障碍所致免疫功能不全或缺失引发的疾病。PIDD 多发于婴幼儿，根据病变主要累及免疫细胞种类和分子的不同，可将其大致分为以下五类，即抗体缺陷为主的免疫缺陷病、原发性 T 细胞缺陷病、联合免疫缺陷病、吞噬细胞缺陷和补体系统缺陷。

一、抗体缺陷为主的免疫缺陷病

抗体缺陷为主的免疫缺陷病是指 B 细胞发育缺陷或 B 细胞 Ig 类别转换机制失调引发的以抗体生成或功能缺陷为特征的免疫缺陷病，主要包括 X 连锁无丙种球蛋白血症、X 连锁高 IgM 综合征和选择性 IgA 缺陷等（表 18-1）。

1. X 连锁无丙种球蛋白血症（X-linked agammaglobulinemia, XLA）　是最常见的原发性 B 细胞免疫缺陷病，因其首次被 Bruton 报道又称 Bruton 病。该病为 X 连锁隐性遗传，女性为携带者，男性婴儿出生后 6～9 个月开始发病；临床以反复化脓性细菌感染为主要特征，约 20% 的患儿伴有自身免疫病。患者外周血和淋巴组织中成熟 B 细胞、浆细胞及各类 Ig 减少或缺失，但外周血 T 细胞数目和功能正常。

该病是因位于 X 染色体（Xq22）上 B 细胞酪氨酸激酶（B cell tyrosine kinase, Btk）基因缺陷导致 B 细胞成熟障碍所致。Btk 是一种信号转导分子，在 B 细胞分化发育早期参与细胞内活化信号的转导；Btk 基因突变或缺失导致 B 细胞酪氨酸激酶合成障碍，可使 B 细胞发育停滞于前 B 细胞阶段不再继续发育，从而导致患者成熟 B 细胞减少或缺失。

2. X 连锁高 IgM 综合征（X-linked hyper immunoglobulin M syndrome, XHIM）　是一种较为罕见的以抗体缺陷为主的免疫缺陷病，约 70% 的 XHIM 患者呈 X 连锁隐性遗传，多见于男性。患者 B 细胞发育正常，但血清中 IgG、IgA、IgE 水平明显降低或缺乏，IgM 含量正常或代偿性升高。患者临床表现为反复发生细菌性感染和卡氏肺孢子虫病等机会感染，上述所见提示患者不仅体液免疫功能缺陷，细胞免疫功能也受损。

XHIM 发病机制是 X 染色体（Xq26）上 CD40L 基因突变，导致活化 CD4$^+$Th 细胞不能表达 CD40L 或表达无功能 CD40L，从而影响 Th 细胞对 B 细胞的激活作用，使 B 细胞不能获得共刺激信号并由此导致患者血清 IgG、IgA、IgE 含量显著降低或缺失。

3. 选择性 IgA 缺陷（selective IgA deficiency） 是一种常见的以 IgA 缺陷为主的原发性免疫缺陷病，病因尚未查明。患者血清 IgA 和分泌型 IgA 含量极低，IgG、IgM 水平正常或略高；多数患者无明显临床症状或仅表现为呼吸道和消化道的轻度感染；少数患者可反复出现严重感染，常伴有类风湿关节炎（RA）和系统性红斑狼疮（SLE）等自身免疫病。

二、原发性 T 细胞缺陷病

原发性 T 细胞缺陷病（primary T cell immunodeficiency）是 T 细胞发育分化和功能出现障碍引发的以细胞免疫功能低下为主，同时体液免疫功能也受损的一类免疫缺陷病（表 18-1）。

1. 先天性胸腺发育不全（congenital thymic aplasia） 是因妊娠早期胎儿第 Ⅲ、Ⅳ 咽囊发育障碍，导致胸腺、甲状旁腺、主动脉弓和面部器官发育不全所致的疾病，又称 DiGeorge 综合征。患者 T 细胞数目减少，细胞免疫应答能力显著降低；虽然 B 细胞数目正常，但对 TD 抗原的体液免疫应答能力显著下降。患儿易被胞内寄生菌、病毒和真菌感染，接种牛痘、麻疹、BCG 等减毒活疫苗后可导致全身感染甚至死亡。胚胎胸腺移植对该病具有一定疗效。

2. T 细胞活化与功能缺陷 T 细胞膜分子表达异常或细胞内信号转导分子缺陷，可使 T 细胞在识别、活化、发育和功能等多方面出现障碍，例如：① TCR 表达异常或缺失可影响 T 细胞的识别功能；② CD3 分子 γ、ε 或 δ 链变异或缺失可使胞内信号转导受阻，影响 T 细胞活化；③ ZAP-70 基因突变可阻断 TCR-CD3 复合受体分子胞内的信号转导，并能影响 $CD8^+$ T 细胞的正常发育；④ NF-AT 基因缺陷可影响 T 细胞正常转录功能，使其 IL-2、IFN-γ 合成减少或 IL-2R 表达降低导致 T 细胞功能缺陷。

三、联合免疫缺陷病

联合免疫缺陷病（combined immunodeficiency disease, CID）是一类因 T、B 淋巴细胞发育或功能障碍导致患者细胞和体液免疫功能缺陷引发的疾病，多见于新生儿和婴幼儿。联合免疫缺陷病包括重症联合免疫缺陷病（severe combined immunodeficiency disease, SCID）、毛细血管扩张性共济失调综合征（ataxia telangiectasia syndrome, ATS）和 Wiskott-Aldrich 综合征，本节摘要介绍如下几种重症联合免疫缺陷病（表 18-1）。

1. X 连锁重症联合免疫缺陷病（X-linked SCID, XSCID） 是因 IL-2 受体 γ 链基因突变和缺失引发的一种 X 连锁隐性遗传病，占 SCID 的 50%～60%。患儿外周血 T 细胞和 NK 细胞数量减少，细胞免疫功能缺陷；B 细胞数量正常，但因缺乏 T 细胞辅助而使血清 Ig 水平显著降低；患儿多因反复感染而死亡。IL-2 受体 γ 链是 IL-2R、IL-4R、IL-7R、IL-9R、IL-15R 和 IL-21R 等细胞因子受体所共有和参与信号转导的亚单位，其中 IL-7R 和 IL-15R γ 链信号转导障碍可影响 T 和 NK 细胞早期发育，导致功能缺陷；IL-2R 和 IL-4R γ 链信号转导障碍可导致 B 细胞功能缺陷。

2. 腺苷脱氨酶 / 嘌呤核苷磷酸化酶缺陷引发的重症联合免疫缺陷病

（1）腺苷脱氨酶缺陷：是因腺苷脱氨酶（adenosine deaminase, ADA）基因突变和缺失引发的一种常染色体隐性遗传性疾病，约占 SCID 的 15%。患者可因缺失 ADA 而使淋巴细胞内核苷酸代谢产物 dATP 大量累积；dATP 对合成 DNA 所必需的核糖核酸还原酶具有抑制作用，可影响 T、B 淋巴细胞的发育、分化和成熟（表 18-1）。患者临床表现为成熟淋巴细胞数目减少、功能受损，细胞和体液免疫应答能力下降常反复发生病毒、真菌和细菌感染。

（2）嘌呤核苷磷酸化酶缺陷：是因嘌呤核苷磷酸化酶（purine nucleotide phosphorylase, PNP）基因突变或缺失引发的一种常染色体隐性遗传性疾病，约占 SCID 的 4%。患者可因缺失 PNP

而使鸟嘌呤核苷转化为鸟嘌呤通路和次黄嘌呤核苷肌苷转化为次黄嘌呤通路受阻，结果导致脱氧鸟苷（dG）和三磷酸鸟嘌呤核苷（dGTP）等代谢产物大量累积。上述代谢产物对合成DNA所需的核糖核酸还原酶具有抑制作用，可影响T、B淋巴细胞的增殖分化和成熟（表18-1）。患者临床表现为成熟淋巴细胞数目减少、功能低下，常反复发生病毒、细菌和真菌感染。

3. MHC分子缺陷引发的重症联合免疫缺陷病

（1）MHC Ⅰ类分子缺陷：是因抗原加工相关转运体（TAP）基因突变引发的一种常染色体隐性遗传性疾病。患者可因不能将内源性抗原肽转运至内质网而使抗原肽-MHC Ⅰ类分子在胸腺基质细胞和其他抗原提呈细胞表面的表达受到影响，结果导致患者CD8⁺T细胞功能低下，反复发生慢性呼吸道病毒感染（表18-1）。

（2）MHC Ⅱ类分子缺陷：是因MHC Ⅱ类分子相关调节基因突变引发一种常染色体隐性遗传性疾病，又称Ⅱ型裸淋巴细胞综合征（type Ⅱ bare lymphocyte syndrome）。其发病机制如下：①Ⅱ类反式激活蛋白（class Ⅱ transactivor, CⅡTA）基因缺陷导致MHC Ⅱ类分子表达障碍；②RFX5（promoter X box regulatory factor 5）基因突变，不能产生能与MHC Ⅱ类基因启动子结合的蛋白而导致MHC Ⅱ类分子表达障碍。上述基因缺陷可使患者胸腺基质细胞和抗原提呈细胞表面MHC Ⅱ类分子表达障碍，从而影响CD4⁺T细胞增殖分化和成熟（表18-1）。患者细胞和体液免疫功能显著下降，对各类病原体的易感性显著增高，可因反复感染而死亡。

表18-1 常见抗体缺陷/T细胞缺陷/联合免疫缺陷病及其发病机制

病名	发病机制	免疫功能缺陷
抗体缺陷为主的免疫缺陷病		
1. X连锁无丙种球蛋白血症	Btk基因突变 Btk功能缺陷	成熟B细胞和各类Ig减少或缺失
2. X连锁高IgM综合征	CD40L基因突变 CD40L功能缺陷	IgM含量升高，其余各类Ig水平低下
3. 选择性IgA缺陷	尚未确定	血清和分泌型IgA水平低下或缺失
原发性T细胞缺陷病		
1. 先天性胸腺发育不全（DiGeorge综合征）	胸腺发育不全	T细胞发育和功能障碍； B细胞介导的体液免疫功能下降
2. T细胞信号转导缺陷	TCR表达异常/缺失 CD3 γ、ε、δ链异常 ZAP-70基因突变/缺失 NF-AT基因突变/缺失	T细胞识别活化、分化发育和功能障碍
重症联合免疫缺陷病		
1. X连锁重症联合免疫缺陷病	IL-2Rγ链基因突变	T细胞数目减少、功能障碍； B细胞功能缺陷，血清Ig水平低下
2. 腺苷脱氨酶缺陷	ADA基因突变/缺失	T/B细胞功能障碍，血清Ig水平低下
3. 嘌呤核苷磷酸化酶缺陷	PNP基因突变/缺失	T/B细胞功能障碍，血清Ig水平低下
4. MHC Ⅰ类分子缺陷	TAP基因突变	CD8⁺T细胞功能低下
5. MHC Ⅱ类分子缺陷	CⅡTA基因缺陷 RFX5基因突变	CD4⁺T细胞功能低下
其他联合免疫缺陷病		
毛细血管扩张共济失调综合征	DNA修复缺陷 PI3K基因缺陷	T细胞数目减少、功能受损； IgA、IgG2和IgG4减少或缺失
Wiskott-Aldrich综合征	WAS蛋白基因缺陷	T细胞数目减少、功能受损； 血清IgM减少或缺失

四、吞噬细胞缺陷

吞噬细胞缺陷包括吞噬细胞数量减少和功能异常；患者临床表现为反复发生化脓性细菌或真菌感染，轻者仅累及皮肤黏膜，重者可因全身重要器官感染而危及生命。

1. 白细胞黏附缺陷（leukocyte adhesion deficiency, LAD） 分为 LAD-1 和 LAD-2 两种类型，为常染色体隐性遗传性疾病。患者临床表现相似，均易反复发生细菌和真菌感染。

LAD-1 是因 CD18 基因突变或缺陷导致白细胞表面整合素家族中具有共同 β2 亚单位（CD18）的 LFA-1、Mac-1、P150/P95 等分子表达缺陷所致。患者吞噬细胞趋化、黏附和吞噬功能发生障碍，NK 细胞和 T 细胞趋化、激活和杀伤作用受损。LAD-2 是因岩藻糖转移酶基因突变导致白细胞和内皮细胞表面唾液酸化的路易斯寡糖（sialyl-Lewis^x）表达缺陷所致。患者白细胞或内皮细胞表面缺乏能与选择素家族成员结合的 sialyl-Lewis^x，可影响白细胞与内皮细胞之间的黏附作用。

2. 慢性肉芽肿病（chronic granulomatous disease, CGD） 是因编码还原型辅酶Ⅱ氧化酶（NADPH oxidase）系统的基因缺陷引发的一种吞噬细胞功能缺陷性疾病，多数为 X 连锁隐性遗传，少数为常染色体隐性遗传。患者可因吞噬细胞不能产生足量超氧阴离子、过氧化氢和单态氧离子，而使摄入胞内的病原菌能够存活、繁殖并随吞噬细胞游走播散至其他组织器官。上述持续慢性感染可使吞噬细胞聚集，不断产生趋化因子募集活化 CD4$^+$T 细胞和其他免疫细胞形成肉芽肿。患者对某些毒力较低的细菌和真菌易感，常反复出现化脓性感染而在淋巴结、肝、肺、骨髓等多个器官形成化脓性肉芽肿。

五、补体系统缺陷

补体系统缺陷多为常染色体隐性遗传，少数为常染色体显性遗传。补体系统中任何一种成分均有可能发生缺陷，其中补体固有成分缺陷常伴发自身免疫病和反复化脓性细菌感染；补体调节蛋白或补体受体缺陷还可表现出特有的症状和体征。

1. 遗传性血管神经性水肿（hereditary angioneurotic edema, HAE） 遗传性血管神经性水肿是因 C1 抑制物（C1INH）缺陷引发的一种常染色体显性遗传病。其发生机制简述如下：C1INH 缺陷不能有效抑制 C1 活化，从而导致 C4、C2 持续过度裂解产生大量 C2b 和 C2a；其中 C2b 进一步裂解生成大量 C2 激肽，并由此导致毛细血管扩张通透性增高，在局部皮肤和黏膜出现水肿。患者临床表现为皮肤和黏膜反复发生水肿，若水肿发生于咽喉可因窒息而死亡。

2. 阵发性夜间血红蛋白尿（paroxysmal nocturnal hemoglobinuria, PNH） 阵发性夜间血红蛋白尿是因编码 N-乙酰葡糖胺转化酶的 PIG-A 基因突变，导致糖基化磷脂酰肌醇（glycosylphosphatidylinositol, GPI）合成障碍，使补体调节蛋白衰变加速因子（DAF）和膜反应性溶解抑制物（MIRL）无法锚定在血细胞表面所致。DAF 和 MIRL 是抑制补体激活和膜攻击复合物形成的膜结合型补体调节蛋白，它们可借助 GPI 锚定在红细胞表面抗御补体激活引发的溶解破坏作用。PIG-A 基因突变导致 GPI 合成障碍，可使 DAF 和 MIRL 无法锚定在红细胞表面而使其丧失对补体活化和攻膜复合物形成的抑制作用，结果导致红细胞溶解破坏。患者临床表现为慢性溶血性贫血、全血细胞减少和静脉血栓形成，在晨尿中可出现血红蛋白。

第二节 继发性免疫缺陷病

继发性免疫缺陷病（secondary immunodeficiency disease, SIDD）是指后天继发于某些疾病（如感染、肿瘤）或使用化学药物治疗后造成机体免疫功能损伤引发的免疫缺陷病，又称获得性免疫缺陷病（acquired immunodeficiency disease, AIDD）。继发性免疫缺陷病与原发性免疫缺陷病相比更为常见，对人类健康的威胁也更加严重。

一、继发性免疫缺陷病的主要诱发因素

1. 非感染性因素　恶性肿瘤患者可因长期大量使用免疫抑制药物和营养不良而易发获得性免疫缺陷病。例如：①白血病、淋巴瘤和骨髓瘤等免疫系统肿瘤患者可因免疫功能障碍而易发SIDD；②长期大量使用糖皮质激素、环磷酰胺、环孢素A等免疫抑制药物或放射治疗，可使患者免疫系统功能受损而易发SIDD；③贫穷落后地区营养不良人群可因机体淋巴细胞发育不良、功能低下而易发SIDD。

2. 感染性因素　病毒、细菌、寄生虫感染均能不同程度地降低机体的免疫功能，重者可引发获得性免疫缺陷病。常见病原体主要包括人类免疫缺陷病毒、麻疹病毒、风疹病毒、巨细胞病毒、EB病毒、结核分枝杆菌、麻风杆菌和疟原虫。对人类危害最大的是人类免疫缺陷病毒感染后引发的获得性免疫缺陷综合征（AIDS）。

二、获得性免疫缺陷综合征

获得性免疫缺陷综合征（acquired immune deficiency syndrome, AIDS）是人类免疫缺陷病毒（human immunodeficiency virus, HIV）感染机体后引发的一种细胞免疫功能严重缺陷，常并发机会感染、恶性肿瘤和神经系统病变的临床综合征，简称艾滋病。

（一）HIV/AIDS的流行情况

自从1981年美国报道首例艾滋病患者以来，AIDS在全世界广泛蔓延。截至2011年底全球HIV感染者大约有3400多万，死亡累计人数已超过2500万。我国自1985年发现第一例艾滋病以来，截至2013年8月底全国累计报告HIV感染和患病人数约42.9万，其中死亡人数12.77万。HIV存在于血液、精液、阴道分泌物、乳汁、唾液和脑脊液中；HIV携带者和艾滋病患者是艾滋病的主要传染源，其传播方式主要包括：①性传播，即同性和异性间通过性行为引发的传播；②血液传播，多见于静脉毒瘾者共用HIV污染的针头/注射器或输入HIV污染的血液制品；③母-婴垂直传播，系指孕/产妇体内HIV经胎盘、血液、阴道分泌物或通过哺乳对婴儿的直接传播。

（二）HIV对靶细胞的感染

HIV为逆转录病毒，分为HIV-1和HIV-2两型；统计显示约95%的艾滋病由HIV-1感染所致。HIV由病毒核酸和包膜组成，其包膜糖蛋白gp120和gp41与HIV对宿主CD4$^+$细胞的侵入有关。HIV感染攻击的靶细胞主要是CD4$^+$T细胞，也包括表达CD4分子的单核-巨噬细胞、树突状细胞和神经小胶质细胞等。HIV对CD4$^+$T细胞的感染过程如图18-1所示：HIV通过其包膜糖蛋白gp120与T细胞表面CD4分子结合而使gp120构象改变，导致被其掩盖的gp41显露；上述构象改变的gp120与T细胞表面相应趋化因子受体CXCR4结合相互作用，可使gp41与gp120分离并通过其N端疏水序列（融合结构域）插入靶细胞膜内，进而使HIV包膜与靶细胞膜融合将病毒核酸导入靶细胞内。

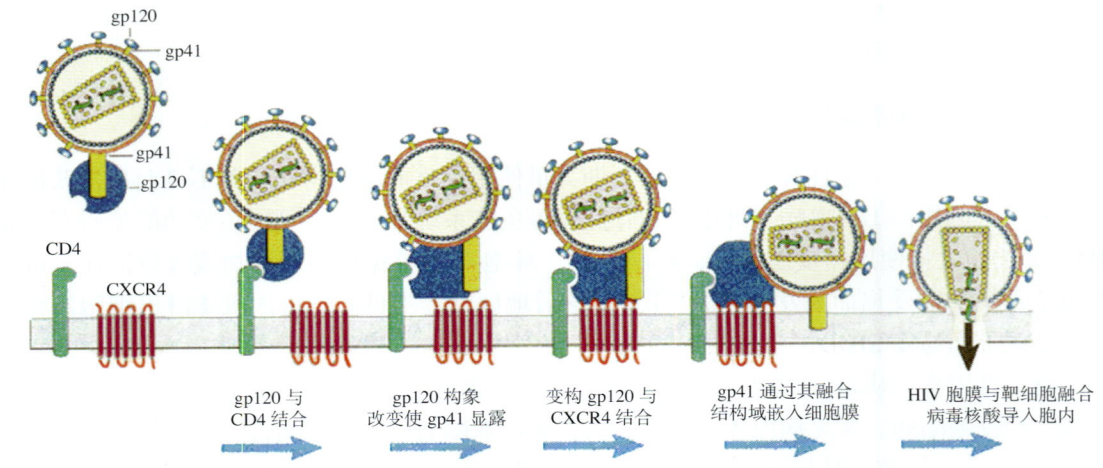

图 18-1　HIV 侵入 CD4⁺T 细胞机制示意图

（三）HIV感染免疫损伤机制

1. CD4⁺T 细胞损伤　HIV 感染可使患者 CD4⁺T 细胞数显著减少，功能严重障碍，其作用机制简述如下。

（1）直接杀伤 CD4⁺T 细胞：①病毒大量复制以出芽方式释放导致细胞膜损伤；②病毒复制过程中产生的未整合病毒 DNA 及核心蛋白在胞浆中大量积累可干扰细胞正常代谢，影响细胞生理功能；③感染 HIV 后表达 gp120 的 T 细胞与邻近正常 T 细胞表面 CD4 分子结合形成融合细胞后可促进 CD4⁺T 细胞死亡；④HIV 感染骨髓 CD34⁺ 前体细胞后，可使其生成增殖性骨髓细胞克隆的能力显著降低。

（2）间接杀伤 CD4⁺T 细胞：①HIV 感染后诱导机体产生的病毒特异性抗体，可通过 ADCC 效应杀伤病毒感染的 CD4⁺T 细胞；②HIV 感染后诱导机体产生的 CD8⁺ 效应 CTL，可特异性杀伤病毒感染的 CD4⁺T 细胞；③HIV 编码产物具有超抗原样作用，可使某些表达 TCRVβ 链的 CD4⁺T 细胞因过度活化而死亡。

2. B 细胞功能紊乱　HIV gp41 羧基末端肽可激活多克隆 B 细胞，导致高丙种球蛋白血症和产生多种自身抗体。B 细胞功能紊乱和 CD4⁺T 细胞功能降低可使患者抗感染体液免疫应答能力显著下降。

3. 单核-巨噬细胞功能降低　HIV 感染单核-巨噬细胞后，可使其趋化、黏附、吞噬杀伤、抗原提呈和细胞因子分泌能力显著下降。上述单核-巨噬细胞不能有效杀伤清除病毒，但也不易被病毒破坏；它们作为 HIV 携带者可将病毒扩散至全身其他组织和器官。

4. 树突状细胞促进病毒传播　①局部黏膜组织中未成熟 DC 可被 HIV 感染，但不能将病毒杀伤清除；它们作为抗原提呈细胞携带 HIV 迁移至外周免疫器官后，与相应 CD4⁺T 细胞结合可将 HIV 传至 CD4⁺T 细胞内使之感染。②滤泡树突状细胞可通过表面 IgGFc 受体与 HIV-抗体复合物结合而将病毒长期滞留在细胞表面，使进入外周免疫器官的 CD4⁺T 细胞和巨噬细胞不断被感染，导致疾病迁延不愈。

（四）HIV感染的临床分期和主要特征

1. 感染急性期　患者无明显症状或仅表现为流感样症状，但此时 HIV 已在体内大量复制并释放至体液中，故有传染性。急性期患者血浆中可检测出抗病毒外膜蛋白 gp41、gp120 和抗核心蛋白 p24 的抗体，并可检出 p24 特异性 CD8⁺CTL。

2. 无症状潜伏期　急性期后患者无任何临床表现，一般持续 6 个月至 4～5 年，甚至长达

10年。此时,外周血 CD4⁺T 细胞减少而 CD8⁺T 细胞相对不变,CD4⁺/CD8⁺ 比值缩小甚至倒置(<1);淋巴结和脾成为 HIV 复制和储存的主要场所,可促进 AIDS 病情的不断发展。

3. **发病期** 当每微升体液中 CD4⁺T 细胞数低于 200~300 个时进入发病期。艾滋病患者约 1/3 有中枢神经系统疾病,其死亡原因如下:①机会感染是患者死亡的主要原因,引起机会感染的病原体有白色念珠菌、卡氏肺孢子虫、巨细胞病毒、EB 病毒、单纯疱疹病毒,新型隐球菌和弓形虫等;②恶性肿瘤,如 Kaposi 肉瘤和恶性淋巴瘤也是患者常见死亡原因之一。

(五)艾滋病的预防及免疫学诊断和临床常用药物

1. **艾滋病的预防** HIV 感染主要预防措施如下:①全社会广泛的宣传教育;②控制并切断传播途径,如禁毒、禁娼,对血液及血制品进行严格检验和管理;③防止医院交叉感染。接种 HIV 疫苗是控制艾滋病流行最理想的方法,但相关疫苗迄今尚未研制成功。目前研制中的 HIV 疫苗主要包括减毒活疫苗、亚单位疫苗、重组疫苗、合成短肽疫苗和 DNA 疫苗等。

2. **免疫学诊断** HIV 感染免疫学诊断方法简述如下,① HIV 抗原检测:核心抗原 p24 出现于急性感染期和 AIDS 晚期,采用 ELISA 法检测 p24 含量可作为早期或晚期患者体内病毒含量的间接指标。② HIV 抗体检测:首先采用 ELISA 法对受试者体内 HIV 抗体进行初筛检测;然后采用免疫印迹法对初筛阳性者体内针对 HIV 不同结构蛋白的抗体进行检测确认,以排除 HIV 病毒抗原与其他逆转录病毒抗原可能存在的交叉反应。③ CD4⁺T 细胞计数和 CD4⁺T/CD8⁺CTL 比例检测:CD4⁺T 细胞数量减少和 CD4⁺T/CD8⁺CTL 比例失调是 HIV 感染患者免疫系统损伤的重要指标;也是艾滋病临床分期、疗效评价、病程进展和预后判断的重要依据。④ HIV 核酸检测:定性或定量检测 HIV 核酸对疾病的早期诊断、HIV 遗传变异及其耐药性监测、临床抗病毒疗效判定、病情检测和预后判断具有重要和指导意义。

3. **临床治疗常用药物** 主要包括以下三类:①核苷酸类逆转录酶抑制剂,如齐多夫定、双脱氧胸苷、双脱氧肌苷和拉米夫定;②非核苷类逆转录酶抑制剂,如地垃韦定(delavirdine)和奈韦垃平(nevirapine);③蛋白酶抑制剂,如沙奎那韦(saquinavir)、利托那韦(ritonavir)、英地那韦(indinavir)和奈非那韦(nelfinavir)。上述核苷类和非核苷类逆转录酶抑制剂的主要作用是干扰 HIV DNA 合成;蛋白酶抑制剂的主要作用是抑制 HIV 蛋白酶水解,使病毒大分子聚合蛋白不被裂解而影响病毒的成熟与装配。临床采用高效抗逆转录病毒"鸡尾酒"治疗方法,即选择一种蛋白酶抑制剂与两种逆转录酶抑制剂联合应用可有效抑制病毒复制,使血浆病毒含量在 2~3 周内急剧下降,并能延缓病毒耐药性的产生。

第三节 免疫缺陷病的临床治疗原则

免疫缺陷病治疗原则如下:①尽可能减少感染和及时控制感染;②过继免疫细胞重建免疫系统和导入缺失基因;③补充免疫效应分子。

1. **抗感染** 感染是引发免疫缺陷病患者死亡的主要原因,应用抗生素、抗真菌、抗病毒、抗支原体和抗原虫等药物治疗或预防感染是临床控制或缓解病情的重要手段之一。

2. **骨髓移植** 同种异体骨髓移植(干细胞移植)重建免疫系统,可用于治疗 SCID、DiGeorge 综合征和慢性肉芽肿病等致死性免疫缺陷病。

3. **基因治疗** 某些单基因缺陷引发的原发性免疫缺陷病,采用基因治疗可获得较好疗效。例如用逆转录病毒载体将正常腺苷脱氨酶(ADA)基因导入腺苷脱氨酶缺陷患儿淋巴细胞或 CD34⁺ 骨髓细胞后,再将上述基因转染的受体细胞回输到患儿体内使其成功表达 ADA 而产生良好的治疗效果。这也是首次用基因治疗获得成功的实例。

4. **补充免疫效应分子** 静脉注射免疫球蛋白治疗体液免疫缺陷病,可增强机体抗感染免疫作用，维持患者正常生活。上述替补治疗方法对 X 连锁无丙种球蛋白血症和 X 连锁高 IgM 综合征患者有效，对 IgA 缺陷患者无效。重组 IFN-γ 可用来治疗慢性肉芽肿病，重组 IL-2 可用来增强艾滋病患者的免疫功能，重组 ADA 可用来治疗 ADA 缺陷引发的重症联合免疫缺陷病。

（官　杰）

第十九章 肿瘤免疫

肿瘤免疫学（tumor immunology）是研究肿瘤免疫原性、机体抗肿瘤免疫效应和肿瘤免疫逃逸机制，以及肿瘤免疫学诊断和防治的一门科学。20 世纪中期，科学家利用纯系小鼠移植模型，首次证实化学致癌剂诱发小鼠产生的肉瘤可表达肿瘤特异性抗原。20 世纪 80 年代，随着分子生物学、分子免疫学和遗传学的迅速发展，人们对于肿瘤抗原及其相关基因、机体抗肿瘤免疫效应机制和肿瘤逃逸免疫监视机制等内容有了较为深入的认识；并采用基因工程技术制备了大量可供临床应用的细胞因子和抗体，为肿瘤免疫治疗增添了新的手段。20 世纪 90 年代，科学家发现了多种人类肿瘤抗原，并证实肿瘤抗原激活的树突状细胞可提高机体抗肿瘤免疫能力，为新型瘤苗研制奠定了基础。本世纪以来，在对肿瘤免疫逃逸机制深入全面认识的基础上，提出了采用阻断肿瘤免疫逃逸作用的方法治疗肿瘤。上述研究成果推动了肿瘤免疫学理论及肿瘤免疫学诊断和治疗的发展。

第一节 肿瘤抗原

肿瘤抗原（tumor antigen）是指细胞癌变过程中出现的新抗原（neoantigen）或过度表达的抗原物质，包括肿瘤特异性抗原和肿瘤相关抗原。某些肿瘤抗原能够诱导机体产生抗肿瘤免疫应答，是肿瘤免疫诊断和防治的分子基础。目前已在自发性、实验性动物模型和人类肿瘤细胞表面发现多种肿瘤抗原，其分类方法摘要介绍以下两种。

一、根据肿瘤抗原特异性分类

1. 肿瘤特异性抗原（tumor specific antigen, TSA） 是指肿瘤细胞所特有或只存在于某种肿瘤细胞而不存在于正常组织细胞的一类新抗原。研究发现理化因素和病毒诱发的肿瘤可表达肿瘤特异性抗原。此类抗原是通过在纯系动物（遗传背景相同）间进行肿瘤移植后产生移植排斥反应证实的，故又称之为肿瘤特异性移植抗原（tumor specific transplantation antigen, TSTA）或肿瘤排斥抗原（tumor rejection antigen, TRA）。例如化学致癌剂甲基胆蒽（methylcholanthrene, MCA）诱导小鼠产生的肉瘤可表达肿瘤特异性抗原；将具有肿瘤特异性抗原的肉瘤细胞分别移植给切除肉瘤的同品系小鼠、同品系正常小鼠、用射线灭活肉瘤细胞免疫的同品系小鼠和过继荷瘤小鼠 $CD8^+CTL$ 的同品系小鼠，结果发现：除同品系正常小鼠生长肉瘤外，其余各组小鼠均未生长肉瘤，即发生肉瘤排斥作用（图 19-1）。上述实验结果证实，肉瘤特异性抗原可通过诱导机体产生特异性 $CD8^+$ CTL 发挥抗肿瘤免疫作用。但是上述移植排斥反应实验敏感性较低，只能检出肿瘤细胞表面免疫原性较强的肿瘤特异性抗原，而无法检出免疫原性较弱不足以诱导机体产生肿瘤排斥作用的肿瘤特异性抗原。

第十九章 肿瘤免疫

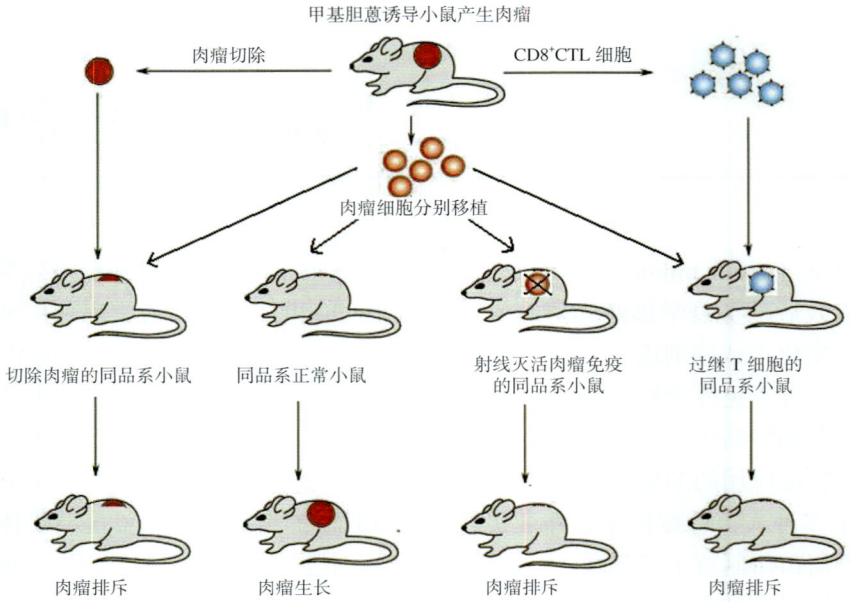

图 19-1　同品系小鼠移植排斥实验证明肿瘤特异性抗原存在示意图

鉴于肿瘤特异性抗原（TSTA）主要诱导 T 细胞免疫应答，并能被所诱导产生的 $CD8^+$ CTL 识别杀伤。科学家采用 tum^+ 肿瘤细胞特异性 $CD8^+$CTL 克隆和分子生物学技术，从基因水平证实了 TSTA 的存在。实验方法和原理如图 19-2 所示：将一株缺乏免疫原性、注入同系小鼠体内可形成肿瘤的 tum^+ 肿瘤细胞在体外用化学试剂处理后进行克隆扩增，发现其中某些肿瘤细胞克隆注入同系小鼠后不能形成肿瘤，即由 tum^+ 肿瘤细胞株变为 tum^- 肿瘤细胞株。进而研究证实，上述 tum^- 肿瘤细胞在小鼠体内不能形成肿瘤是因其表面出现 TSTA 后可被相应 $CD8^+$CTL 识别杀伤所致。在上述工作的基础上，制备 tum^- 肿瘤细胞 cDNA 基因文库，将上述基因分别转染 tum^+ 肿瘤细胞株后注入同系小鼠体内，结果发现其中一株基因转染后肿瘤细胞

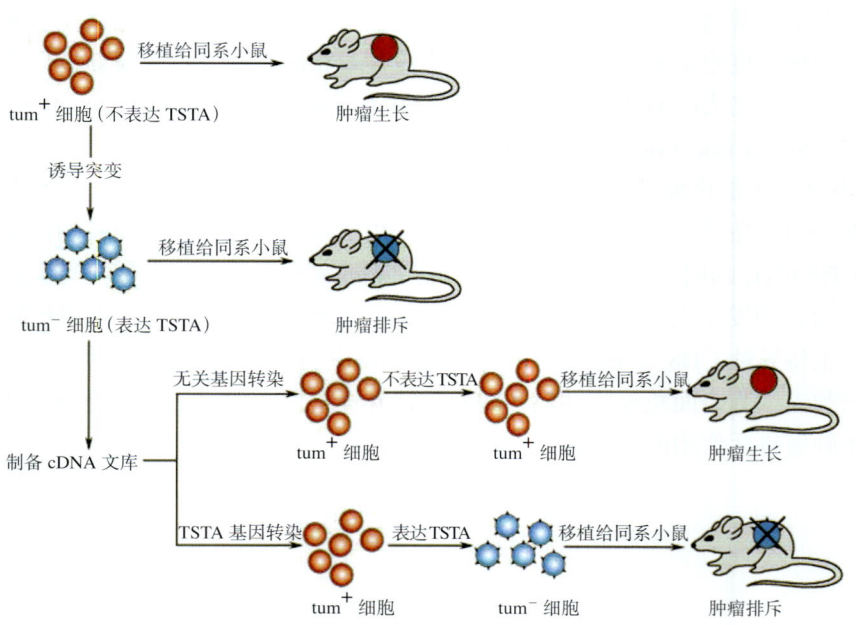

图 19-2　肿瘤特异性移植抗原基因确定实验示意图

在小鼠体内不能形成肿瘤，即由 tum⁺ 肿瘤细胞变为 tum⁻ 肿瘤细胞。然后，取上述未成瘤小鼠 tum⁻ 肿瘤特异性 CD8⁺CTL 分别与基因转染的 tum⁺ 肿瘤细胞共同培养，通过观察是否产生细胞毒作用建立了体外筛选 TSTA 基因的实验方法，并对基因表达产物即 TSTA 进行了分析鉴定。上述研究结果从基因到蛋白水平证实了肿瘤特异性抗原（TSTA）的存在。目前采用上述研究方法已从肿瘤患者体内扩增出肿瘤抗原特异性 CD8⁺CTL 克隆并发现了多种人类肿瘤特异性抗原，其中表达于人类黑色素瘤细胞的 MAGE-1 即为典型例证。

2. 肿瘤相关抗原（tumor associated antigen, TAA） 是指肿瘤细胞和正常组织细胞均可表达的抗原物质，只是在细胞癌变时其表达量明显增高。此类抗原只表现出量的变化而无严格肿瘤特异性，胚胎抗原和过度表达的癌基因产物均为肿瘤相关抗原。

二、根据肿瘤抗原诱发和产生情况分类

1. 化学或物理因素诱发的肿瘤抗原　化学致癌剂（如甲基胆蒽、二乙基亚硝酸等）或物理因素（如紫外线、X 射线等）可随机诱发某些基因突变而导致肿瘤形成、表达相应肿瘤抗原。此类肿瘤抗原具有高度异质性，即用同一化学致癌剂或物理方法诱发的肿瘤在不同宿主体内或在同一宿主不同部位，其抗原特异性和免疫原性各不相同。此特点为该类肿瘤的免疫学诊断和治疗带来极大的困难。但人类很少暴露于上述强烈化学、物理诱发环境中，因此大多数人类肿瘤抗原不是此种因素诱导产生的肿瘤抗原。

2. 病毒诱发的肿瘤抗原　某些 DNA 病毒或逆转录病毒感染机体后可将其 DNA 或 RNA 整合到宿主细胞基因组 DNA 中诱导细胞癌变，并表达相应病毒诱导的肿瘤抗原。此类肿瘤抗原与理化因素诱发的肿瘤抗原不同，即由同一种病毒诱发的肿瘤不论其来源或类型均表达相同的肿瘤抗原。此类肿瘤抗原由病毒基因编码又与病毒抗原有所不同，因此被称为病毒相关肿瘤抗原。EB 病毒诱发 B 细胞淋巴瘤和鼻咽癌表达的 EBNA-1 抗原，人乳头状瘤病毒诱发人宫颈癌表达的 E6 和 E7 抗原，人腺病毒诱发肿瘤表达的 E1A 抗原和 SV40 病毒转化细胞表达的 T 抗原均属病毒相关肿瘤抗原。上述肿瘤抗原免疫原性较强可刺激机体产生免疫应答。

3. 自发性肿瘤抗原　自发性肿瘤是指无明确诱发因素产生的肿瘤，人类肿瘤多数为此类肿瘤。研究发现在自发性肿瘤抗原中：①有些具有独特的免疫原性，彼此很少或几乎没有交叉反应；②有些与病毒诱发的肿瘤相似，具有相同的肿瘤抗原；③有些可表达胚胎抗原，或异位和过度表达的某些正常组织成分，如胃癌细胞可表达 ABO 血型抗原、腺癌细胞高表达人表皮生长因子受体等。上述异位和过度表达的正常组织成分不能激发免疫应答，但对肿瘤诊断和确定其组织来源具有一定的意义。

4. 胚胎抗原（fetal antigen）　是指在胚胎发育阶段由胚胎组织产生的正常成分，出生后逐渐消失或极微量存在于体内，但细胞癌变时又可重新合成或大量表达的抗原。胚胎抗原有分泌和膜结合两种表达方式：前者如肝癌细胞产生的甲胎蛋白（alpha-fetal protein, AFP）；后者如结肠癌细胞表面疏松结合的癌胚抗原（carcinoembryonic antigen, CEA）。AFP 和 CEA 在胚胎早期出现可诱导机体对其产生免疫耐受，因此不能引发免疫应答。但上述胚胎抗原可作为临床相关肿瘤的免疫学诊断指标。

5. 分化抗原（differentiation antigen）　是指某些组织细胞在分化成熟不同阶段表达的抗原，不同来源或处于不同分化阶段的细胞可表达不同的分化抗原。某些特定组织中的肿瘤可高表达此类抗原，如卵巢癌组织表达的糖类抗原 125（carbohydrate antigen 125, CA125），胰腺癌、结肠和直肠癌组织表达的糖类抗原 199（carbohydrate antigen 199, CA199），前列腺癌组织表达的前列腺特异抗原（prostate specific antigen, PSA），乳腺癌组织表达的 HER-2/neu 等。上述分化抗原可作为某些肿瘤临床免疫学诊断或分型的指标。

第二节 机体抗肿瘤免疫效应机制

机体抗肿瘤免疫机制十分复杂，涉及固有免疫应答和适应性免疫应答两个方面。对免疫原性较强的肿瘤而言，通常以适应性细胞免疫应答为主；对免疫原性弱的肿瘤则以固有免疫应答为主。不同组织来源和不同方式诱导产生的肿瘤细胞具有强弱不同的免疫原性，它们诱导机体产生的抗肿瘤免疫应答能力也有所差异。目前认为体内细胞癌变时，首先激发固有免疫应答产生非特异性抗肿瘤免疫作用。当上述固有免疫应答效应未能阻止肿瘤形成时，可激发适应性免疫应答发挥特异性抗肿瘤免疫作用；其中以细胞免疫应答为主，体液免疫应答仅在某些情况下能够发挥协同作用。此外固有免疫系统在机体特异性抗肿瘤细胞免疫应答过程中具有重要协同作用。

一、适应性免疫应答介导产生的抗肿瘤免疫作用

1. 细胞免疫应答　T 细胞介导的细胞免疫应答在机体抗肿瘤免疫过程中起重要作用。体内参与抗肿瘤免疫作用的 T 细胞主要包括 $CD8^+$ CTL 和 $CD4^+$ Th1 细胞，其中 $CD8^+$ CTL 在机体抗肿瘤免疫效应中起关键作用。

（1）$CD8^+$ CTL：肿瘤抗原特异性 $CD8^+$ CTL 被相应肿瘤抗原激活并增殖分化为效应 $CD8^+$ CTL 克隆后，可特异性杀伤表达相应抗原的肿瘤细胞产生抗肿瘤免疫效应。其作用机制如下：①释放穿孔素和颗粒酶，使肿瘤细胞溶解破坏和发生凋亡；②表达 FasL 和分泌 TNF-β，使表面具有相应受体（即 Fas 和 TNFR）的肿瘤细胞发生凋亡。

（2）$CD4^+$Th1 细胞：肿瘤抗原特异性 $CD4^+$ Th1 细胞被相应肿瘤抗原激活并增殖分化为效应 $CD4^+$ Th1 细胞克隆后，可通过分泌 IL-2、IFN-γ 和 TNF-α/β 等细胞因子增强巨噬细胞、NK 细胞和 $CD8^+$CTL 对肿瘤细胞的杀伤作用；局部分泌的高浓度 TNF-α/β 可直接诱导肿瘤细胞凋亡，也可通过诱导肿瘤血管坏死发挥杀瘤效应。

2. 体液免疫应答　肿瘤抗原可以诱导机体产生特异性抗体，理论上肿瘤特异性抗体可通过以下几种方式发挥抗肿瘤作用；事实上肿瘤特异性抗体在体内的抗肿瘤免疫作用十分有限。

（1）激活补体系统溶解肿瘤细胞：肿瘤特异性抗体与肿瘤细胞表面相应抗原表位结合后，可通过激活补体经典途径在肿瘤细胞表面形成攻膜复合物使之溶解破坏，即通过补体依赖的细胞毒作用（complement dependent cytotoxicity, CDC）发挥抗肿瘤免疫作用。

（2）抗体依赖性细胞介导的细胞毒作用（ADCC）：肿瘤特异性 IgG 抗体与肿瘤细胞表面相应抗原结合后，再通过其 Fc 段与表面具有相应 FcγR 的巨噬细胞和 NK 细胞结合可定向杀伤肿瘤细胞。

（3）免疫调理作用：肿瘤抗原特异性 IgG 抗体与游离肿瘤细胞特异性结合后，通过其 Fc 段与表面具有相应 FcγR 受体的吞噬细胞结合，可产生增强和促进吞噬细胞对肿瘤细胞吞噬和杀伤的作用。

（4）抗体对肿瘤细胞表面某些受体的封闭作用：抗体可通过封闭肿瘤细胞表面某些受体而影响其功能。例如抗转铁蛋白受体抗体可通过封闭或阻断转铁蛋白与肿瘤细胞表面相应转铁蛋白受体的结合，对肿瘤细胞的生长产生抑制作用。

（5）抗体对肿瘤细胞黏附作用的干扰：某些抗体可通过阻断肿瘤细胞与血管内皮细胞或其他细胞表面黏附分子间的相互作用，对肿瘤细胞生长、黏附和转移产生抑制作用。

理论上，抗体可通过以上五种方式发挥抗肿瘤作用，人们应用单克隆抗体治疗某些肿瘤也取得一定的疗效。但是许多实验证据表明，荷瘤宿主体内产生的肿瘤特异性抗体似乎与肿瘤细胞的清除无关。在某些情况下，肿瘤特异性抗体与肿瘤细胞结合后非但不能杀伤肿瘤细胞，反

而会干扰肿瘤特异性免疫细胞对肿瘤细胞的杀伤作用，这种具有促进肿瘤生长作用的抗体被称为增强抗体（enhancing antibody）。

二、固有免疫细胞介导产生的抗肿瘤免疫作用

固有免疫应答在机体抗肿瘤免疫过程中也具有重要作用，参与抗肿瘤作用的固有免疫细胞主要包括 NK 细胞、γδT 细胞和活化巨噬细胞。

1. NK 细胞　NK 细胞是执行机体免疫监视作用的重要效应细胞，无需抗原预先致敏就可直接杀伤某些肿瘤细胞，也可通过 ADCC 效应定向杀伤 IgG 抗体特异性结合的肿瘤细胞。NK 细胞可被 IL-2 和 IFN-γ 等细胞因子激活；活化 NK 细胞对肿瘤细胞的杀伤作用显著增强。NK 细胞对肿瘤细胞的识别机制与 CD8$^+$CTL 不同，但二者杀伤靶细胞的作用机制基本相同，即可通过释放穿孔素、颗粒酶，表达 FasL 和分泌 TNF-β 使肿瘤靶细胞溶解破坏和发生凋亡。

2. γδT 细胞　γδT 细胞是执行非特异性免疫作用的 T 细胞，主要分布于黏膜和上皮组织。γδT 细胞能够直接识别某些肿瘤细胞，也可通过释放穿孔素、颗粒酶，表达 FasL 和分泌 TNF-β 等细胞因子参与机体抗肿瘤免疫作用。

3. 巨噬细胞　巨噬细胞是启动适应性免疫应答的抗原提呈细胞，也是非特异性杀伤肿瘤细胞的免疫效应细胞。静息巨噬细胞不具杀瘤活性，被 IFN-γ 和 GM-CSF 等细胞因子激活后可通过以下作用机制发挥杀瘤效应：①活化巨噬细胞与肿瘤细胞融合后可通过释放溶酶体酶杀伤肿瘤细胞；②活化巨噬细胞可通过分泌活性氧、活性氮、蛋白水解酶和 TNF-α 等细胞毒性物质杀伤肿瘤细胞；③在肿瘤特异性抗体介导下，巨噬细胞也可通过 ADCC 效应和调理吞噬作用杀伤肿瘤细胞。近来研究发现肿瘤细胞分泌的某些物质可诱导巨噬细胞极化，使之成为能够促进肿瘤发生发展和转移的免疫抑制性巨噬细胞。

第三节　肿瘤免疫逃逸机制

机体免疫系统能够产生抗肿瘤免疫应答，但许多肿瘤仍能在体内生长的现象表明肿瘤具有逃避免疫监视和攻击的能力。肿瘤免疫逃逸机制复杂，迄今尚未完全阐明，现选择几种假说简述如下。

1. 肿瘤细胞免疫原性微弱　某些肿瘤细胞表达的抗原与体内正常蛋白仅有微小差异（免疫原性微弱），无法诱导机体产生有效的抗肿瘤免疫应答而使肿瘤细胞生长失控形成肿瘤。

2. 抗原调变（antigenic modulation）　抗原调变是指某些免疫原性较强的肿瘤细胞在机体抗肿瘤免疫作用压力下，使其表面某些抗原表位减少或丢失，从而逃避免疫系统识别和攻击的现象。

3. 肿瘤细胞表面 MHC Ⅰ类分子表达低下或缺失　某些肿瘤细胞可因表面 MHC Ⅰ类分子表达缺失或低下，不能或不能有效激活 CD8$^+$ CTL，而使肿瘤细胞不被攻击得以存活。

4. 肿瘤细胞表面共刺激分子表达低下或缺失　某些肿瘤细胞可表达肿瘤抗原肽 -MHC Ⅰ类分子复合物，能为 T 细胞提供活化第一信号；但其表面 B-7 等共刺激分子表达低下或缺失，不能为 T 细胞提供活化第二信号，而使肿瘤抗原特异性 CD8$^+$ CTL 处于静息状态不能对相应肿瘤细胞产生杀伤作用。

5. 肿瘤细胞抗凋亡和诱导免疫效应细胞凋亡　某些肿瘤细胞因其高表达 *BCL2* 等抗凋亡基因产物；不表达或弱表达 Fas 及 Fas 相关信号分子，而能对抗免疫效应细胞通过表达 FasL 介导产生的凋亡作用。某些肿瘤细胞也可通过表达 FasL 诱导高表达 Fas 的肿瘤抗原特异性 T 细胞发生凋亡。

6. 肿瘤细胞可表达或分泌抑制性免疫分子　某些肿瘤细胞可通过表达或分泌 TGF-β、

IL-10 和 PGE2 等抑制性细胞因子，使体内树突状细胞、NK 细胞、巨噬细胞和 T 淋巴细胞功能显著下降，导致肿瘤细胞生长失控形成肿瘤。

7. 肿瘤细胞可诱导机体产生相应调节性 T 细胞　研究发现某些肿瘤患者体内调节性 T 细胞（Treg）数目增多，且与患者肿瘤进展、预后、生存率呈负相关。上述 Treg 可抑制机体抗肿瘤免疫效应和降低肿瘤免疫治疗的效果；去除 Treg 或封闭其功能可增强机体抗肿瘤免疫效应。目前采用何种方法清除或逆转 Treg 介导产生的抑制作用是临床肿瘤免疫治疗的一个关键问题。

8. 宿主免疫功能降低　宿主免疫功能降低也是肿瘤细胞能够实现免疫逃逸的关键因素，例如自身免疫病、移植术后长期服用免疫抑制剂或 HIV 感染患者可因其免疫功能降低或受损而易发肿瘤。

第四节　肿瘤的免疫诊断和治疗

一、肿瘤的免疫诊断

肿瘤细胞发生发展过程中异常表达或宿主细胞对肿瘤应答产生的某些物质，如肿瘤特异性抗原、胚胎抗原、某些分化抗原、激素和同工酶等，可作为肿瘤标志物用于临床某些肿瘤的诊断和辅助诊断。肿瘤标志物及其对相关肿瘤的诊断或辅助诊断简述如下：①甲胎蛋白（AFP）可用于原发性肝细胞性肝癌的诊断；②癌胚抗原（CEA）可用于直肠癌、结肠癌的辅助诊断；③糖类抗原 199（CA199）可用于胰腺癌的辅助诊断，CA125 和 CA153 可分别用于卵巢癌和乳腺癌的辅助诊断；④前列腺特异性抗原（PSA）可用于前列腺癌的辅助诊断。

除上述血清或体液中肿瘤标志物外，对细胞表面肿瘤标志物的检测也在临床得到应用，例如：①采用单抗免疫组化或流式细胞仪检测分析淋巴瘤和白血病细胞表面 CD 分子表达情况，可对上述疾病进行诊断和临床组织分型；②将放射性核素标记的肿瘤特异性抗体注入体内，使其汇集到相关肿瘤所在部位后借助 γ 照相机可使肿瘤影像清晰显示。此种放射免疫显像法已试用于临床诊断，是一种具有较好应用前景的肿瘤诊断技术。

二、肿瘤的免疫治疗

肿瘤免疫治疗的主要策略是通过激发和增强机体免疫功能有效控制和杀灭肿瘤细胞。肿瘤免疫疗法只能清除少量播散的肿瘤细胞而对晚期实体肿瘤的疗效有限，故常将肿瘤免疫治疗作为一种辅助疗法，与手术、化疗、放疗等常规疗法联合应用。临床治疗方案是首先采用常规疗法清除大量肿瘤细胞，然后再用免疫疗法清除残存的肿瘤细胞。上述综合治疗方法不仅能够提高肿瘤治疗效果，还有助于防止肿瘤的复发和转移。目前已建立了多种免疫治疗方法，并在动物实验中取得较好疗效，但临床疗效并不十分令人满意，尚需进一步改进和提高。

肿瘤治疗分为主动免疫治疗和被动免疫治疗。肿瘤主动免疫治疗是根据某些肿瘤细胞对机体具有免疫原性，可刺激机体免疫系统产生相应抗肿瘤免疫应答建立的，相关生物制剂主要包括活瘤苗、减毒或灭活瘤苗、异构瘤苗、蛋白多肽瘤苗和基因修饰瘤苗等。目前采用化学合成或基因重组方法制备的蛋白多肽瘤苗和基因修饰瘤苗受到人们的关注，其中基因修饰瘤苗是将某些细胞因子、共刺激分子或 MHC Ⅰ类分子等基因注入肿瘤细胞后可显著增强机体抗肿瘤免疫应答的瘤苗，临床试用取得一定疗效。

肿瘤被动免疫治疗是直接给机体输注抗体、细胞因子等免疫效应分子和（或）免疫效应细胞，使上述外源性免疫效应分子和（或）细胞在体内立即发挥抗肿瘤免疫效应的治疗方法。该种疗法不受机体自身免疫功能状态的影响，即使机体免疫功能低下也能迅速发挥治疗作用。采用基因工程抗体靶向治疗肿瘤的方法在临床得到广泛应用，如曲妥珠单抗（赫赛汀，Herceptin）用于乳腺癌治疗，西妥昔单抗（爱必妥，Erbitux）用于转移性结直肠癌治疗，利妥昔单抗（美罗华，Rituxan）用于 B 细胞淋巴瘤治疗均取得较好疗效；抗体导向化学疗法 / 免疫毒素疗法 / 放射核素免疫疗法有望取得更佳疗效。将 IL-2、IL-12、G-CSF、GM-CSF 等细胞因子用于肿瘤患者也有一定的辅助治疗效果。此外，采用体外扩增和激活的免疫效应细胞，如细胞因子诱导的杀伤细胞（CIK）、肿瘤浸润淋巴细胞（TIL）和活化单核 - 巨噬细胞等过继回输治疗也有一定的抗肿瘤效果，但其临床疗效有待进一步确认和提高。

（李殿俊）

第二十章　移植免疫

第一节　移植免疫概述

移植（transplantation）是指用异体或自体正常细胞、组织、器官置换病变或功能缺损的细胞、组织、器官以维持和重建机体生理功能的一种治疗方法。数十年来，随着移植排斥反应机制的深入研究和阐明，组织分型、器官保存和外科手术方法的不断改进，以及新型有效免疫抑制剂的问世和临床应用，器官移植已成为治疗多种终末期疾病相对有效的方法。

移植术中被置换的器官、组织或细胞称为移植物（graft）；提供移植物的个体称为供体（donor）；接受移植物的个体称为受体（recipient）。根据移植物种类的不同，可将移植分为器官移植（如肝、肾移植）、组织移植（如皮肤、角膜移植）和细胞移植（如胰岛细胞移植）。根据移植物来源及其遗传背景的不同，可将移植分为以下四种类型。

（1）自体移植（autologous transplantation）：是指移植物取自受体并用于受体自身的不能引发排斥反应的移植，如烧伤患者自身健康皮肤在烧伤创面的移植。

（2）同系移植（syngenic transplantation）：是指遗传背景完全相同的单卵双生子或遗传背景几乎完全相同的同系动物间的移植，一般不会发生排斥反应。

（3）同种异体移植（allogeneic transplantation）：是指同一种属内遗传背景不同个体间的移植，一般均会发生移植排斥反应。此类移植临床多见，也是本章重点介绍内容。

（4）异种移植（xenotransplantation）：是指不同种属个体间的移植，可产生强烈移植排斥反应。

第二节　同种异体器官移植排斥反应的机制

同种异体间进行器官移植一般都会发生排斥反应；移植排斥反应的本质是受体免疫系统针对供体移植物抗原产生的免疫应答，具有特异性和免疫记忆性。实验证实，参与同种异体移植排斥反应的免疫细胞主要包括抗原提呈细胞、T 细胞和 B 细胞，其中 T 细胞在移植排斥反应中起关键作用。

一、诱导移植排斥反应的同种异型抗原

引起移植排斥反应的同种异型抗原又称移植抗原（transplantation antigen），包括主要组织相容性抗原、次要组织相容性抗原和 ABO 血型抗原等。

1. 主要组织相容性抗原（major histocompatibility antigen，MHC 抗原）　人类 MHC 抗原称为 HLA 抗原，具有高度多态性。人群中两个无关个体间 HLA 完全相同的概率极其微小，这种供体与受体间 HLA 的差异是造成同种移植排斥反应的主要原因。

2. 次要组织相容性抗原（minor histocompatibility antigen，mH 抗原）　实验和临床研究发现：同种异体间进行移植，即使受体与供体间 MHC 抗原完全相同也难避免产生移植排斥反应。研究证实：MHC 抗原完全相同的供/受体间发生的移植排斥反应主要由 mH 抗原引发的免疫应答所致。mH 抗原包括以下两类：①性别相关的 mH 抗原，即雄性动物所具有的主要表达于精

子、表皮细胞和脑细胞表面的 Y 染色体基因编码产物；②常染色体编码的 mH 抗原，如人类的 HA-1～HA-5 等。

3. ABO 血型抗原　ABO 血型抗原不仅分布于红细胞表面，也表达于肝、肾等组织细胞和血管内皮细胞表面。若供体与受体 ABO 血型不符，则受体 ABO 天然血型抗体可直接与移植物血管内皮细胞表面相应血型抗原结合，并通过激活补体系统和在中性粒细胞、血小板参与作用下，使移植物血管内皮细胞损伤形成血栓从而导致移植物发生不可逆性缺血和坏死，引发超急性排斥反应。

二、参与移植排斥的免疫细胞和 T 细胞对同种异型抗原的识别机制

1. 参与移植排斥反应的免疫细胞　参与同种异体移植物排斥反应的免疫细胞主要包括供体、受体双方的抗原提呈细胞（APC）和 T、B 淋巴细胞。移植物与受体血管接通后，供体残余"过客白细胞"，即供体 APC 和 T、B 淋巴细胞，可随血流进入受体外周免疫器官；受体 APC 和 T、B 淋巴细胞也可进入移植物中，并逐渐取代供体"过客白细胞"。供体和受体 APC 均可提呈同种异型抗原，刺激 T、B 淋巴细胞活化启动免疫应答产生移植排斥反应。

2. T 细胞对同种异型抗原的识别方式　受体 T 细胞既可直接识别供体 APC 表面自身/非己抗原肽 -MHC Ⅰ/Ⅱ类分子复合物，又可识别自身 APC 提呈的供体 MHC 抗原肽，前者称为直接识别，后者称为间接识别。

（1）直接识别（direct recognition）：是指受体同种反应性 T 细胞（alloreactive T cell）通过表面 TCR 直接识别供体 APC 表面自身/非己抗原肽 -MHC Ⅰ/Ⅱ类分子复合物，产生免疫应答引发早期急性排斥反应的一种识别方式（图 20-1，表 20-1）。上述直接识别模式与经典 MHC 限制性，即 T 细胞只能识别与其 MHC 型别相同的 APC 提呈的抗原肽理论相悖。根据近期研究发现的交叉识别方式对上述直接识别机制作了较好的诠释，即体内每个 T 细胞克隆均可通过交叉识别方式扩大移植排斥反应的规模和强度。它们不仅能够识别自身 APC 提呈的相应抗原肽 -MHC 分子复合物，还可识别在空间构象上与上述抗原肽 -MHC 分子复合物相似的由非己 APC 提呈的抗原肽 -MHC 分子复合物。

理论分析也支持上述交叉识别研究结果，目前已知供体和受体体内均有能够提呈相同外来病原体抗原肽和相同自身抗原肽的 APC；上述情况表明二者体内均有能够识别相同外来和自身抗原肽的记忆 T 细胞。鉴于上述 APC 表面抗原肽 -MHC 分子复合物之间的差异是因二者 MHC 分子不同所致；所以如果供体与受体 APC 表面提呈相同抗原肽的 MHC 分子构象类似，二者 APC 表面抗原肽 -MHC 分子复合物的空间构象也应相似，并因此而被受体相关记忆 T 细胞克隆识别产生以 $CD8^+CTL$ 为主、$CD4^+Th1$ 细胞为辅的细胞免疫应答，从而引发急性移植排斥反应。

（2）间接识别（indirect recognition）：是供体残余"过客白细胞"和移植物脱落细胞裂解破坏后释放的供体 MHC 抗原被受体 APC 摄取加工后，以供体 MHC 抗原肽 - 受体 MHC Ⅱ类分子复合物形式表达于细胞表面，被受体相应抗原特异性 T 细胞识别后介导产生中晚期急性排斥和慢性排斥反应的一种识别方式（图 20-1，表 20-1）。通过间接识别方式激活的 T 细胞主要是 $CD4^+Th$ 细胞；其中 $CD4^+Th1$ 细胞可通过释放 IL-2、IFN-γ 和 TNF-α/β 等细胞因子，介导产生中晚期急性排斥和慢性排斥反应；$CD4^+Th2$ 细胞可协助 B 细胞产生同种异型抗原特异性抗体，并通过激活补体和 ADCC 效应使移植物溶解破坏。鉴于受体 $CD4^+Th$ 细胞识别的 MHC 同种异型抗原肽主要来自供体移植物，所以通过间接识别方式引发的免疫应答与移植物的存活相伴随。目前认为间接识别机制在中晚期急性排斥反应和慢性排斥反应中起重要作用。

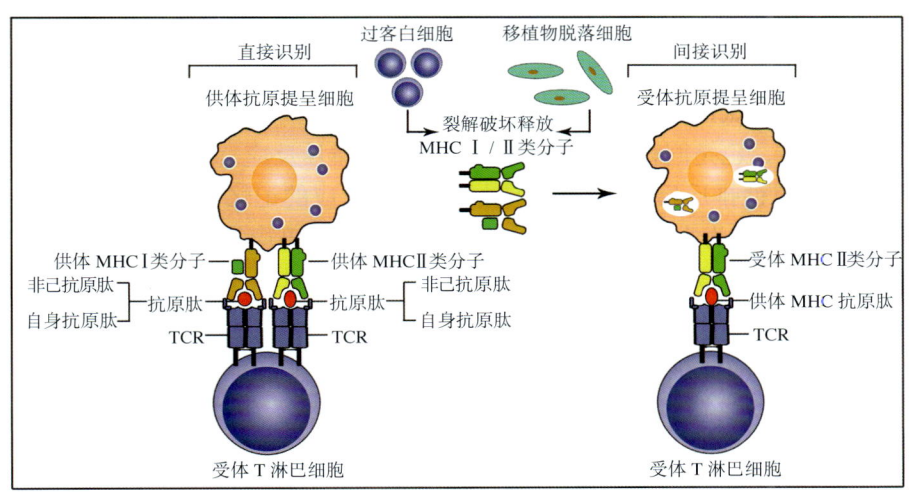

图 20-1　T 细胞直接识别和间接识别示意图

表20-1　T细胞直接识别和间接识别的比较

比较项目	直接识别	间接识别
抗原提呈细胞来源	供体APC	受体APC
T细胞识别的抗原	供体自身抗原肽-供体MHC I 类分子复合物 非己抗原肽-供体MHC II 类分子复合物	供体MHC抗原肽-受体MHC II 类分子复合物
受体效应T细胞	CD8$^+$CTL为主 CD4$^+$Th1细胞为辅	CD4$^+$Th1细胞为主 CD4$^+$Th2细胞为辅
效应T细胞数/T细胞总数	1/100 – 10/100	1/10000 – 1/100000
同种异体排斥反应程度	强烈	较弱
同种异体排斥反应时间	较短	较长
作用时相	早期急性排斥反应	中晚期急性排斥反应，参与慢性排斥反应

第三节　同种异体器官移植排斥反应的类型

同种异体移植排斥反应包括两大类型：①宿主抗移植物反应，常见于实质器官移植；②移植物抗宿主反应，主要发生于骨髓和造血干细胞移植。

一、宿主抗移植物反应

宿主抗移植物反应（host versus graft reaction，HVGR）是指临床进行心、肝、肾等实质性器官移植后，受体免疫系统接受移植物抗原刺激产生免疫应答引发的移植排斥反应。根据移植排斥反应的发生时间、强度、作用机制和病理学特征，临床将其分为超急性排斥反应、急性排斥反应和慢性排斥反应三种类型。

1. **超急性排斥反应**（hyperacute rejection）　是指器官移植物与受体血管接通后数分钟至24h内发生的由体液免疫应答介导产生的排斥反应，见于反复输血、多次妊娠、长期血液透析或再次移植的个体。超急性排斥反应是因受体在器官移植前已经产生供体同种异型抗原（ABO 血型抗原和 HLA 抗原等）特异性抗体所致。上述抗体能与供体移植物相应同种异型抗原结合，并通过激活补体系统直接杀伤破坏靶细胞；同时在补体裂解产物 C3a/C5a、中性粒细胞和血小板参与作用下，使器官移植物发生不可逆性缺血、变性和坏死。临床应用免疫抑制剂不能控制此类排斥反应的发生。

2. 急性排斥反应（acute rejection） 是指器官移植后数天至数周内发生的以细胞免疫应答为主的移植排斥反应，也是同种异体移植术后最常见的排斥反应。急性排斥反应分为早期急性排斥反应和中晚期急性排斥反应。参与早期急性排斥反应的记忆 T 细胞可通过直接识别方式活化，引发以 CD8$^+$CTL 为主、CD4$^+$Th1 细胞为辅的细胞免疫应答。参与中晚期急性排斥反应的 T 细胞主要是通过间接识别方式，接受自身 APC 表面供体"过客白细胞"MHC 抗原肽-自身 MHC 分子复合物刺激后活化的 CD4$^+$Th 细胞；其中以 CD4$^+$Th1 细胞通过释放 Th1 型细胞因子介导产生的细胞免疫应答为主；以 CD4$^+$Th2 细胞与 B 细胞协同作用介导产生的体液免疫应答作用为辅。临床及时应用免疫抑制剂可有效减轻或缓解此类排斥反应的发生和发展。

3. 慢性排斥反应（chronic rejection） 是指器官移植后数月至数年，受体针对供体移植物 MHC 抗原产生的病程相对缓慢的移植排斥反应。此种移植排斥反应通常在急性排斥反应基础上产生；供体与受体 MHC 抗原相同而 mH 抗原不相匹配的器官移植物也可直接进入慢性排斥反应阶段。慢性排斥的主要病理学特征是组织细胞损伤，纤维、血管内膜平滑肌和内皮细胞增生，及由此导致的血管腔狭窄，器官移植物功能进行性减退、甚至完全丧失等病变和临床症状。

慢性排斥反应作用机制尚未完全清楚，目前认为免疫学损伤机制如下：①受体 CD4$^+$Th1 细胞通过间接识别被供体移植物 MHC 抗原激活后，与移植物血管内皮细胞表面相应 MHC 抗原结合引发的迟发型超敏反应有关；②活化 Th2 细胞辅助 B 细胞产生同种异型抗原特异性抗体后，通过激活补体和 ADCC 作用使移植物血管内皮细胞损伤，形成血栓导致移植物缺血变性坏死所致；③急性排斥反应反复发作使移植物血管内皮细胞不断发生轻微损伤和持续分泌多种生长因子，导致血管平滑肌细胞增生、动脉硬化和发生炎性细胞浸润等病理改变所致。慢性排斥反应对免疫抑制疗法不敏感是影响移植物长期存活的主要原因之一。

二、移植物抗宿主反应

移植物抗宿主反应（graft versus-host reaction, GVHR）是指供体移植物中抗原特异性淋巴细胞被受体同种异型抗原激活形成效应淋巴细胞后，对受体组织细胞攻击，使之损伤破坏引发的排斥反应。GVHR 常见于骨髓和造血干细胞移植患者，在胸腺、脾移植患者和新生儿大量接受输血时也能发生。此种排斥反应发生后一般难以逆转，不仅导致移植失败，还可能危及受体生命。GVHR 发生与下列因素有关：①受体与供体间组织相容性抗原型别不符；②移植物中含有供体足够数量的免疫细胞，尤其是成熟 T 细胞；③受体因免疫缺陷或免疫抑制剂使用不当，处于免疫无能和免疫功能极度低下的状态。

研究证实供体移植物中成熟 T 细胞被受体同种异型抗原激活后、增殖分化形成的效应 T 细胞是对受体组织或器官发生攻击的主要免疫细胞。其中 CD8$^+$CTL 不仅能够直接攻击杀伤受体靶细胞；还能与 CD4$^+$Th1 细胞一起，通过合成分泌大量包括 TNF-α/β 在内的 Th1 型细胞因子直接杀伤靶细胞或通过激活患者 NK 细胞和吞噬细胞对靶细胞发挥间接杀伤破坏作用。GVHR 可损伤宿主皮肤、肝和肠道等多种组织器官，使其功能迅速或逐渐丧失。患者临床表现为皮疹、腹泻、黄疸、高胆红素血症和器官功能损伤，重者可因组织器官迅速坏死而导致死亡；轻者可因组织器官慢性纤维化而使其功能逐渐丧失，最终危及生命。

第四节　同种异体器官移植排斥反应的防治原则

器官移植能否成功与移植排斥反应防治措施是否适当密切相关，主要防治原则如下：①严格选择供体；②适度抑制受体免疫应答；③移植后免疫监测；④诱导移植免疫耐受。

一、选择适合的供体

同种异体移植排斥反应是因供体与受体间组织相容性抗原存在差异所致。通常供体与受体间 MHC 抗原和 mH 抗原差别越小，移植物和受体的生存时间就越长。对人而言，一卵双生同胞是最理想的供体，其次是 HLA 相同的同胞。为提高移植物存活率和存活时间，在进行同种异体移植前须进行如下检测和鉴定。

1. 红细胞血型和 HLA 抗体检测　器官移植前应选择 ABO 和 Rh 血型抗原与受体相同的供体，取其淋巴细胞与受体血清进行细胞毒试验，检测受体血清中是否含有供体 HLA 特异性抗体，以防止移植后发生超急排斥反应。

2. HLA 分型鉴定　供体和受体间 HLA 型别匹配程度与移植排斥反应的强弱密切相关。移植前采用血清学组织分型法或聚合酶链式反应等基因分型技术对供体和受体进行 HLA 分型鉴定，选择与受体 HLA 型别最相匹配的供体进行移植可显著减轻和缓解移植排斥反应的发生。临床研究发现 HLA 不同座位基因编码产物在移植排斥反应中的作用有所不同，其中 HLA-DR 基因编码产物所起的作用最为重要，HLA-B 和 HLA-A 基因编码产物次之。因此，在供体与受体基因型别不完全相配情况下，应选择上述三种 HLA 基因编码产物相匹配的供体进行移植。

3. 交叉配型　采用混合淋巴细胞反应（mixed lymphocyte reaction, MLR）进行交叉配型可检测受体与供体间同种异型抗原的差异程度，主要适用于骨髓移植。临床采用单向混合淋巴细胞培养法进行交叉配型，方法简述如下：首先用丝裂霉素分别处理受体和供体的淋巴细胞，使其丧失增殖分化能力而保持诱导对方正常淋巴细胞增殖分化能力；然后取上述供体/受体淋巴细胞分别与受体/供体正常淋巴细胞共培养，若两组中任何一组反应强烈均提示供体选择不当。

4. 移植物预处理　为减轻移植物中"过客白细胞"通过直接识别方式引发的早期急性排斥反应，移植前应对移植物进行预处理，尽可能将"过客白细胞"全部清除。对 HLA 基因型不完全相合的骨髓移植而言，在移植前应尽可能将骨髓移植物中成熟 T 细胞清除以防止 GVHR 的发生。

二、免疫抑制治疗

应用免疫抑制剂预防/治疗移植排斥反应是临床常规使用的方法，主要制剂包括化学类免疫抑制药、生物制剂和中草药类免疫抑制剂。长期使用免疫抑制剂可使患者抗感染免疫能力下降，肿瘤发生率升高，故应高度重视临床合理用药和对患者免疫功能的及时监测。

1. 化学类免疫抑制药　此类药物包括糖皮质激素、大环内酯类药物（如环孢素 A、FK506、西罗莫司）、硫唑嘌呤、环磷酰胺、FTY-720 等。其中硫唑嘌呤和环磷酰胺为细胞毒性药物，可抑制淋巴细胞增殖分化，对活化 T 细胞和造血干细胞也有毒性作用。环孢素 A 可抑制 T 细胞增殖分化而对骨髓造血干细胞没有抑制作用，因此在临床得到广泛应用。

2. 生物制剂　临床常用的生物制剂主要包括抗胸腺细胞抗体，抗 CD3、CD4、CD8 单克隆抗体和抗 IL-2Rα 链（CD25）单克隆抗体等。上述抗体与胸腺细胞或 T 细胞表面相应抗原结合后，可通过补体依赖的细胞毒作用将上述细胞从体内有限清除，使机体免疫功能适度降低达到预防移植排斥反应发生之目的。

3. 中草药类免疫抑制剂　雷公藤和冬虫夏草等中草药具有明显免疫调节或免疫抑制作用，已试用于临床器官移植排斥反应的防治。

三、免疫监测

移植后对患者免疫功能状态定期监测有助于及时调整治疗方案和采用相应防治措施，使机体免疫抑制状态处于适度有效范围之内。临床常用免疫监测指标包括：①淋巴细胞亚群百分比和功能测定；②血清中细胞因子、补体、可溶性 HLA 分子和抗体水平测定；③免疫细胞表面黏附分子和细胞因子受体表达水平测定等。上述检测指标在一定程度上能够反应患者免疫功能状态，但应与受体内移植物生理功能变化情况相结合才能判断移植排斥反应是否发生和发生的强弱。

四、诱导同种移植耐受

诱导受体对移植物产生免疫耐受是克服同种异体移植排斥反应的理想策略，并已成为移植免疫学研究领域最具挑战性的课题之一。诱导受体产生移植免疫耐受作用机制十分复杂，相关研究报道很多，现仅摘要列举几种研究热点课题如下：①建立同种异基因嵌合体或混合嵌合体诱导移植免疫耐受；②胸腺移植或胸腺内注射抗原诱导移植免疫耐受；③过继"耐受性 DC"或输注 Treg 诱导移植免疫耐受；④阻断共刺激通路诱导同种反应性 T 细胞失能建立移植免疫耐受。

（李成文）

第二十一章　免疫学检测及其应用

免疫学检测是借助免疫学、细胞生物学和分子生物学理论与技术，对免疫相关物质如抗原、抗体、补体、细胞因子、免疫细胞及其膜分子和体液中多种微量物质如激素、酶类物质、血浆蛋白、血液药物浓度、微量元素等进行定性、定位或定量检测的实验技术和方法。免疫学检测技术和方法种类繁多，本章仅着重介绍临床常用的免疫学检测技术及其原理和实用意义。

第一节　体外抗原-抗体反应的特点和影响因素

抗原-抗体反应（antigen-antibody reaction）是指抗原与相应抗体在体外一定条件下特异性结合后出现的肉眼可见或仪器可检测到的反应。抗体主要存在于血清中，以往又将上述抗原-抗体反应称为血清学反应（serological reaction）。

一、抗原-抗体反应的特点

1. 抗原-抗体反应具有特异性　抗原-抗体反应具有高度特异性，此种特异性是由抗原表位与相应抗体分子互补决定区所决定，二者间互补结合能力用亲和力表示。亲和力（affinity）是指抗体分子单一抗原结合部位（Fab）与相应抗原表位之间互补结合的强度。天然抗原分子通常具有多种抗原表位，可刺激机体产生多种特异性抗体；若两种抗原具有相同或相似的抗原表位，就能与对方抗血清中相应抗体结合发生交叉反应。此种反应可影响血清学诊断的准确性，采用单克隆抗体进行检测是克服上述交叉反应的有效方法。

2. 抗原-抗体反应具有可逆性　抗原与相应抗体结合除与空间构象互补有关外，还与二者间静电引力、范德华力、氢键和疏水键等化学基团之间的非共价结合密切相关。此种非共价结合的抗原-抗体复合物不稳定，降低溶液 pH 或提高溶液离子强度可使之解离；解离后抗原和抗体仍保持原有特性。据此，可通过亲和层析法纯化抗原或抗体。

3. 抗原-抗体反应需要适当的浓度和比例　抗原与相应抗体结合能否出现可见反应取决于二者的浓度和比例。在一定条件下，二者比例合适，即抗原略多于抗体时可出现肉眼可见的反应，此即抗原-抗体反应的等价带（图 21-1）。若抗体或抗原过剩，则因沉淀物体积小、数量少而不能出现肉眼可见的反应；其中抗体过剩称为前带，抗原过剩称为后带（图 21-1）。据此，在实验过程中应注意调整反应体系中抗原与抗体的比例，以避免出现假阴性结果。

4. 抗原-抗体反应具有阶段性　抗原-抗体反应分为两个阶段：第一阶段

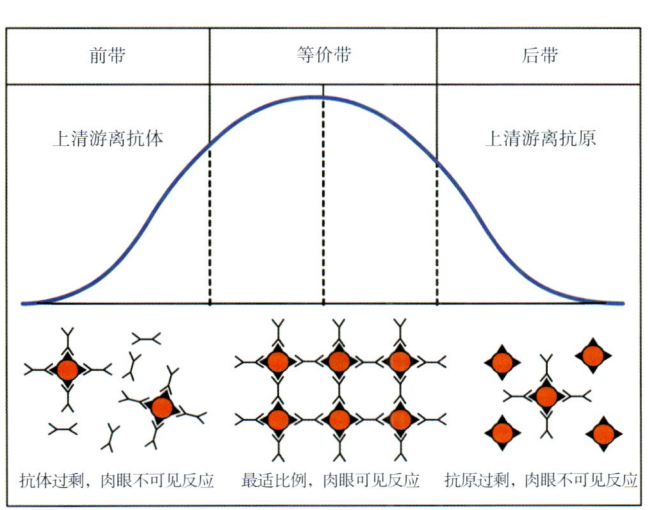

图 21-1　抗原-抗体结合的带现象和可见性示意图

是抗原-抗体特异性结合阶段，可在数秒钟至几分钟内完成，一般不为肉眼所见。第二阶段为可见反应阶段，是微小抗原-抗体复合物之间通过正负电荷吸引形成较大复合物的过程。可见反应阶段所需时间较长，从数分钟、数小时到数日不等，且受电解质、温度和酸碱度等因素影响。

二、抗原-抗体反应的影响因素

影响抗原-抗体反应的因素较多，本节主要介绍实验条件对抗原-抗体反应的影响。

1. 电解质　抗原和抗体通常为等电点<6的蛋白质；在中性或弱碱性条件下，二者表面带有一定量负电荷且具有较高亲水性（外表被有水化层）为亲水胶体。抗原与抗体结合后可发生脱水作用，使二者从亲水胶体变为疏水胶体；此时在适当电解质作用下，抗原-抗体复合物可因失去较多负电荷而彼此结合形成肉眼可见的凝集或沉淀现象。实验中常用0.85%NaCl溶液作为稀释液，以提供适当浓度的电解质。

2. 温度　适当提高温度可增加抗原与抗体分子的碰撞机会，促进抗原-抗体复合物形成。温度过高（56℃以上）可使抗原或抗体变性失活，影响实验结果。通常抗原-抗体反应的最适温度是37℃。

3. 酸碱度　抗原-抗体反应最适pH值在6~8之间，pH过高或过低均可影响抗原或抗体的理化性状。例如反应液pH值接近抗原等电点时，可因抗原自沉出现非特异性酸凝集而产生假阳性结果。

第二节　体外抗原-抗体反应的检测方法

抗原-抗体反应具有高度特异性，据此可用已知抗原或抗体检测鉴定未知抗体或抗原。根据抗原物理性状和参与反应成分的不同，可将抗原-抗体反应的检测方法分为凝集反应、沉淀反应和采用标记物进行检测鉴定的免疫标记技术等。

一、凝集反应

在一定实验条件下，细菌或细胞等颗粒性抗原与相应抗体特异性结合后出现的凝聚现象称为凝集反应（agglutination reaction）。凝集反应包括直接凝集反应、间接凝集反应和间接凝集抑制实验等。

1. 直接凝集反应（direct agglutination reaction）　颗粒性抗原直接与相应抗体结合出现的凝集现象，包括玻片凝集和试管凝集两种检测方法。

（1）玻片法：为定性实验，常用已知抗体检测未知抗原。本法简捷快速，主要用于人类ABO血型和细菌等颗粒性抗原的鉴定（图21-2）。

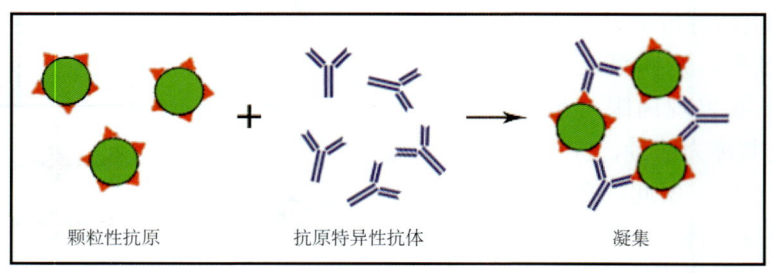

图 21-2　直接凝集反应示意图

（2）试管法：为半定量试验，常将待检标本（血清）在试管内进行倍比稀释后，加入一定量已知颗粒性抗原用于检测待检标本中未知抗体的相对含量（即效价）。临床诊断伤寒或副伤寒所用的肥达氏反应即为试管凝集试验；通常以出现明显凝集现象（++）的血清最高稀释倍数为待检血清中的抗体效价。

2. 间接凝集反应（indirect agglutination reaction） 将已知可溶性抗原吸附于某些载体颗粒表面形成致敏颗粒后，再与相应抗体进行反应出现的凝聚现象称为间接凝集反应（图 21-3）。将已知抗体吸附于载体颗粒表面后，再与相应可溶性抗原进行反应出现的凝聚现象称为反向间接凝集反应。人 O 型血红细胞和聚苯乙烯乳胶颗粒是常用的载体颗粒；相应的凝集反应分别称为间接血球凝集反应或间接乳胶凝集反应。例如：将链球菌溶血毒素 O 吸附在乳胶颗粒上形成的致敏颗粒可用来检测受试者血清中的抗链"O"抗体。

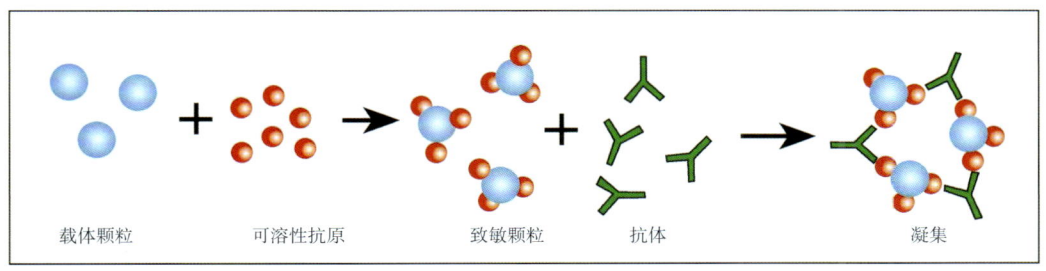

图 21-3　间接凝集反应示意图

抗人球蛋白试验（又称 Coombs 试验）也是根据间接凝集原理建立的，分为直接和间接两种方法。直接 Coombs 试验可检测结合在 Rh$^+$ 红细胞表面的单价 IgG 类抗 Rh 抗体，对新生儿 Rh 溶血症进行诊断（图 21-4）。间接 Coombs 试验是将受试者血清与 Rh$^+$ 红细胞作用后再加入抗人球蛋白抗体，通过观察红细胞是否发生凝集以判定 Rh$^-$ 经产妇血清中是否含有单价 IgG 类抗 Rh 抗体的检测方法。若受试者血清中含有 Rh 抗体则红细胞发生凝集，此时受试者近期不宜再次妊娠。

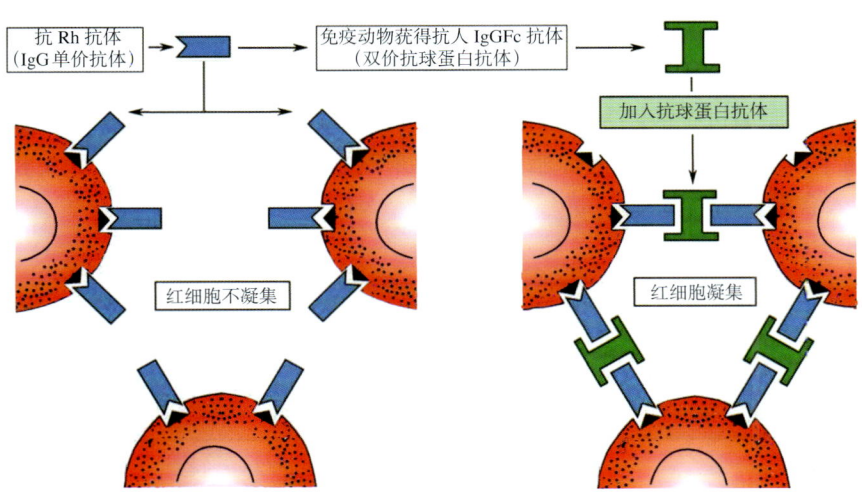

图 21-4　抗人球蛋白试验（直接法）示意图

3. 间接凝集抑制试验（indirect agglutination inhibition test） 是由间接凝集反应衍生而来，临床用来检测孕妇尿液中是否含有人绒毛膜促性腺激素（human chorionic gonadotropin，HCG）的免疫妊娠诊断实验（图 21-5）即属此类试验。其检测方法如下：①取待检尿液和诊断血清各一滴，在玻片上混匀；②再加一滴 HCG 致敏乳胶颗粒，混匀并缓慢摇动数分钟后观察结果；③若出现凝集，则表明待检尿中没有人绒毛膜促性腺激素，即妊娠诊断试验阴性；若不出现凝集，表明待检尿中存在人绒毛膜促性腺激素，为妊娠诊断试验阳性。

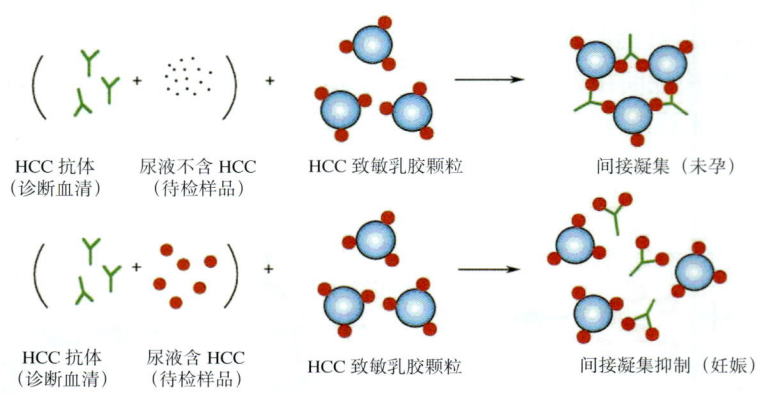

图 21-5　间接凝集抑制试验（妊娠诊断）示意图

二、沉淀反应

在一定条件下，细菌毒素或血清等可溶性抗原与相应抗体特异性结合后出现的沉淀现象称为沉淀反应（precipitation reaction）。在液体中进行的沉淀反应，如环状和絮状沉淀反应因其敏感性差已被目前所用的免疫比浊法所取代。沉淀反应大多在半固体琼脂凝胶中进行，即可溶性抗原和抗体在凝胶中向四周扩散，当二者相遇且比例合适时可形成肉眼可见的白色沉淀现象。琼脂扩散试验包括单向琼脂扩散和双向琼脂扩散两种基本方法；将琼脂扩散与电泳技术结合，又可衍生出对流电泳、火箭电泳和免疫电泳等多种检测方法。

1. 单向琼脂扩散（single agar diffusion） 是一种定量试验，方法原理和结果如图 21-6 所示，简述如下：①将一定量已知抗体加入 42℃～45℃熔化琼脂中，制备单向扩散反应凝胶板；②在适当位置打孔后，加入待测抗原使其向四周扩散；③抗原与琼脂中相应抗体相遇，可在比例适宜处形成以孔为中心的白色沉淀环。鉴于沉淀环直径与抗原含量成正比，所以先用已知不同浓度的标准抗原通过扩散绘制标准曲线，便可根据被测样品沉淀环直径的大小，从标准曲线中获知样品中抗原的含量。单向琼脂扩散可用来测定血清中 IgG、IgM、IgA 和补体组分如 C1、C3、C5 等含量。

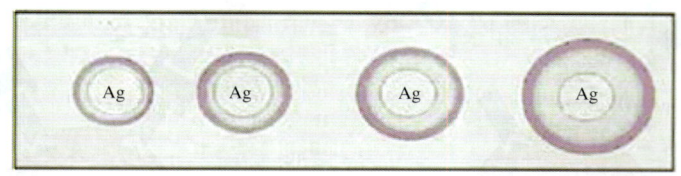

图 21-6　单向琼脂扩散示意图

2. 双向琼脂扩散（double agar diffusion） 主要用于定性试验，如对可溶性抗原或抗体进行检测鉴定和对复杂抗原成分和抗体进行分析；也可用于半定量试验，如免疫血清稀释后进行的血清效价测定。方法原理简述如下：①制备琼脂板按需要打孔，分别将抗原和抗体加入孔中使其向四周扩散；②若抗原与抗体相对应，则二者相遇后可在比例合适处形成白色沉淀线。双向琼脂扩散沉淀线如图 21-7 所示：①两种完全相同的抗原与相应抗体作用后可形成顶角融合的一条沉淀线；②两种完全不同的抗原与相应抗体作用后可形成各自独立、彼此交叉的沉淀线；③两种表面抗原表位部分相同的抗原与相应抗体作用后可形成一种顶角融合带刺的沉淀线。

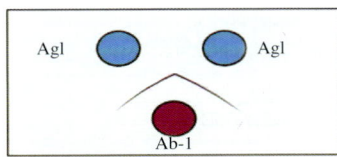
A. 两孔中抗原完全相同
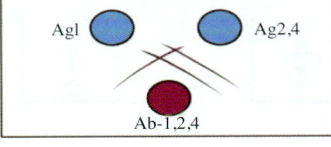
B. 两孔中抗原完全不同
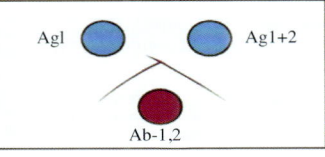
C. 两孔中抗原表位部分相同

图 21-7　双向琼脂扩散沉淀线基本图形示意图

3. 免疫比浊法（immunonephelometry） 是根据在一定量抗体溶液中分别加入递增量可溶性抗原后形成的免疫复合物在反应体系中可呈现不同的浊度，用以定量检测可溶性抗原的一种检测方法。用浊度仪测定反应体系浊度变化可绘制出标准曲线，并根据浊度推算出样品中抗原的含量。本法快速简便，已取代传统环状、絮状沉淀反应和单向琼脂扩散试验。免疫比浊法近年发展迅速，已建立数种不同类型的测定方法，如透射比浊法、散射比浊法、免疫乳胶比浊法和自动生化分析仪检测法等。其中自动生化分析仪可同时检测样品中多种抗原、各类免疫球蛋白、补体、前白蛋白、α2 巨球蛋白、转铁蛋白等微量蛋白，并能精确定量分析而在临床得到广泛应用。

三、免疫标记技术

免疫标记技术（immunolabelling technique）是用酶、荧光素、放射性同位素、化学发光物质和胶体金等标记抗体或抗原，通过检测标记物间接检测抗原 - 抗体反应的一类实验方法和技术。免疫标记技术极大地提高了抗原 - 抗体反应的灵敏度和检测范围，不但能对抗原或抗体进行定性和精确定量测定；而且借助光镜或电镜技术能够观察抗原、抗体或抗原 - 抗体复合物在组织细胞内的分布和定位。

1. 酶免疫测定法（enzyme immunoassay，EIA） 是一种用酶标记抗体（一抗）或酶标记抗抗体（二抗）检测相应抗原或抗体的实验方法。本法将抗原 - 抗体反应的高度特异性与酶催化底物的高效性相结合，具有灵敏度高和特异性强等优点。用于标记的酶类物质主要包括辣根过氧化物酶（horseradish peroxidase，HRP）和碱性磷酸酶（alkaline phosphatase，AP）；常用的方法有酶联免疫吸附试验和酶联免疫斑点试验。

（1）酶联免疫吸附试验（enzyme linked immunosorbent assay，ELISA）：是将已知抗体或可溶性抗原吸附在固相载体表面，使抗体 - 抗原 - 酶标抗体或抗原 - 抗体 - 酶标二抗在固相表面进行反应的酶免疫测定法。目前用于定性或定量检测多种抗原或抗体的 ELISA 试剂盒已商品化出售，在临床和科研工作中得到广泛应用。

常用的 ELISA 检测方法有：①双抗体夹心法：用于检测血清、脑脊液和胸腹水等液体标本中各种可溶性抗原（细菌毒素、病毒、细胞因子、酶类物质等）及其含量；包被所用抗体和酶标记抗体通常是针对同一抗原分子中不同抗原表位的单克隆抗体；检测方法如图 21-8A 所示。②间接法：用于检测血清、脑脊液和胸腹水等液体标本中抗体及其含量；酶标记二抗是针对抗体 Fc 段的抗抗体；检测方法如图 21-8B 所示。

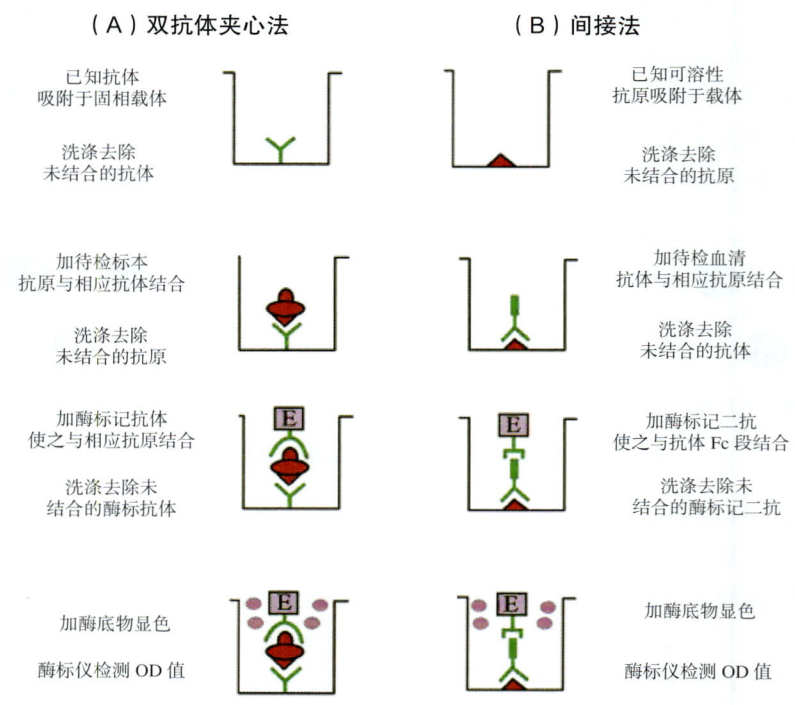

图 21-8　酶联免疫吸附试验（ELISA）示意图

（2）酶联免疫斑点试验（enzyme-linked immunospot assay，ELISPOT）：现已检测分泌某种细胞因子的 T 细胞为例（图 21-9A），方法原理简述如下：①用已知抗细胞因子抗体包被固相载体，加入待检细胞孵育一定时间后去除细胞；②若待检细胞分泌的细胞因子与包被的抗体相对应，即可形成固相抗体-抗原（细胞因子）复合物；③加入相应酶标记抗细胞因子抗体，通过底物显色后可在相应部位呈现有色斑点；④一个斑点表示一个分泌相应细胞因子的细胞，用光学显微镜或（ELISPOT 分析系统）计数可推算出分泌某种细胞因子的细胞频率。酶联免疫斑点试验可直接用于检测分泌某种细胞因子的 T 细胞；若已知抗原包被固相载体，也可用来检测分泌某种特异性抗体的 B 细胞（图 21-9B）。

2. 荧光免疫测定法（fluorescence immunoassay，FIA）　是用荧光素标记抗体（简称荧光抗体）检测细胞或组织切片中相应抗原的一种免疫组化技术。常用的荧光素有异硫氰酸荧光素（fluorescein isothiocyanate，FITC）和藻红蛋白（phycoerythrin，PE）；在荧光显微镜（激发光作用）下，前者（FITC）发出黄绿色荧光，后者（PE）发出红色荧光。若荧光抗体与标本中相应抗原结合，在荧光显微镜下就能观察到黄绿色或红色荧光，借此可对标本中抗原进行鉴定或定位。

（1）直接荧光法：荧光素直接标记某种已知抗体用以检测标本中相应抗原的方法（图 21-10A）。该法优点是特异性高，缺点是每检测一种抗原必须制备一种相应的荧光抗体，即荧光抗体制备繁琐。

（2）间接荧光法：用某种已知抗体（一抗）与标本中相应抗原结合后，再用荧光素标记的抗 Ig Fc 抗体（二抗）与一抗（Fc 段）结合进行的反应（图 21-10B）。该法优点是敏感性较高，制备一种荧光素标记的第二抗体即可对多种抗原进行检测；缺点是非特异性反应增强。

3. 放射免疫测定法（radioimmunoassay，RIA）　是用放射性核素标记抗原或抗体进行免疫

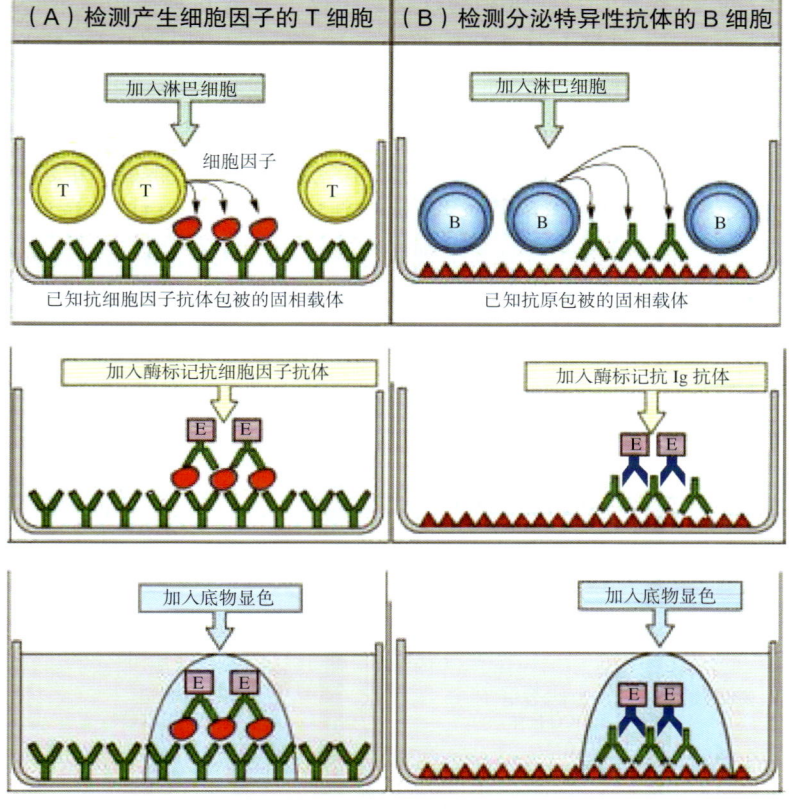

图 21-9　酶联免疫斑点试验（ELISPOT）示意图

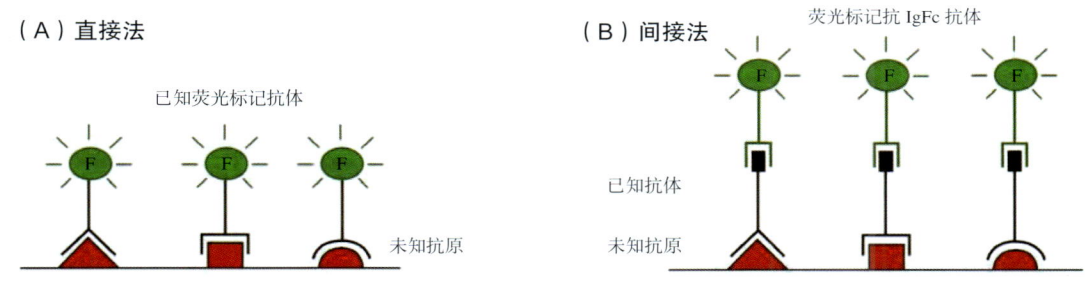

图 21-10　直接和间接免疫荧光测定示意图

学检测的技术，包括液相和固相两种检测方法。RIA 具有敏感性、特异性、准确性高和重复性好等优点，广泛应用于激素和药物等微量物质的检测。常用的放射性核素主要包括 ^{125}I、^{131}I、^{3}H 等；上述放射性核素对人有一定的危害且易污染环境，因此本法应用受到一定限制。

4. 胶体金免疫测定法（colloidal gold immunoassay）　是用胶体金颗粒标记抗体或抗原用以检测未知抗原或抗体的技术，胶体金免疫测定法可用于多种液相和固相免疫分析，主要用于可溶性抗原、激素、毒品类药物和某些肿瘤标志物的检测。其中免疫层析法（immunochromatography）是近年兴起的一种用硝酸纤维素膜诊断试纸快速检测尿液或血清样品中微量可溶性抗原的技术。临床早孕诊断所用的硝酸纤维素膜诊断试纸制备及其作用原理如图 21-11 所示。

（1）硝酸纤维素膜诊断试纸的制备：①首先将胶体金致敏抗体，即胶体金标记的鼠抗人绒毛膜促性腺激素（HCG）特异性抗体松弛附着在玻璃纤维上；再将上述玻璃纤维固定在硝酸纤维素膜 G 区。②将鼠抗人 HCG 特异性抗体固定在硝酸纤维素膜 T 区；将兔抗鼠 IgG 抗体

（二抗）固定在硝酸纤维素膜 C 区。③硝酸纤维素膜最下方 A 区所附吸水纸是滴加待检或接触尿液的部位；在硝酸纤维素膜最上方 B 区附吸水纸与下方 A 区吸水纸可形成毛细管层析作用。

(2) 作用原理：①将待检尿液滴加在检测试纸 A 区或将检测试纸 A 区插入待检尿液中，通过层析作用使待检尿液向 B 区移动；当尿液流经 G 区时可将胶体金标记 HCG 抗体从玻璃纤维上复溶。②若待检尿液中含 HCG，即可与之结合形成游离胶体金标记抗体 -HCG 复合物；上述复合物迁移至 T 区时，可被固相 HCG 抗体识别结合形成固相 HCG 抗体 -HCG- 胶体金标记抗体复合物，此时胶体金聚集在检测线呈现紫红色反应。③剩余游离胶体金标记抗体迁移到 C 区与兔抗鼠 IgGFc 抗体（二抗）结合，使胶体金聚集在质控线呈现紫红色反应。

(3) 结果分析判定：①测试纸条出现两条紫红色反应线为早孕阳性；②测试纸条检测线颜色弱于质控线为早孕弱阳性；③测试纸条仅在质控线呈现紫红色条带为早孕阴性；④测试纸条质控线处无紫色条带出现为试验无效。

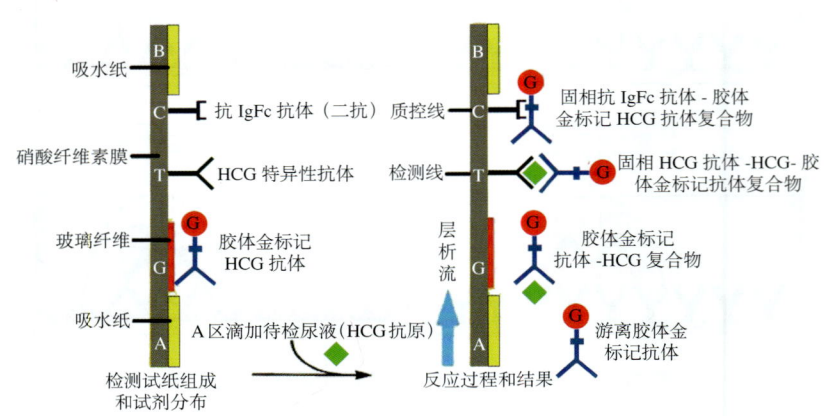

图 21-11　胶体金免疫层析（双抗夹心法）试验原理示意图

5. 化学发光免疫分析　是用鲁米诺和吖啶酯等发光物标记的抗体或抗原与待检样品中相应抗原或抗体特异性结合后，用化学发光仪定量检测微量抗原或抗体的一种免疫分析鉴定技术。该种方法不仅具有发光分析的高灵敏度和抗原 - 抗体反应的高度特异性，还具有操作简便、标记物无污染和可以实现自动化分析等优点。化学发光免疫分析包括发光酶免疫分析、化学发光免疫分析和电化学发光分析等方法。

6. 免疫印迹法（immunoblotting）　是将十二烷基磺酸钠 - 聚丙烯酰胺凝胶电泳与固相免疫技术相结合，即将泳动速率不同的蛋白质成分转移至硝酸纤维素膜后，再用酶免疫、放射免疫、化学发光免疫等技术进行检测的一种方法（图 21-12）。该种方法又称 Western blotting 法，常用于可溶性抗原、核酸和 HIV 抗体的检测或目的基因表达产物的鉴定。

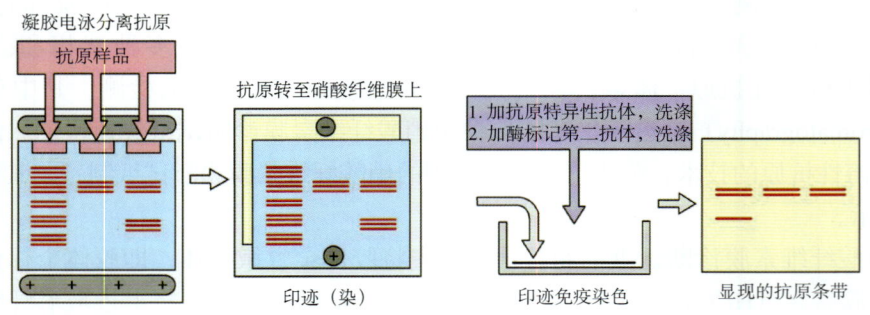

图 21-12　免疫印迹法示意图

第三节　免疫细胞及其功能检测

检测免疫细胞的数量和功能是判断机体免疫功能状态的主要指标。对人而言，检测的免疫细胞主要来源于外周血；对实验动物而言，检测的免疫细胞除来源于外周血外，也可来自胸腺、脾、淋巴结和其他组织。

一、外周血单个核细胞的分离

外周血单个核细胞（peripheral blood mononuclear cell, PBMC）包括淋巴细胞和单核细胞，上述细胞是免疫学实验中最常用的细胞。葡聚糖 - 泛影葡胺（Ficoll-Paque）密度梯度离心法是最常选用的分离外周血单个核细胞的方法，其原理是红细胞和多形核白细胞的比重（约 1.092）大于单个核细胞（约 1.075），因此将肝素抗凝血置于比重为 1.077 的葡聚糖 - 泛影葡胺分离液液面上，低速离心（2000r/min）20min 可使不同比重的外周血细胞分为以下三层：即红细胞沉于管底；多形核白细胞分布于红细胞层与分离液之间；单个核细胞则分布于血浆与分离液界面。此种分离方法可获得纯度高达 95% 的 PBMC。

二、淋巴细胞及其亚群的分离

淋巴细胞及其亚群分离方法较多，目前常用的有免疫吸附分离法、免疫磁珠法和流式细胞术分离法。

1. 免疫吸附分离法　方法原理简述如下：①首先将已知抗淋巴细胞表面标志的单克隆抗体包被聚苯乙烯培养板；②加入淋巴细胞悬液，使具有相应表面标志的淋巴细胞结合到培养板上；③洗脱去除未结合淋巴细胞，即可获得具有相应表面标志的淋巴细胞。例如，用抗 CD4 抗体包被聚苯乙烯培养板，可将 $CD4^+T$ 细胞与 $CD8^+T$ 细胞相分离。

2. 免疫磁珠法（immune magnetic bead, IMB）　方法原理简述如下：①首先将抗淋巴细胞表面标志（如 CD3、CD4、CD8 等）抗体与磁性微珠结合获得免疫磁珠；②将免疫磁珠加至待分选细胞悬液中，可使具有相应表面标志的淋巴细胞与免疫磁珠结合；③在磁场作用下，通过阳性和阴性分选获得实验所需的细胞，其中收获免疫磁珠结合的细胞为阳性分选，收获细胞悬液中未与免疫磁珠结合的细胞为阴性分选。免疫磁珠已有市场化产品，具有操作简单、无需昂贵仪器、所获细胞纯度高等优点，因此得到广泛应用。

3. 流式细胞术（flow cytometry assay）分离法　是借助荧光激活细胞分类仪（fluorescence activated cell sorter, FACS）将荧光抗体标记的细胞进行快速准确鉴定和分类的技术。荧光激活细胞分类仪（简称流式细胞仪）集光学、流体力学、电力学和计算机技术于一体，可对细胞作多参数定量测定和综合分析。程序原理如下：①将待测细胞悬液与荧光素标记抗体反应后，在压力作用下细胞排成单列经喷嘴喷出形成液滴射流（每个液滴包裹一个细胞）；②在液滴射流与高速聚焦激光束相交处，液滴中细胞受激发光照射可产生散射光并激发各种荧光信号；③上述荧光信号被光电检测器接受可转化为电信号，后者经加工处理存储于计算机中，再用分析软件对数据进行统计处理和图像显示获得结果。其中分选部件借助光电效应，可使带电微滴通过电场时出现不同的偏向运动，分类收集偏向运动的细胞可供进一步研究使用。流式细胞仪除分选细胞外，主要用途如下：①定量分析鉴定活细胞表面或胞内表达的特定分子；②免疫细胞分类和百分计数；③白血病和淋巴瘤的免疫学分型；④细胞周期和细胞凋亡检测。

三、淋巴细胞功能测定

（一）T淋巴细胞功能测定

1. T细胞增殖试验 是一种体外检测机体细胞免疫功能的试验方法。本试验分为T细胞特异性和非特异性增殖两种方式，前者是用某种抗原如结核菌素刺激相应T细胞活化增殖的试验；后者是用T细胞丝裂原（PHA、ConA）或抗CD3单克隆抗体刺激多克隆T细胞活化增殖的试验。常用的淋巴细胞增殖检测方法简述如下。

（1）^{3}H-TdR掺入法：在细胞增殖过程中，氚标记胸腺嘧啶核苷（^{3}H-TdR）可掺入细胞新合成的DNA中，且掺入量与细胞增殖水平呈正比。取外周血单个核细胞与PHA共同培养，在终止培养前8~15h加入^{3}H-TdR；在培养结束后收集细胞，用液体闪烁仪测定样品的放射活性可反映细胞增殖水平。该法灵敏可靠、应用广泛，但需特殊仪器，且易发生放射性污染。

（2）MTT比色法：MTT是3-（4,5-二甲基-2-噻唑）-2,5-二苯基溴化四唑的简称。在细胞增殖过程中，MTT作为一种可溶性物质进入细胞后可被胞内线粒体琥珀酸脱氢酶还原形成褐色甲臜颗粒。研究证实：甲臜生成量与细胞增殖水平成正比；甲臜被盐酸异丙醇或二甲基亚砜溶解后使溶液呈现紫褐色；用酶标仪检测细胞培养液OD值可反映细胞的增殖水平。该法灵敏度不及^{3}H-TdR掺入法，但操作简便，无放射性污染。

2. 迟发型超敏反应皮肤试验 是一种简便易行的用于检测体内细胞免疫功能的试验方法。其原理是体内抗原致敏T细胞（效应T细胞）再次接受相同抗原刺激后，可通过释放Th1型细胞因子和细胞毒性介质诱导产生以单核细胞浸润为主的局部皮肤炎症反应。受试者局部炎症反应出现相对较晚，通常在抗原刺激后24~48h发生，72h达到高峰，故称迟发型超敏反应皮肤试验。阳性反应表现为局部皮肤红肿和硬结；反应强烈者可出现水肿，甚至局部组织坏死；细胞免疫低下者呈现弱阳性或阴性反应。本试验常用来检测胞内寄生菌（如结核杆菌、麻风杆菌等）感染、免疫缺陷病和肿瘤患者的细胞免疫功能；皮试常用的生物性抗原有结核菌素、麻风菌素、念珠菌素、腮腺炎病毒等。

（二）B淋巴细胞功能测定

1. 血清免疫球蛋白含量测定 B细胞接受抗原刺激后可增殖分化为浆细胞合成分泌特异性抗体（即免疫球蛋白）。检测血清免疫球蛋白水平可判断B淋巴细胞功能，常用ELISA、免疫比浊法等测定标本中IgG、IgM等各类Ig的含量。

2. 抗体形成细胞（antibody forming cell, AFC）测定试验 又称溶血空斑试验（hemolytic plague assay），可用来检测产生抗体的B细胞数目。实验方法原理简述如下：①取绵羊红细胞（SRBC）免疫4天后的小鼠脾细胞（内含SRBC致敏B细胞，即AFC）与SRBC在凝胶介质中混匀；②倾注平皿进行孵育，使AFC周围的SRBC被相应抗体致敏；③在平皿表面加豚鼠新鲜补体进行二次孵育，使致敏SRBC因补体激活而发生溶解、在AFC周围出现肉眼可见的溶血空斑。一个溶血空斑代表一个抗体形成细胞（浆细胞），通过计算溶血空斑数目即可得知B细胞增殖分化和产生抗体的能力。

3. 酶联免疫斑点试验（ELISPOT） 实验方法原理如图21-9B所示，简述如下：①用已知抗原包被固相载体，加入相应抗原致敏的B细胞共同培养孵育；②当抗原致敏B细胞通过表面BCR接受相应抗原刺激后可分泌抗体，并与固相表面相应抗原特异性结合；③加入酶标记第二抗体，通过底物显色后可在分泌相应抗体的B细胞所在处呈现有色斑点。一个斑点代表一个抗体形成细胞（浆细胞），通过计数可得知B细胞增殖分化和产生抗体的能力。

（三）细胞毒试验

本试验是根据细胞毒性T细胞（CTL）和NK细胞可直接对某些靶细胞产生杀伤作用建立

的，主要用于肿瘤免疫、移植排斥反应和病毒感染等方面的研究。

1. ^{51}Cr 释放法　将 $Na_2^{51}CrO_4$ 标记的靶细胞与待检效应细胞（CTL 或 NK）按一定比例混合培养一定时间后，若效应细胞能够杀伤靶细胞，则 ^{51}Cr 可从裂解破坏的靶细胞内释放至液相。用 γ 计数仪测定培养上清中 ^{51}Cr 的放射活性，可反映效应细胞对靶细胞的杀伤活性。

2. 乳酸脱氢酶释放法　将效应细胞与靶细胞按一定比例混合培养一定时间后，若效应细胞能够杀伤靶细胞，则乳酸脱氢酶可因靶细胞裂解破坏而释放到培养液中。在上述培养液中加入相应底物显色后，用光度计测定上清液 OD 值可反映效应细胞对靶细胞的杀伤活性。

3. 凋亡细胞检测法　效应细胞与靶细胞相互作用或 FasL 与靶细胞表面 Fas 结合后，可通过细胞凋亡途径使靶细胞损伤破坏。靶细胞凋亡检测方法简述如下：

（1）形态学检测法：镜下观测可见凋亡细胞体积缩小，胞质浓缩；核染色质密度增高，呈现浓染的半月状、斑块状或核着边现象；细胞膜内陷形成凋亡小体。

（2）琼脂糖电泳法：凋亡细胞 DNA 可被核酸酶在核小体单位之间随机切断，产生 180～200bp（核小体单位长度及其倍数）的寡核苷酸片段。上述寡核苷酸片段在琼脂糖电泳中呈现阶梯状 DNA 区带图谱，借此可判定细胞凋亡。

（3）流式细胞术：①正常细胞的 DNA 为二倍体，细胞凋亡时 DNA 断裂为非二倍体或亚二倍体。流式细胞术检测显示，细胞凋亡时在正常细胞二倍体峰前可出现一个亚二倍体细胞凋亡峰，根据峰值大小可判断细胞凋亡程度。②凋亡细胞膜受损可使其膜磷脂成分暴露，后者能与荧光标记的磷脂结合蛋白（annexin V）结合，采用流式细胞术检测分析可获得待检细胞中凋亡细胞的数目和频率。

四、中性粒细胞功能测定

（一）中性粒细胞趋化功能的测定

1. 琼脂糖平皿法　方法原理简述如下：①在用含小牛血清培养液制备的琼脂糖凝胶板上打三个孔间距相等的孔；②中孔加待测中性粒细胞悬液，两侧孔分别加趋化因子和对照用培养液；③凝胶板置湿盒内 37℃，5%CO_2 温浴 2～3h 后，用戊二醛固定、染色、干燥后置显微镜下测定中孔中性粒细胞从孔缘向两侧移行的距离，计算移动指数。

移动指数 = 趋化运动移行距离 / 随意运动移行距离

2. 微孔滤膜法　方法原理简述如下：①特制 48 孔趋化小室被孔径为 3μm 的聚碳滤膜分为上下两室；②上室加待测中性粒细胞悬液，下室加趋化因子或对照培养液；③将趋化小室置于 37℃，5%CO_2 培养箱中孵育 30min，上室内中性粒细胞迁移至滤膜朝下一面（即细胞面）；④用 PBS 缓冲液洗去滤膜非细胞面上的细胞，再将滤膜置甲醇液中固定后用 Giemsa 染色；⑤在高倍镜下随机选取 5 个视野，计数细胞取均值，计算趋化指数（>2 有意义）。

趋化指数 = 实验组趋化细胞数 / 对照组趋化细胞数

（二）中性粒细胞吞噬杀菌功能测定

1. 显微镜检查法　将中性粒细胞与白色念珠菌或表皮葡萄球菌共育一定时间取样制片；亚甲蓝染色后在油镜下计数吞噬 / 未吞噬细菌的中性粒细胞数和每个中性粒细胞吞噬的细菌数。

吞噬率（%）=（吞噬细菌的中性粒细胞数 /200 个中性粒细胞）×100%

吞噬指数 =（200 个中性粒细胞吞噬的细菌总数 /200 个吞噬细菌的中性粒细胞）×100%

2. 硝基蓝四氮唑试验　硝基蓝四氮唑（nitroblue tetrazolium，NBT）是一种水溶性淡黄色染料，可被中性粒细胞吞入胞内；中性粒细胞在杀菌过程中产生的超氧阴离子（O_2^-）能使吞入胞内的 NBT 还原为非溶解性暗蓝色甲䐶，而成为 NBT 阳性细胞。因此，光镜下计数 NBT 阳性细胞百分率即可反映中性粒细胞的杀伤功能。

（陈育民）

第二十二章 免疫学防治

免疫学对预防医学和临床医学做出了重要贡献。随着免疫学理论和技术的飞速发展，免疫学防治已从治疗控制传染性疾病的传播，扩展到肿瘤、自身免疫性疾病和免疫缺陷病的防治。

第一节 免疫预防

免疫预防（immunoprophylaxis）是指通过隐性感染，接种疫苗，注射或从胎盘/乳汁获得抗体等免疫效应分子，增强机体特异性免疫功能，有效预防某些疾病发生的作用和策略。

一、免疫预防的种类

免疫预防大致可以分为以下两种：①自然免疫（natural immunization）是指机体感染病原体或胎儿/新生儿通过胎盘/乳汁从母体获得抗体所建立的免疫防御作用。②人工免疫（artificial immunization）是指给人体接种疫苗等抗原或输注抗体等免疫效应分子和细胞，使机体主动或被动获得某种特异性抵抗力的方法和策略。人工免疫包括人工主动免疫和人工被动免疫。

1. 人工主动免疫（artificial active immunization） 是用疫苗等抗原性物质免疫机体，使之产生特异性免疫应答，从而对相应病原体感染产生抗御作用的措施和方法。人工主动免疫的特点是：①免疫力出现较晚，接种后1~4周才能产生；②免疫力维持时间较长，可达数月至数年；③主要用于传染性疾病的预防（表22-1）。

2. 人工被动免疫（artificial passive immunization） 是给机体注射抗体或细胞因子等生物制剂，使之立即产生免疫效应对某些疾病进行治疗或紧急预防的措施和方法。人工被动免疫的特点是：①免疫力产生快，注射后立即生效；②免疫力维持时间较短，通常为2~3周；③主要用于临床治疗或紧急预防（表22-1）。

表22-1 人工主动免疫和人工被动免疫的主要区别

区别项目	人工主动免疫	人工被动免疫
接种/注射的物质	疫苗、类毒素	抗体、细胞因子
免疫力产生时间	1~4周	立即生效
免疫力维持时间	数月至数年	2~3周
临床应用	主要用于预防	治疗和紧急预防

二、用于人工主动免疫的生物制剂

国内通常将用细菌制备的生物制品称为菌苗，将用病毒、立克次体、螺旋体等制备的生物制品和类毒素称为疫苗。国际上则将上述生物制品统称为疫苗（vaccine）。

（一）传统疫苗

1. 灭活疫苗（inactivated vaccine） 是将免疫原性强的病原微生物大量培养后，用理化方法使之灭活制成的死疫苗。常用的死疫苗有伤寒、霍乱、百日咳、流行性脑脊髓膜炎（流脑）、斑疹伤寒和钩端螺旋体等；其优点是易于制备，较稳定，易保存。死疫苗不足之处是：①在体内不能繁殖、易被清除，故需多次重复接种才能获得较好的免疫保护作用；②主要诱导机体产生体液免疫应答而难以诱导产生细胞免疫应答，其免疫作用有一定的局限性；③用量较大，容易引起不良反应。

2. 减毒活疫苗（live-attenuated vaccine） 是用人工诱导变异或从自然界筛选获得毒力高度减弱或基本无毒的病原微生物制成的活疫苗。常用的减毒活疫苗有：用牛型结核杆菌在人工培养基上多次传代后制成的卡介苗，用脊髓灰质炎病毒在猴肾细胞中反复传代后制成脊髓灰质炎减毒活疫苗及炭疽疫苗和麻疹疫苗等。活疫苗在体内有一定的增殖能力，可产生类似隐性感染的免疫作用，其主要优点是：①接种剂量小、免疫效果好，一般接种一次就可获得3~5年或更长时间的免疫保护作用；②不仅能诱导机体产生特异性体液免疫应答，还能诱导产生特异性细胞免疫应答。减毒活疫苗的不足之处是：①运输、保存条件要求较高，保存不当可使疫苗丧失原有的免疫保护作用；②活疫苗有发生突变、恢复毒力的危险，必须严格鉴定。灭活疫苗与减毒活疫苗的主要区别见表22-2。

表22-2 灭活疫苗与减毒活疫苗的主要区别

区别要点	灭活疫苗	减毒活疫苗
接种剂量和次数	量较大，2~3次	量较小，1次
不良反应	较重（发热、局部或全身反应）	较轻
免疫效果	相对较差，半年至1年	相对较好，3~5年或更长
储存稳定性	较稳定，4℃有效期1年	不稳定，4℃数周失效

3. 类毒素（toxoid） 是用0.3%~0.4%甲醛处理细菌外毒素，使之丧失毒性作用而保留原有免疫原性的生物制剂。白喉类毒素和破伤风类毒素是临床常用的类毒素，接种后诱导机体产生的抗毒素能与相应外毒素特异性结合产生免疫保护作用。为减少疫苗接种次数和获得多种免疫保护作用，临床常将类毒素与某些死菌苗混合后联合应用，即制备联合疫苗（如百日咳杆菌、白喉和破伤风类毒素三联疫苗）进行免疫接种。

（二）新型疫苗

新型疫苗是采用分子生物学技术、生物化学合成技术和基因工程技术等现代生物技术制备的疫苗，主要包括亚单位疫苗、结合疫苗、合成肽疫苗和基因工程疫苗等。上述新型疫苗中多数已在临床应用，有些是处于研制中的新疫苗。

1. 亚单位疫苗（subunit vaccine） 是去除病原体中与诱发保护性免疫无关或有害成分，选取有效抗感染免疫成分制成的疫苗。例如：①肺炎链球菌疫苗、脑膜炎球菌多糖疫苗；②流感病毒血凝素和神经氨酸酶亚单位疫苗，百日咳杆菌丝状血凝素亚单位疫苗等。上述亚单位疫苗与佐剂联合应用可显著提高其免疫原性。

2. 结合疫苗（conjugate vaccine） 是由细菌荚膜多糖水解产物与白喉、破伤风类毒素化学偶联组成的疫苗。细菌荚膜多糖为TI抗原、可直接刺激B细胞产生IgM类抗体，但不能产生记忆细胞和IgG类抗体、对婴幼儿的免疫效果较差。类毒素与荚膜多糖偶联形成的结合疫苗为TD抗原，可诱导机体产生免疫记忆细胞和相应IgG类抗体、对婴幼儿具有较好的免疫保护作用。目前已获得批准使用的结合疫苗有b型流感嗜血杆菌荚膜多糖/脑膜炎球菌A群多糖-破伤风类毒素结合疫苗和七价肺炎链球菌荚膜多糖-白喉类毒素结合疫苗等。

3. 合成肽疫苗（synthetic peptide vaccine） 是将具有免疫保护作用的多肽抗原或氨基酸序列与适当载体或佐剂结合后组成的疫苗。此类疫苗抗原肽中含有B细胞表位和T细胞表位，其优势在于可对抗原表位进行合理组合形成最佳配伍。目前，根据疟原虫孢子表位研制的疟疾疫苗已进入临床试验阶段；细菌毒素、HIV 和肿瘤等合成肽疫苗也在研制之中。

4. 基因工程疫苗　包括重组抗原疫苗、重组载体疫苗和 DNA 疫苗等。

（1）重组抗原疫苗（recombinant antigen vaccine）　是采用 DNA 重组技术制备的只含保护性抗原组分的基因工程疫苗。制备过程如下：首先对编码保护性抗原组分的基因进行克隆，然后将目的基因插入原核或真核表达载体；再将后者转染宿主菌或真核细胞，通过诱导表达获得目的基因产物。重组抗原疫苗不含病毒核酸等感染性物质，使用安全有效，成本相对低廉。目前获准使用的有乙型肝炎重组抗原疫苗、口蹄疫疫苗和莱姆病疫苗等。

（2）重组载体疫苗（recombinant vector vaccine）　是将病原体具有免疫保护作用的基因插入减毒病毒或细菌疫苗株基因组中，接种后目的基因产物可随疫苗株在宿主体内的增殖而大量表达，进而诱导机体产生相应免疫保护作用的疫苗，又称重组减毒活疫苗（recombinant attenuated live vaccine）。若将多种病原体中具有免疫保护作用的基因插入同一载体，即可获得表达多种保护性抗原的多价疫苗。痘苗病毒是目前最常使用的载体，已用于甲型 / 乙型肝炎病毒、狂犬病毒、麻疹和单纯疱疹病毒等重组载体疫苗的研究。用减毒伤寒沙门菌 Ty21a 株作为载体制备的口服重组载体疫苗对霍乱、痢疾等肠道传染病具有较好的免疫保护作用。

（3）DNA 疫苗（DNA vaccine）　是用编码病原体有效免疫原的基因与细菌质粒构建组成的重组体，又称基因疫苗或核酸疫苗。将其转染宿主细胞后可使之持续表达具有免疫保护作用的抗原，从而诱导机体产生相应特异性免疫应答，发挥免疫效应。目前进入临床试验的 DNA 疫苗有疟疾 DNA 疫苗和 HIV DNA 疫苗等。

三、用于人工被动免疫的生物制剂

1. 抗毒素（antitoxin）　是对细菌外毒素具有中和作用的抗体，来自类毒素免疫动物（马）的血清，主要用于治疗和紧急预防外毒素所致的疾病。常用的抗毒素有白喉抗毒素、破伤风抗毒素、肉毒抗毒素和气性坏疽多价抗毒素等。抗毒素对人而言是异种蛋白，有可能引发超敏反应，使用前必须作皮肤过敏试验。

2. 人免疫球蛋白（human immune globulin）　人免疫球蛋白分为血浆免疫蛋白和胎盘免疫球蛋白，它们分别从正常人血浆和孕妇胎盘组织中提取获得。人免疫球蛋白可用于麻疹、脊髓灰质炎和甲型肝炎等病毒感染性疾病的紧急预防，也可用于免疫球蛋白缺乏症的治疗。

3. 抗淋巴细胞抗体（anti-lymphocyte antibody）　是用人外周血淋巴细胞作为抗原，将其免疫动物后获得的针对人淋巴细胞表面抗原的抗体。该种多克隆抗体与体内淋巴细胞结合后，在补体和吞噬细胞参与下可使之溶解破坏导致机体免疫功能下降，故可用来延长移植物存活期限或用来治疗某些自身免疫病。

4. 细胞因子（cytokine, CK）　细胞因子制剂是近年来研制的新型免疫治疗剂，目前临床应用并取得较好疗效的细胞因子有 IFN、GM-CSF、SCF、EPO、TPO 和 IL-2 等。它们分别具有抑制病毒复制、抗肿瘤和促进化疗后患者造血及免疫功能恢复等作用。

四、计划免疫和预防接种注意事项

1. 计划免疫（planned immunization）　是根据某些特定传染病的疫情监测和人群免疫状况分析，按照规定的免疫程序有计划地进行人群预防接种，提高人群免疫水平达到控制以至最终消灭相应传染病的目的而采取的重要措施。目前我国实施的儿童计划免疫程序见表 22-3。

表22-3 我国实施儿童计划免疫程序

接种的生物制品	接种次数	接种时间
乙肝疫苗 （乙型肝炎疫苗）	3剂次	出生24h内第1剂 1月龄儿童第2剂 6月龄儿童第3剂
卡介苗 （减毒活疫苗）	1剂次	出生时接种
脊灰疫苗 （脊髓灰质炎减毒活疫苗）	口服4剂次	2月龄儿童口服（液体）第1剂 3月龄儿童口服（液体）第2剂 4月龄儿童口服（液体）第3剂 4周岁儿童口服（糖丸）第4剂
无细胞百白破疫苗 （百日咳／白喉／破伤风类毒素三联疫苗）	4剂次	3月龄儿童第1剂 4月龄儿童第2剂 5月龄儿童第3剂 18～24月龄儿童第4剂
白破疫苗 （白喉／破伤风类毒素二联疫苗）	1剂次	6周岁儿童接种
麻疹疫苗 （麻疹减毒活疫苗）	1剂次	8月龄儿童接种
麻腮风疫苗 （麻疹／腮腺炎／风疹三联减毒活疫苗）	1剂次	18～24月龄儿童接种
乙脑减毒活疫苗 （流行性乙型脑炎减毒活疫苗）	2剂次	8月龄儿童第1剂 2周岁儿童第2剂
A群流脑疫苗 （A型脑膜炎奈瑟菌多糖疫苗）	2剂次	6～18月龄儿童接种 第1剂次与第2剂次间隔3个月
A+C群流脑疫苗 （A+C型脑膜炎奈瑟菌多糖疫苗）	2剂次	3周岁儿童第1剂 6周岁儿童第2剂
甲型肝炎减毒活疫苗	1剂次	18月龄儿童接种
甲型肝炎灭活疫苗	2剂次	18月龄儿童第1剂 24～30月龄儿童第2剂

2.预防接种的注意事项

（1）接种剂量／次数／间隔时间：死疫苗接种剂量较大、次数多（2～3次），每次间隔7～8天；类毒素接种2次，每次间隔4～6周；活疫苗接种剂量较小，通常只接种1次。

（2）接种途径：死疫苗应皮下注射；活疫苗可皮内注射、皮上划痕或经自然感染途径接种，如脊髓灰质炎疫苗以口服为佳，麻疹、流感、腮腺炎疫苗雾化吸入为好。

（3）接种后反应：通常表现为局部红肿、疼痛、淋巴结肿大；有些人可出现发热、头痛、恶心等症状，一般无需处理，数天后可恢复正常；少数人可引起严重的超敏反应，如过敏性休克和接种后脑炎等。

（4）禁忌证：凡高热、严重心血管疾病、急性传染病、恶性肿瘤、肾疾病、活动性结核、活动性风湿病、甲状腺功能亢进和糖尿病等患者均不宜接种疫苗。免疫功能缺陷患者不能接种减毒活疫苗；孕妇应暂缓接种疫苗。

第二节 免疫治疗

免疫治疗（immunotherapy）是指利用免疫学原理、针对疾病的发生机制，人为调整机体的免疫功能以达到治疗目的所采取的措施。本章主要介绍以抗体、免疫效应细胞为基础的免疫治疗方法，及临床常用的免疫增强剂和免疫抑制剂。

一、抗体为基础的免疫治疗

抗体是进行被动免疫的主要生物制剂，具有中和毒素、激活补体、免疫调理、ADCC等多种生物学效应。目前临床采用的治疗性抗体主要包括多克隆抗体和单克隆抗体。

（一）多克隆抗体

多克隆抗体包括以下两种：一种是用抗原多次免疫动物后获得的动物血清；另一种是从人血浆或胎盘组织中提取的免疫球蛋白。临床常用的多克隆抗体包括：①用于治疗和紧急预防外毒素所致疾病的抗毒素；②用于预防麻疹、病毒性肝炎和治疗丙种球蛋白缺乏症的人免疫球蛋白；③用于控制移植排斥和自身免疫病的抗淋巴细胞抗体。

（二）单克隆抗体

单克隆抗体是指单一克隆B细胞杂交瘤产生的只识别某一特定抗原表位的同源抗体，它们在临床的应用已从体外诊断发展到体内影像诊断和治疗。临床应用的单克隆抗体种类很多，简述如下：①针对细胞表面标志性膜分子或分泌型靶蛋白的单抗；②针对促炎和其他细胞因子的单抗；③携带放射性核素/化疗药物/毒素的靶向治疗性单抗等。自从美国FDA（1986年）首次批准抗CD3鼠源性单抗用于临床治疗以来，治疗性单克隆抗体经历了鼠源性单抗、嵌合抗体、人源化抗体和完全人源化抗体等发展优化阶段，已在临床得到广泛应用。目前批准临床应用的部分治疗性单克隆抗体见表22-4。

表22-4 目前已批准生产和临床使用的部分单克隆抗体（截至2011年）

治疗性抗体名称（括号内为商品名）	适应证
	急性移植排斥反应
抗CD3（Orthoclone）	肾移植后急性排斥反应
抗CD25（Zenapax, Simulect）	肾移植后急性排斥反应
	肿瘤
抗CD20（Rituxan, Zevalin, Bexxar, Arzerra）	非霍奇金淋巴瘤
抗Her2/CD340（Herceptin）	转移性乳腺癌
抗CD33（Mylotarg）	急性髓样细胞白血病
抗CD52（Campath）	B细胞白血病、T细胞白血病和T细胞淋巴瘤
抗VEGF（Avastin）	转移性结肠直肠癌
抗EGFR（Erbitux, Vectibix）	转移性结肠直肠癌和头颈部肿瘤
抗RANKL（Prolia）	骨质损伤的肿瘤患者
	自身免疫病和过敏性疾病
抗TNF-α（Remicade, Humira）	类风湿关节炎、克隆氏病、溃疡性结肠炎
抗IgE（Xolair）	持续性哮喘
抗α4整合素（Tysabri）	多发性硬化
抗VEGF（Lucentis）	湿性年龄相关黄斑退化、黄斑水肿
抗CD45RO+（Amevive）	银屑病及其他自身免疫紊乱疾病
抗IL-1β（Ilaris）	自身炎症性疾病
抗CD11a（Raptiva）	斑块性银屑病
抗IL-12/IL-23（Stelara）	斑块性银屑病成年患者
抗C5（Soliris）	阵发性睡眠性血红蛋白尿、非典型溶血性尿毒综合征

二、细胞为基础的免疫治疗

细胞免疫治疗是给患者输入正常免疫细胞、免疫效应细胞或肿瘤细胞疫苗等，以增强或激活机体免疫应答能力对某些肿瘤、造血系统疾病和自身免疫病进行治疗的方法。

（一）造血干细胞移植

造血干细胞是具有多种分化潜能和自我更新能力的免疫细胞，在适当条件下可被诱导分化为多种组织和细胞。移植造血干细胞能使患者免疫系统得以重建或恢复造血功能，已成为临床治疗癌症、造血系统疾病和自身免疫病的主要方法之一。移植所用的造血干细胞可来自骨髓、外周血和脐血细胞。骨髓中造血干细胞数量较多，是理想的干细胞来源；外周血干细胞数量较少，但便于采集。上述造血干细胞因临床很难找到 HLA 与患者相匹配的供体而使其应用受到限制。脐血干细胞含量与骨髓相近，易于采集；其表面 HLA 表达低下，免疫原性弱，不易引发移植物抗宿主反应，是一种较好的适用于移植的造血干细胞。

（二）免疫效应细胞过继免疫治疗

过继免疫治疗是将自体淋巴细胞或其他免疫细胞在体外扩增激活后，回输患者体内直接杀伤肿瘤靶细胞或激发机体抗肿瘤免疫效应的方法。用于过继免疫治疗的免疫效应细胞主要包括以下两种：①肿瘤浸润淋巴细胞（tumor infiltrating lymphocyte，TIL）是指用 IL-2 与肿瘤组织中淋巴细胞在体外共育培养后形成的，对肿瘤细胞具有杀伤作用的免疫效应细胞；②细胞因子诱导的杀伤细胞（cytokine induced killer cell，CIK）是指用 PHA+IL-2+IL-1 等多种细胞因子与外周血淋巴细胞在体外共育培养后形成的，对肿瘤细胞具有杀伤作用的免疫效应细胞。

（三）细胞疫苗

细胞疫苗包括灭活/异构瘤苗、基因修饰瘤苗和树突状细胞瘤苗等。

1. 灭活/异构瘤苗　自体或同种异体肿瘤细胞经射线、抗代谢药物等理化方法灭活后（仍保留其免疫原性）制备的肿瘤疫苗称为灭活瘤苗；用过碘乙酸盐或神经氨酸酶处理肿瘤细胞，使其免疫原性增强后制备的肿瘤疫苗称为异构瘤苗。

2. 基因修饰瘤苗　采用基因修饰方法，将编码 HLA 分子、B7 等共刺激分子，以及 IL-2、IFN-γ、GM-CSF、IL-2 等细胞因子的基因转染肿瘤细胞，使其致瘤性降低、免疫原性增强后制备的肿瘤疫苗称为基因修饰瘤苗。

3. 树突状细胞瘤苗　取外周血单个核细胞在体外用 GM-CSF 和 IL-4 联合刺激诱导形成树突状细胞；用肿瘤提取物或肿瘤抗原肽在体外刺激或用携带肿瘤相关基因的病毒载体转染树突状细胞后制备的疫苗称为树突状细胞瘤苗。树突状细胞是人体内最有效的抗原提呈细胞，将上述树突状细胞瘤苗回输给患者可有效激活肿瘤抗原特异性免疫应答，产生抗肿瘤免疫效应。

三、药物为基础的免疫治疗

（一）生物应答调节剂

生物应答调节剂（biological response modifier，BRM）是具有促进和调节免疫功能的生物制剂，通常对免疫功能正常者无影响，而对免疫功能异常特别是免疫功能低下者有促进或调节作用。生物应答调节剂又称免疫增强剂，已广泛用于肿瘤、感染、自身免疫病和免疫缺陷病的治疗。常用的生物应答调节剂包括微生物及其产物、细胞因子、中药、植物多糖和某些化学合成药物。

1. 微生物及其产物　卡介苗（BCG vaccine）、短小棒状杆菌、胞壁酰二肽（MDP）、细菌 CpG DNA 等具有良好的非特异性免疫增强作用和佐剂效应。上述微生物或其代谢产物可通过活化巨噬细胞，增强 NK 细胞杀伤活性发挥抗肿瘤和抗感染免疫作用。

2. 细胞因子　目前在临床上应用并取得确切疗效的细胞因子有 IFN、GM-CSF、IL-2、IL-12 等。上述细胞因子作用相对专一，可分别用来治疗病毒感染、增强抗肿瘤疗效和化疗后造血与免疫功能的恢复。

3. 中草药与植物多糖　人参、黄芪、枸杞等中草药可增强机体免疫功能；人参皂苷和黄芪多糖等中药有效成分已被分离鉴定，并证实具有双向、多效的免疫调节作用；香菇多糖和云芝多糖等植物多糖可促进淋巴细胞增殖和细胞因子产生，能有效增强细胞免疫功能。上述中药和多糖制剂用于临床肿瘤辅助治疗，取得较好疗效。

4. 化学合成药物　左旋咪唑原为驱虫药，20 世纪 70 年代发现该药具有活化巨噬细胞、增强 NK 细胞活性和促进 T 细胞产生 IL-2 等细胞因子的作用。西咪替丁和异丙肌苷也可增强机体免疫功能，后者可用于抗病毒辅助治疗。

（二）免疫抑制剂

免疫抑制剂是一类能够抑制机体免疫功能的生物或非生物制剂，包括化学合成药物、微生物制剂和中草药；主要用于治疗自身免疫病和移植排斥反应。

1. 化学合成药物

（1）糖皮质激素：具有显著抗炎和免疫抑制作用；可直接作用于吞噬细胞和淋巴细胞使其损伤或功能下降，对机体细胞和体液免疫功能产生抑制作用，常用于治疗炎症、超敏反应性疾病和移植排斥反应。

（2）环磷酰胺：属烷化剂抗肿瘤药物，其主要作用是抑制 DNA 复制和蛋白质合成，阻止细胞分裂。环磷酰胺可抑制活化 T、B 细胞增殖分化，降低机体体液和细胞免疫应答能力，主要用于治疗自身免疫病、移植排斥反应和肿瘤。

（3）硫唑嘌呤：属嘌呤类抗代谢药物，可通过抑制 DNA、蛋白质合成，阻止细胞分裂对机体细胞和体液免疫功能产生抑制作用，常用于防治移植排斥反应。

2. 微生物制剂

（1）环孢素 A（cyclosporin A，CsA）：是真菌代谢产物的提取物，可通过阻断 T 细胞内 IL-2 基因转录，抑制 T 细胞活化使机体细胞和体液免疫功能降低。环孢素 A 在治疗移植排斥反应中取得了较好疗效，也可用于自身免疫病的治疗。

（2）FK-506：商品名他克莫司（tacrolimus）为真菌产物，属大环内酯抗生素；其作用机制与环孢素 A 类似，但抑制作用更强，且副作用较小，是抗移植排斥反应的首选药物。

3. 中草药　雷公藤多苷是效果较为肯定的免疫抑制剂，对细胞免疫和体液免疫应答均有抑制作用。雷公藤多苷可用来治疗移植排斥反应、移植物抗宿主反应和类风湿关节炎、系统性红斑狼疮等自身免疫病。

（宋淑霞）

主要参考文献

[1] 安云庆. 医学免疫学. 第2版. 北京: 北京大学医学出版社, 2009年.
[2] 曹雪涛. 医学免疫学. 第6版. 北京: 人民卫生出版社, 2013年.
[3] 周光炎. 免疫学原理. 第3版. 北京: 科学出版社, 2013年.
[4] 龚非力. 医学免疫学. 第3版. 北京: 科学出版社, 2009年.
[5] 何维. 医学免疫学. 第2版. 北京: 人民卫生出版社, 2010年.
[6] Abbas AK, Lichtman AH, Pillai S. Cellular and Molecular Immunology. 7 th ed. Philadelphia: Saunders, 2012.
[7] Murphy KM, Travers'P, Walport M. Janeway's Immunology. 8th ed. New York: Garland Science, 2012.

英中文词汇对照索引

A

acetylcholine receptor, Ach-R 乙酰胆碱受体 161
acidified endocytic vesicle 酸化内噬囊泡 118
acquired immunodeficiency syndrome, AIDS 获得性免疫缺陷综合征（艾滋病）179
acquired tolerance 获得性耐受 139
activation-induced cell death, AICD 活化诱导的细胞死亡 151
acute rejection 急性排斥反应 194
adaptive immune response 适应性免疫应答 5
adaptive immune system 适应性免疫系统 3
adenosine deaminase, ADA 腺苷脱氨酶 176
adhesion molecule, AM 黏附分子 3
adjuvant 佐剂 20
affinity 亲和力 197
agglutination reaction 凝集反应 198
alkaline phosphatase, AP 碱性磷酸酶 201
allergen 变应原 153
allergin 变应素 153
allergy 变态反应 153
alloantigen 同种异型抗原 17
allogeneic transplantation 同种异体移植 191
alloreactive T cell 同种反应性 T 细胞 192
allotype 同种异型 24
alpha-fetal protein, AFP 甲胎蛋白 185
alternative activated macrophage 替代激活的巨噬细胞 100
alternative pathway, AP 旁路激活途径 42
anaphylatoxin 过敏毒素 47
anaphylatoxin inactivator, AI 过敏毒素灭活剂 45
anaphylaxis 过敏反应 153

annexin V 磷脂结合蛋白 207
antibody forming cell, AFC 抗体形成细胞 206
antibody, Ab 抗体 4
antibody-dependent cell-mediated cytotoxicity, ADCC 抗体依赖性细胞介导的细胞毒作用 27
antigen presenting cell, APC 抗原提呈细胞 2, 5, 113
antigen, Ag 抗原 11
antigen-binding site 抗原结合部位 21
antigenic determinant 抗原决定簇 11
antigenic modulation 抗原调变 187
antigenic valence 抗原结合价 11
antigenicity 抗原性 11
antigenic epitope 抗原表位 11
anti-idiotype antibody, Aid 抗独特型抗体 25
anti-lymphocyte antibody 抗淋巴细胞抗体 211
anti-parallel β sheet 反向平行的 β 片层 22
antitoxin 抗毒素 16
artificial active immunization 人工主动免疫（接种）209
artificial immunity 人工免疫 209
artificial passive immunization 人工被动免疫（接种）209
ataxia telangiectasia syndrome, ATS 毛细血管扩张性共济失调综合征 176
autoantigen 自身抗原 17
autocrine 自分泌 55
autoimmune disease 自身免疫病 169
autologous transplantation 自体移植 191
autophagosome 自噬体 119

B

β$_2$-microglobulin, β$_2$-m β2 微球蛋白 68
B cell receptor, BCR B 细胞（抗原）受体 94
B cell tyrosine kinase, Btk B 细胞酪氨酸激酶 175
B lymphocyte chemokine 1, BLC-1/CXCL13 B 淋巴细胞趋化因子 1 52
basophil 嗜碱性粒细胞 112
BCG vaccine 卡介苗 214
biological response modifier, BRM 生物应答调节剂 214
bone marrow 骨髓 75
bone marrow/bursa of fabricius dependent lymphocyte 骨髓/囊依赖性淋巴细胞 94

C

C1 inhibitor, C1 INH C1 抑制物 44
C4-binding protein, C4bp C4 结合蛋白 44
calnexin 钙联素 117
calreticulin 钙网素 117
carbohydrate antigen 125, CA125 糖类抗原 125 185
carbohydrate antigen 199, CA199 糖类抗原 199 185
carcinoembryonic antigen, CEA 癌胚抗原 188
carrier 载体 11
cathepsin G 组织蛋白酶 G 155
CD40 ligand, CD40L CD40 配体 88
cell adhesion molecule, CAM 细胞黏附分子 61
cellular immune response 细胞免疫应答 5
central immune organ 中枢免疫器官 75
central memory cell, Tcm 中央型记忆细胞 90
central tolerance 中枢耐受 143
chemokine 趋化因子 51
chemokine receptor family 趋化因子受体家族 54
chronic granulomatous disease, CGD 慢性肉芽肿病 178
chymase 糜蛋白酶 155
class Ⅱ transactivor, CⅡTA Ⅱ类反式激活蛋白 177
class Ⅱ-associated invariant chain peptide, CLIP Ⅱ类相关恒定链肽段 118
class I cytokine receptor family Ⅰ型细胞因子受体家族 53
class switch 类别转换 32
classical activated macrophage 经典激活的巨噬细胞 100
classical pathway, CP 经典激活途径 38
clonal anergy 克隆无反应性 144
cluster of differentiation, CD 分化群 18
codominance 共显性 72
colloidal gold immunoassay 胶体金免疫测定法 203
colony stimulating factor, CSF 集落刺激因子 50
combined immunodeficiency disease, CID 联合免疫缺陷病 176
common antigen 共同抗原 14
complement dependent cytotoxicity, CDC 补体依赖的细胞毒性 186
complement receptor 1, CR1 补体受体 1 46
complement system 补体系统 3, 37
complement 补体 37
complementarity determining region, CDR 互补决定区 21
complete antigen 完全抗原 11
complete Freunds adjuvant, CFA 弗氏完全佐剂 20
concanavalin A, ConA 伴刀豆球蛋白 A 19
conformational epitope 构象表位 13
congenital thymic aplasia 先天性胸腺发育不全 176
conjugate vaccine 结合疫苗 210
constant region, C region 恒定区 21
conventional dendritic cell, cDC 经典 DC 104
co-stimulating molecule 共刺激分子 18
cross reaction 交叉反应 14
cryptic epitope 隐蔽表位 170
crystallizable fragment, Fc 可结晶片段 23
cutaneous lymphocyte-associated antigen, CLA 皮肤淋巴细胞相关抗原 63
cyclosporin A, CsA 环孢素 A 215

cytokine induced killer cell, CIK 细胞　细胞因子诱导的杀伤细胞　57
cytokine receptor, CKR　细胞因子受体　53
cytokine, CK　细胞因子　49
cytolytic type　细胞溶解型　158
cytosolic pathway　胞质溶胶途径　116
cytotoxic T lymphocyte antigen-4, CTLA-4　细胞毒性 T 细胞抗原 -4　35
cytotoxic T lymphocyte, CTL/Tc cell　细胞毒性 T 细胞　4
cytotoxic type　细胞毒型　158

D

death domain, DD　死亡结构域　110
death effector domain, DED　死亡效应结构域　110
decay accelerating factor, DAF　衰变加速因子　45
dendritic cell, DC　树突状细胞　75
dendritic cell-derived chemokine1, DC-CK1　树突状细胞来源的细胞因子 1　51
diabetes mellitus type 1　1 型糖尿病　172
differentiation antigen　分化抗原　185
direct agglutination　直接凝集反应　198
direct recognition　直接识别　192
DNA vaccine　DNA 疫苗　211
dominant epitope　优势表位　170
donor　供体　191
double agar diffusion　双向琼脂扩散　201
double negative thymocyte　双阴性胸腺细胞　78
double positive cell　双阳性细胞　78

E

early endosome　早期内体　118
early induced innate immune response　早期诱导性固有免疫应答　136
effector T cell, Te　效应 T 细胞　90
endocrine　内分泌　55
endogenous antigen　内源性抗原　17
endosome　内体　99
endothelium-selectin, E- 选择素　内皮细胞选择素　62
enhancing antibody　增强抗体　187
enzyme immunoassay, EIA　酶免疫测定法　201
enzyme-linked immunoadsordent assay, ELISA　酶联免疫吸附试验　201
enzyme-linked immunospot assay, ELISPOT　酶联免疫斑点试验　202
eosinophil　嗜酸性粒细胞　112
epidermal growth factor, EGF　表皮生长因子　52
epitope spreading　表位扩展　170
ER aminopeptidase, ERAP　内质网氨肽酶　117
erythropoietin, EPO　红细胞生成素　50
E-selectin ligand-1, ESL-1　E- 选择素配体 -1　63
exogenous antigen　外源性抗原　17
exotoxin　外毒素　16
eotaxin, EOT　嗜酸性粒细胞趋化因子　52
extra cellular matrix, ECM　细胞外基质　61

F

factor H　H 因子　45
Fas-associated protein with death domain, FADD　Fas 相关死亡结构域蛋白　110
fetal antigen　胚胎抗原　185
fibrinogen(fi) collagen(co) lectin(in), Ficolin/FCN　纤维胶原素　41
fibroblast growth factor, FGF　成纤维细胞生长因子　52
fibroblastic reticular cell, FRC　成纤维网状细胞　64
flow cytometry assay　流式细胞术　205
fluorescein isothiocyanate, FITC　异硫氰酸荧光素　202
fluorescence immunoassay, FIA　荧光免疫测定法　202
fluorescence-activated cell sorter, FACS　荧光激活细胞分类仪　205
follicle dendritic cell, FDC　滤泡树突状细胞　80
forbidden clone　禁忌克隆　143

fractalkine, FLK 分形素 52
fragment of antigen binding, Fab fragment 抗原结合片段 23
framework region, FR 骨架区，框架区 22

G

genotype 基因型 72
glycosylation dependent cell adhesion molecule -1, GlyCAM-1 糖基化依赖的细胞黏附分子-1 63
glycosylphosphatidylinositol, GPI 糖基化磷脂酰肌醇 178
Goodpasture's syndrome 肺出血-肾炎综合征（Goodpasture 综合征）160
graft 移植物 191
graft versus-host reaction, GVHR 移植物抗宿主反应 194
granulocyte colony-stimulating factor, G-CSF 粒细胞集落刺激因子 50
granulocyte-macrophage colony-stimulating factor, GM-CSF 粒细胞-巨噬细胞集落刺激因子 50
Graves disease 弥漫性甲状腺肿 173
growth factor, GF 生长因子 52
gut-associated lymphoid tissue, GALT 肠相关淋巴组织 82

H

haplotype 单体型（单倍型，单元型）72
hapten 半抗原 11
Hashimoto's thyroiditis 桥本甲状腺炎 172
Hassall's corpuscle 哈索尔小体 78
heat shock protein, HSP 热休克蛋白 18
heavy chain, H 链 重链 21
helper T cell, Th 细胞 辅助性 T 细胞 4
hematopoietic stem cell, HSC 造血干细胞 75
hemopoietic inductive microenvironment, HIM 造血诱导微环境 75
hereditary angioedema, HAE 遗传性血管水肿 47
heterophilic antigen（Forssman antigen） 异嗜性抗原 16

high endothelial venule, HEV 高内皮微静脉（高内皮细胞小静脉）80
high-zone tolerance 高带耐受（高区耐受）142
hinge region 铰链区 22
histame 组胺 155
histocompatibility antigen 组织相容性抗原 67
histocompatibility-2 complex 小鼠主要组织相容性-2 复合体 67
horseradish peroxidase, HRP 辣根过氧化物酶 201
host versus graft reaction, HVGR 宿主抗移植物反应 193
human chorionic gonadotropin, HCG 人绒毛膜促性腺激素 200
human immunodeficiency virus, HIV 人类免疫缺陷病毒 179
human leucocyte antigen, HLA 人类白细胞抗原 67
human leukocyte differentiation antigen, HLDA 人白细胞分化抗原 59
humoral immune response 体液免疫应答 5
hyperacute rejection 超急性排斥反应 193
hypersensitivity 超敏反应 153
hypersensitivity type I I 型超敏反应 153
hypervariable region, HVR 超变区 21

I

Ia-associated invariant chain, Ii Ia 相关恒定链 118
idiotope 独特位 25
idiotype, Id 独特型 25
Ig class switch 免疫球蛋白类别转换 32
Ig superfamily receptor, IgSFR 免疫球蛋白超家族受体 53
IL-1 receptor associated kinase, IRAK IL-1 受体相关激酶 101
immediate innate immunity 即刻固有免疫应答 135
immediate reaction 速发/早期相反应 155
immediate type hypersensitivity 速发型超敏反

应 153
immune adherence 免疫黏附 47
immune complex, IC 免疫复合物 47
immune magnetic bead, IMB 免疫磁珠法 205
immune regulation 免疫调节 147
immune suppression 免疫抑制 139
immune system 免疫系统 75
immunity 免疫 1
immunoblotting 免疫印迹法（蛋白质印迹法）204
immunochromatography 免疫层析法 203
immunodeficiency disease, IDD 免疫缺陷病 175
immunogenicity 免疫原性 11
immunoglobulin superfamily, IgSF 免疫球蛋白超家族 34
immunoglobulin, Ig 免疫球蛋白 4
immunologic defense 免疫防御 1
immunologic homeostasis 免疫自稳 1
immunologic surveillance 免疫监视 1
immunological ignorance 免疫忽视 144
immunological synapse 免疫突触 63
immunological tolerance 免疫耐受 139
immunonephelometry 免疫比浊法 201
immunoprophylaxis 免疫预防 209
immunoreactivity 免疫反应性 11
immuno-receptor tyrosine-based activation motif, ITAM 免疫受体酪氨酸激活基序/模体 86
immuno-receptor tyrosine-based inhibitory motif, ITIM 免疫受体酪氨酸抑制基序/模体 88
immunotherapy 免疫治疗 213
inactivated vaccine 灭活疫苗 6, 209
incomplete antigen 不完全抗原 11
incomplete Freunds adjuvant, IFA 弗氏不完全佐剂 20
indirect agglutination 间接凝集反应 199
indirect agglutination inhibition test 间接凝集抑制试验 200
indirect recognition 间接识别 192
induced regulatory T cell, iTreg 诱导性调节T细胞 4, 93
inducible costimulator, ICOS 诱导性共刺激分子 88
innate immune response 固有免疫应答 5
innate immune system 固有免疫系统 2
innate-like lymphocytes, ILLs 固有样淋巴细胞 2
innocent bystander 无辜旁观 45
insulin-dependent diabetes mellitus, IDDM 胰岛素依赖性糖尿病 172
integrin family 整合素家族 62
intercellular adhesion molecule-1,2,3, ICAM-1,2,3 细胞间黏附分子-1,2,3 62
interdigiting dendritic cell, IDC 并指树突状细胞 104
interferon γ-inducible protein-10, IP-10 γ干扰素诱导蛋白-10 52
interferon, IFN 干扰素 49
interleukin, IL 白细胞介素 49
interstitial DC 间质树突状细胞 104
isotype 同种型 24

J

joining chain J链 23

K

killer immunoglobulin-like receptor, KIR 杀伤细胞免疫球蛋白样受体 106
killer lectin-like receptor, KLR 杀伤细胞凝集素样受体 107

L

Langerhans cell, LC 朗格汉斯细胞 104
late-phase reaction 迟发/晚期相反应 155
later endosome 晚期内体 118
lectin pathway 凝集素激活途径 40
leukocyte adhesion deficiency, LAD 白细胞黏附缺陷 178
leukocyte differentiation antigen, LDA 白细胞分化抗原 18
leukocyte-selectin, L-选择素 白细胞选择素 62
leukotriene, LT 白三烯 156
light chain, L链 轻链 21

linear epitope 线性表位 13
linkage disequilibrium 连锁不平衡 72
lipopolysaccharide, LPS 脂多糖 19
lipoteichoic acid, LTA 脂磷壁酸 41
live-attenuated vaccine 减毒活疫苗 6, 210
low-zone tolerance 低带耐受（低区耐受）142
LPS binding protein, LBP 脂多糖结合蛋白 101
lymph node 淋巴结 79
lymphocyte function associated antigen-2, LFA-2 淋巴细胞功能相关抗原 2 88
lymphocyte homing 淋巴细胞归巢 83
lymphocyte homing receptor, LHR 淋巴细胞归巢受体 64
lymphocyte recirculation 淋巴细胞再循环 83
lymphoid dendritic cell, LDC 淋巴样树突状细胞 105
lymphoid stem cell 淋巴样干细胞 75
lymphokine-activated killer cell, LAK 淋巴因子激活的杀伤细胞 57
lymphotactin, LTN 淋巴细胞趋化因子 51
lymphotoxin-α, LT-α 淋巴毒素 -α 50
lysosome 溶酶体 118
lysosome pathway 溶酶体途径 117

M

macrophage 巨噬细胞 100
macrophage colony-stimulating factor, M-CSF 巨噬细胞集落刺激因子 50
macrophage inflammatory protein 1α/β, MIP-1α/MIP-1β 巨噬细胞炎症蛋白 -1α/β 51
macropinocytosis 巨胞饮作用 104
major histocompatibility antigen 主要组织相容性抗原 67
major histocompatibility complex, MHC 主要组织相容性复合体 67
mannose receptor, MR 甘露糖受体 101
mannose-binding lectin, MBL 甘露糖结合凝集素 41
marginal sinus 边缘窦 82
marginal zone 边缘区 82
mast cell 肥大细胞 112
matrix metalloproteinase 基质金属蛋白酶 155
MBL-associated serine protease, MASP MBL 相关丝氨酸蛋白酶 40
medical immunology 医学免疫学 1
membrane attack complex, MAC 攻膜复合物 40
membrane cofactor protein, MCP 膜辅因子蛋白 46
membrane immunoglobulin M, mIgM 膜型免疫球蛋白 M 21
membrane inhibitor of reactive lysis, MIRL CD59 膜反应性溶解抑制物 46
memory T cell, Tm 记忆 T 细胞 90
methylcholanthrene, MCA 甲基胆蒽 183
MHC class I-chain related gene, MIC gene MHC-I 类链相关基因 69
MHC class II compartment MHC II 类器室 118
microfold cell 微皱褶细胞（M 细胞）82
minor histocompatibility antigen, mH antigen 次要组织相容性抗原 191
mitogen 丝裂原 19
mixed lymphocyte reaction, MLR 混合淋巴细胞反应 195
molecular mimicry hypothesis 分子模拟假说 170
monoclonal antibody, McAb 单克隆抗体 33
monocyte 单核细胞 100
monocyte chemoattractant protein 1, MCP-1 单核细胞趋化蛋白 -1 51
montelukast 孟鲁司特 158
mucosal addressin cell adhesion molecule-1, MadCAM-1 黏膜地址素细胞黏附分子 -1 64
mucosal immune system, MIS 黏膜免疫系统 82
mucosal-associated lymphoid tissue, MALT 黏膜相关淋巴组织 82
multi-CSF, IL-3 多集落刺激因子 50
multiple allele 复等位基因 72

multiple sclerosis，MS　多发性硬化　172
myeloid differentiation protein 88, MyD88　髓样分化蛋白 88　101
myeloid stem cell　髓样干细胞　75
myeloperoxidase, MPO　髓过氧化物酶　103
myeloid dendritic cell, mDC　髓样树突状细胞　104

N

naïve B cell　初始 B 细胞　77
naïve T cell　初始 T 细胞　90
natural cytotoxicity receptor, NCR　自然细胞毒性受体　107
natural killer cell, NK　自然杀伤细胞　2
natural regulatory T cell, nTreg　自然调节 T 细胞　4, 93
nature tolerance　天然耐受　139
negative selection　阴性选择　78
neoantigen　新抗原　183
neonatal FcR, FcRn　新生 Fc 段受体　28
nerve growth factor, NGF　神经生长因子　52
neutrophil　中性粒细胞　2
neutrophil-activating protein-2, NAP-2　中性粒细胞激活蛋白 -2　52
non-professional antigen presenting cell　非专职抗原提呈细胞　113
nonspecific immune response　非特异性免疫应答　135
nonspecific opsonin　非特异性调理素　46

O

opsonization　调理作用　27
organ specific autoimmune disease　器官特异性自身免疫病　169

P

papain　木瓜蛋白酶　23
paracrine　旁分泌　55
paroxysmal nocturnal hemoglobinuria, PNH　阵发性夜间血红蛋白尿　178
pathogen-associated molecular pattern, PAMP　病原相关模式分子　100
pattern recognition receptor, PRR　模式识别受体　99
pepsin　胃蛋白酶　24
periarteriolar lymphoid sheath, PALS　中央动脉周围淋巴鞘　81
peripheral blood mononuclear cell, PBMC　外周血单个核细胞　205
peripheral immune organ　外周免疫器官　79
peripheral lymphnode vascular addressin, PNAd, CD34　外周淋巴结血管地址素　64
peripheral tolerance　外周耐受　143
Peyer's patch　小肠派尔集合淋巴结　82
phagocyte　吞噬细胞　100
phycoerythrin, PE　藻红蛋白　202
phytohemagglutinin, PHA　植物血凝素　19
planed immunization　计划免疫　211
plasmacytoid dendritic cell, pDC　浆细胞样树突状细胞　105
platelet-activating factor, PAF　血小板活化因子　156
platelet derived growth factor, PDGF　血小板衍生的生长因子　52
platelet-selectin, P- 选择素　血小板选择素　62
pokeweed mitogen, PWM　美洲商陆丝裂原　19
polyclonal antibody, PcAb　多克隆抗体　33
poly-Ig receptor, pIgR　多聚免疫球蛋白受体　29
polymorphism　多态性　72
positive selection　阳性选择　78
pre-B cell　前 B 细胞　76
precipitation reaction　沉淀反应　200
pre-T cell　前 T 细胞　78
primary epitope　原发表位　170
primary immune response　初次免疫应答　134
primary immunodeficiency disease, PIDD　原发性免疫缺陷病　175
primary lymphoid follicle　初级淋巴滤泡　80
primary T cell immunodeficiency　原发性 T 细胞缺陷病　176
pro-caspase 8　胱天蛋白酶原 8　110
professional antigen presenting cell　专职抗原

提呈细胞 113
programmed death-1, PD-1 程序性死亡（蛋白）-1 88
prostaglandin D2, PGD2 前列腺素 D2 156
prostate specific antigen, PSA 前列腺特异抗原 185
pro-T cell 始祖 T 细胞 78
proteasome 蛋白酶体 117
proteasome subunit beta type, PSMB 蛋白酶体 β 亚单位 68
P-selectin glycoprotein ligand-1, PSGL-1 P 选择素糖蛋白配体 -1 63

R

radioimmunoassay, RIA 放射免疫测定法 203
receptor editing 受体编辑 144
recipient 受者 191
recombinant antigen vaccine 重组抗原疫苗 211
recombinant attenuated live vaccine 重组减毒活疫苗 211
recombinant vector vaccine 重组载体疫苗 211
recombination activating gene, RAG 重组激活基因 32
regulatory T cell, Treg 调节性 T 细胞 4, 93
rheumatoid factor, RF 类风湿因子 164

S

scavenger receptor, SR 清道夫受体 101
secondary epitope 继发性表位 13
secondary immune response 再次应答 134
secondary immunodeficiency disease, SIDD 继发性免疫缺陷病 178
secondary lymphoid follicle 次级淋巴滤泡 80
secondary lymphoid tissue chemokine, SLC, CCL21 次级淋巴组织趋化因子 64
secretory component, SC 分泌成分 23
secretory IgA, SIgA 分泌型 IgA 23
secretory piece, SP 分泌片 23
selectin family 选择素家族 62
selective IgA deficiency 选择性 IgA 缺陷 176

self-tolerance 自身耐受 139
sequential epitope 顺序表位 13
severe combined immunodeficiency disease, SCID 重症联合免疫缺陷病 176
sialyl-Lewis^x, sLe^x 唾液酸化的路易斯寡糖 63
single agar diffusion 单向琼脂扩散 200
single positive cell 单阳性细胞 78
sodium cromoglycate 色甘酸钠 158
soluble cytokine receptor, sCKR 可溶性细胞因子受体 53
specific immune response 特异性免疫应答 123
spleen 脾 81
split tolerance 耐受分离 142
S-protein, SP S 蛋白 45
staphylococcal enterotoxin, SE 金黄色葡萄球菌肠毒素 18
stem cell factor, SCF 干细胞因子 75
subclass 亚类 24
subtype 亚型 24
subunit vaccine 亚单位疫苗 210
superantigen, SAg 超抗原 18
switch sequence 转换信号序列 32
syngenic transplantation 同系移植 191
synthetic peptide vaccine 合成肽疫苗 210
systemic autoimmune disease 系统性自身免疫病 169
systemic lupus erythematosus, SLE 系统性红斑狼疮 172

T

T follicular helper cell, Tfh 滤泡辅助性 T 细胞 91
tapasin TAP 相关蛋白 117
TGF-β activated kinase 1, TAK1 TGF-β 活化激酶 1 101
thrombopoietin, TPO 血小板生成素 50
thymic corpuscle 胸腺小体 78
thymocyte 胸腺细胞 77
thymus 胸腺 77
thymus dependent antigen, TD-Ag 胸腺依赖

性抗原 16
thymus dependent area 胸腺依赖区 80
thymus dependent lymphocyte 胸腺依赖性淋巴细胞 85
thymus epithelial cell, TEC 胸腺上皮细胞 77
thymus independent antigen, TI-Ag 胸腺非依赖性抗原 16
thymus independent area 胸腺非依赖区 80
thymus stromal cell, TSC 胸腺基质细胞 77
thyroid stimulating hormone, TSH 促甲状腺激素 160
tissue-specific self-antigen 组织特异性自身抗原 143
TNF receptor associated factor 6, TRAF6 TNF 受体相关因子 6 101
TNF receptor-associated death domain protein, TRADD TNF 受体相关死亡结构域蛋白 110
tolerogen 耐受原 139
tolerogenic epitope 耐受原表位 142
Toll like receptor, TLR Toll 样受体 99
Toll/interleukin-1 region Toll/IL-1 受体同源区 101
toxoid 类毒素 16
transcytosis 转胞吞作用 82
transforming growth factor β, TGF-β 转化生长因子 β 52
transplantation 移植 191
transplantation antigen 移植抗原 67
transporter associated with antigen processing, TAP 抗原加工相关转运体 68
tryptase 类胰蛋白酶 112
tumor antigen 肿瘤抗原 183
tumor associated antigen, TAA 肿瘤相关抗原 185
tumor immunology 肿瘤免疫学 183
tumor infiltrating lymphocyte, TIL 肿瘤浸润淋巴细胞 214
tumor necrosis factor receptor family 肿瘤坏死因子受体家族 53
tumor necrosis factor, TNF 肿瘤坏死因子 50
tumor rejection antigen, TRA 肿瘤排斥抗原 183
tumor specific antigen, TSA 肿瘤特异性抗原 183
tumor specific transplantation antigen, TSTA 肿瘤特异性移植抗原 183

U
ubiquitous self-antigen 共同自身抗原 143

V
vaccine 疫苗 6
variable region, V 区 可变区 21
vascular addressin 血管地址素 64
vascular cell adhesion molecule-1, VCAM-1 血管细胞黏附分子 -1 62
vascular endothelial growth factor, VEGF 血管内皮细胞生长因子 52
VE-cadherin complex VE- 钙黏素复合物 63
veiled antigen 隐蔽抗原 17
veiled cell 隐蔽细胞 104
very late appearing antigen-4, VLA-4 迟现抗原 -4 62

X
xenoantigen 异种抗原 16
xenotransplantation 异种移植 191
X-linked agammaglobulinemia, XLA X 连锁无丙种球蛋白血症 175
X-linked hyper immunoglobulin M syndrome, XHIM X 连锁高 IgM 综合征 175
X-linked SCID, XSCID X 连锁重症联合免疫缺陷病 176

Z
zafirlukast 扎鲁司特 158
zileuton 齐留通 158

（刘 平 孔庆利）